科普中国行动·家庭医生丛书

高血压那些事

常识篇

主　　编　李建平
本册主编　翁浩宇

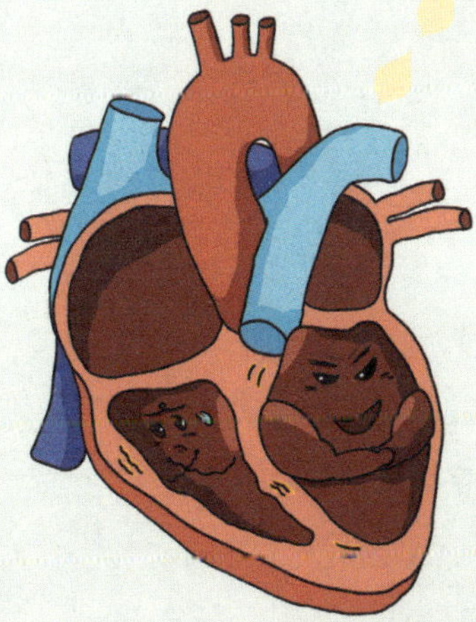

天津出版传媒集团
天津科学技术出版社

图书在版编目（CIP）数据

高血压那些事：全 7 册 / 李建平主编．-- 天津：天津科学技术出版社，2025. 6. --ISBN 978-7-5742-2582-4

Ⅰ. R544.1-49

中国国家版本馆 CIP 数据核字第 20248SB290 号

高血压那些事

GAOXUEYA NAXIE SHI

责任编辑：张建锋

责任印刷：赵宇伦

出　　版：天津出版传媒集团
天津科学技术出版社

地　　址：天津市西康路 35 号

邮　　编：300051

电　　话：（022）23332390

网　　址：www.tjkjcbs.com.cn

发　　行：新华书店经销

印　　刷：河北鹏润印刷有限公司

开本 880×1230　1/32　印张 81.25　字数 1 755 000

2025 年 6 月第 1 版第 1 次印刷

定价：588.00 元（全 7 册）

序

党的二十大报告将“健康中国”作为我国2035年发展总体目标的一个重要方面，提出“把保障人民健康放在优先发展的战略位置，完善人民健康促进政策”。

当前我国心脑血管疾病发病持续处于攀升阶段，全面防治心脑血管疾病是实现“健康中国2030”的重要部分。要对心脑血管病加以治疗和预防就要先从预防治疗高血压开始。

为了响应国家号召，为“健康中国”行动添点柴加点油，我们组织了全国各地三甲医院、各地医学院的同仁，编写出版了这套丛书。

整部丛书涵盖了高血压病的全周期，分别单独成册，组成一个内容联系紧密的系列丛书。丛书由7本书组成，分别是《高血压那些事·常识篇》《高血压那些事·诊断治疗篇》《高血压那些事·预防保健篇》《高血压那些事·中医治疗篇》《高血压那些事·营养食谱篇》《高血压那些事·病例详解篇》《高血压那些事·患者500问》。

在撰写这套丛书时，我们始终秉持着一个简单而明确的目标：用通俗易懂的语言，让读者轻松了解高血压的复杂性，学会如何在日常生活中有效管理疾病。我们深知，高血压不仅仅是一个血压数值的变化，它更是我们身体是否健康的一个警示信号。掌握有关高血压的科学知识，不仅能帮助我们更好地控制血压，还能预防许多严重的心脑血管疾病，提升生活质量。

本丛书从高血压的各种基本概念入手，配以各种可爱优美的漫画，以浅显直白的语言逐步深入探讨高血压疾病的各个方面。无论您是刚刚被诊断为高血压，还是已经与之共处多年的患者，本书都能为您提供科学、实用的建议，帮助您走出诊疗误区，找到适合自己的健康管理之道。

本丛书不仅适用于高血压患者本人，也能为医务工作者特别是基层一线的医务工作者提供有益的参考。

愿本丛书能成为您健康之路上的一盏明灯，照亮您人生健康长寿的方向。

记住，高血压并不可怕！科学的管理和正确的生活方式将让您享有长久的健康与幸福。

北京大学第一医院副院长

北京大学第一医院主任医师

北京大学医学部博士生导师

美国哈佛大学医学博士后

国家健康科普专家库成员

——[signature]

前言

高血压被誉为“无声的凶手”，因初期往往无明显症状，却在悄无声息中对人体的心脏、血管系统、大脑、眼底及肾脏等多个器官造成重大伤害。这些后果不仅降低患者的生活质量，甚至可能威胁其生命安全。

在现今的社会环境中，生活模式与饮食习惯的转变悄然无声地加剧了高血压这一“隐形杀手”对公众健康的威胁。高血压作为一种普遍存在的慢性病，不仅是心血管疾病的关键危险因子，还广泛影响到了人们的日常生活质量。鉴于此，我们精心编纂了《高血压那些事·常识篇》，旨在助力大众更深入地了解高血压，掌握其基本原理，进而采取有效的预防措施与治疗方法。

本书作为《高血压那些事》的入门篇章，力求以简洁明了的语言，由浅及深地阐述高血压的相关知识。内容涵盖高血压的潜在危害、地理分布特征、高血压的基本认知、分级体系及风险评估，以及高血压的发病诱因、人群特征，直至高血压的症状表现、类型划分与临床征象，全方位、系统性地引领读者探索高血压的奥秘，揭开其神秘的面纱。

我们必须对高血压这一健康危机给予高度重视，积极采取行动进行预防与干预。而这一切的基础，在于对高血压有一个全面且深入的理解。

高血压是一种严重危害人类健康的慢性疾病。通过本书，我们希望能够提高大家对高血压的认识和重视程度，引导大家采取健康的生活方式，降低高血压的发病风险。同时，我们也希望患者能够正确对待高血压，积极配合医生的治疗和管理，有效控制病情，提高生活质量。

本丛书不仅适用于高血压患者本人，也能为医务工作者特别是基层一线的医务工作者提供有益的参考。希望无论是普通读者还是医务工作者，都能从中受益。

最后，我们衷心希望本书能够成为大家了解高血压，预防和治疗高血压的有力工具。

让我们携手努力，共同抵御高血压的威胁，守护自己和家人的健康。愿每一位读者都能拥有健康的生活，远离高血压的困扰。

编写委员会

主编

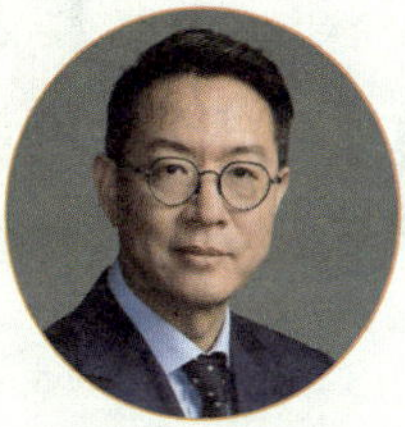

李建平

北京大学第一医院副院长、北京大学第一医院主任医师、北京大学医学部博士生导师、美国哈佛大学医学博士后、国家健康科普专家库成员。

分册主编

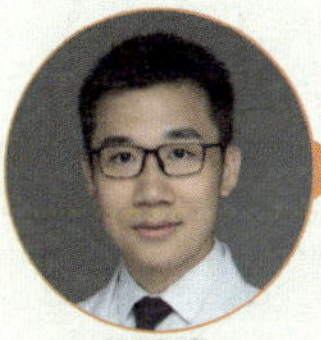

翁浩宇

《高血压那些事 · 常识篇》主编
《高血压那些事 · 预防保健篇》主编
《高血压那些事 · 病例详解篇》主编

北京大学第一医院心血管内科副主任医师，北京大学医学部博士。临床擅长冠心病、冠心病介入治疗、心脏瓣膜病、肺动脉高压等疾病的诊治。

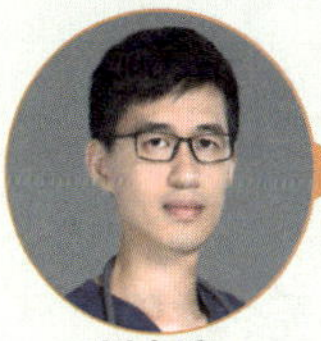

刘志浩

《高血压那些事 · 诊断治疗篇》主编
《高血压那些事 · 患者 500 问》主编

北京大学第一医院主治医师，北京大学临床医学博士、博士后。擅长冠心病介入治疗，以及高血压、心律失常、心力衰竭、心肌病等疾病的诊治。

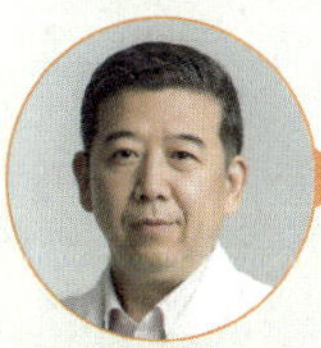

张学智

《高血压那些事 · 中医治疗篇》主编

岐黄学者，医学博士、教授、主任医师、博士生导师。现任北京大学中西医结合研究所所长，北京大学中西医结合学系副主任，北京市中西医结合临床研究所常务副所长。国家重点专科中医老年病学术带头人，北京市复合型中医药学术带头人。北京地区首届群众喜爱的中青年名中医。

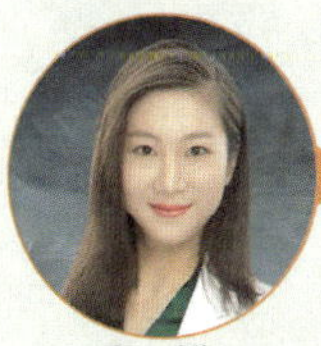

窦　攀

《高血压那些事 · 营养食谱篇》主编

北京大学第一医院临床营养科副主任医师，中国营养学会理事，北京医学会临床营养分会委员，北京市健康科普专家，中国科协“青年人才托举工程”托举人才，第七届“敬佑生命 · 荣耀医者”科普人文奖获得者。

编委（按姓氏笔画排序）

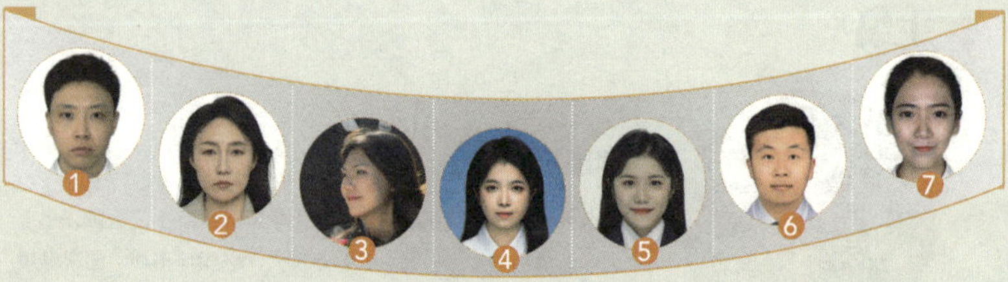

❶ 王晓岑

男，医师，天津市心脏学会体外循环专业委员会委员。本科毕业于青岛大学临床医学系，硕士毕业于河北北方学院人体解剖与组织胚胎学专业。从事临床工作 8 年，曾就职于北京丰台右安门医院心脏介入科，并于中国人民解放军总医院（301 医院）完成进修。现就职于中国人民武装警察部特色医学中心胸心血管外科，主要擅长心脏大血管的诊疗。

❷ 齐彩芝

女，北京中医药大学中医学中药专业。

❸ 闫悦

女，英国爱丁堡大学医学院公共卫生硕士。专注于高血压及心脑血管领域的科普创作，擅长将复杂的医学知识用通俗易懂的语言传递给大众，致力于提升全民健康意识与疾病预防能力。

❹ 陈彦宇

女，医师，毕业于福建医科大学临床医学系，从事临床工作 5 年。

❺ 陈梦云

女，北京协和医学院医学硕士，本科毕业于郑州大学临床医学系。

❻ 徐家宝

男，养生保健医生，天津中医药大学中医学硕士，长期专注于中西医结合临床营养治疗，擅长高血压及各种老年病的日常保健。

❼ 徐巧茜

徐巧茜，女，医师，广西中医药大学中西医结合临床专业心血管内科方向医学硕士，长期从事血管疾病的中医、中西医结合临床、科研以及药膳研发工作。

目录 CONTENTS

第一章 高血压的危害

第二章 高血压的地理位置分布

目录

第三章 认识高血压

第四章 高血压的分级及危险评估

第五章 高血压的发病因素及人群分布

第六章 高血压的症状分类与临床表现

第七章 其他特殊类型高血压

第八章 谁说高血压患者不会低血压?

第九章 高血压指南

第十章 高血压的常见谣言

第一章 高血压的危害

一、沉默杀手，不定时炸弹

高血压，众所周知，也被称为“沉默杀手”，在我们日常生活中是很常见的一种心血管疾病。根据《中国心血管健康与疾病报告2022》显示，我国成人高血压病患人数2.45亿，成人血压正常高值人数4.35亿，但高血压患者的知晓率仅为51.6%！也就是说，有一半的高血压患者明明血压已经超过健康值，却不知道自己已经得了高血压。主要原因就是在高血压前期患者并没有明显的症状，如经常头晕、头痛、耳鸣，或胸闷、心悸、失眠等。

想必您身边有不少医生称高血压为“沉默杀手”，这并非是在危言耸听！如果人体血管壁长期承受着高压力，时间久了身体就会表现出明显的症状，并且常常会伴随着严重的靶器官的损害，尤其是对老年患者来说，情况会更加严重。例如会出现冠心病、心肌梗死、脑梗死、脑出血等严重疾病，甚至可能会危及生命。这就告诉我们高血压病人出现症状的时间和症状的严重程度与血压的高低不成正比，即使还没有出现明显的症状，也要经常检测血压，养成定期测量血压的好习惯。

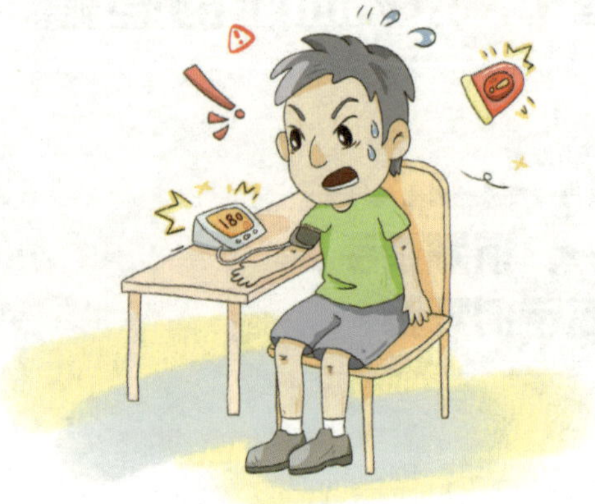

二、高血压对靶器官的损害

（一）所谓“靶器官”是什么呢？

靶器官并不是指某一个器官，就像它的名字一样，它是指在高血压长期作用下会损害到的器官，包括大脑、心脏、肾脏、眼睛、大血管等。

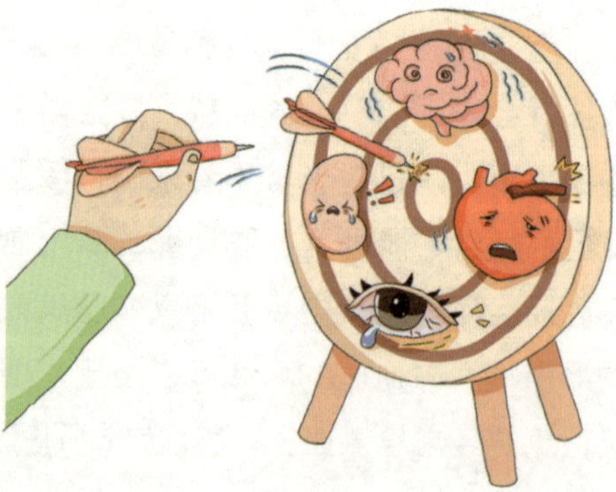

（二）高血压为什么会损害靶器官？

高血压的可怕之处并不在于血压的升高，而在于在血压持续升高过程中，心、脑、肾、眼等靶器官出现的病变，就像温水煮青蛙一样，逐渐引起患者身体血管和器官的衰退、病变。久而久之，高血压患者就会出现心肌梗死、猝死、主动脉夹层、脑出血、脑梗死及肾功能衰竭等。

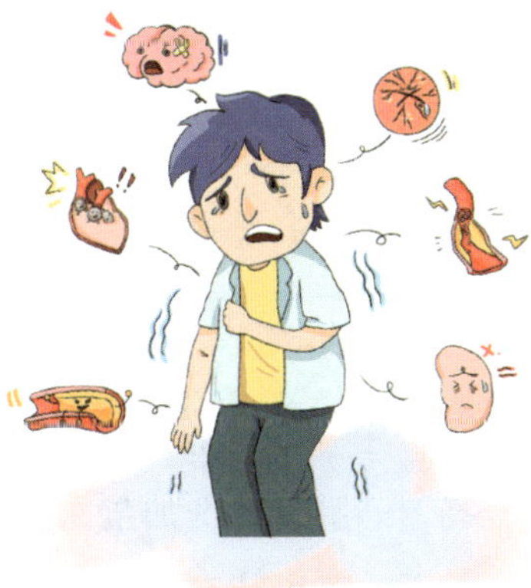

（三）高血压是如何损害这些靶器官的呢？

如果高血压患者没有及时控制高血压，长期的血压升高就会导致血管壁的受损。在高血压前期，全身细小动脉痉挛，尤其是为心脏、大脑、肾脏、眼睛等重要脏器提供大量血液的动脉血管。如果此时不加以控制，就会引起这些细小动脉硬化，导致血管壁变得僵硬，管腔变窄，使得血液循环受阻。得不到充足的血供，靶器官的功能和组织结构就会出现异常，一旦心、脑、肾、眼等重要脏器被损害，患者就会出现严重并发症甚至会危及生命。

（四）当心这些症状，靶器官可能正在衰竭！

1.心脏受损表现

（1）左心室肥厚

高血压尤其是收缩期高血压是引起左心室肥厚最常见的原因。我们的心脏就像一个泵，心脏舒张收缩，为血液的流动提供压力，将血打到血管里，从而形成了血压。患高血压后，由于动脉管腔压力增高，心脏泵出血液的阻力就会增高，心脏就要增加泵血力度来把血液输送到人体的各器官。长期的高负荷工作，就会导致心脏变大变厚，这是心脏适应高压的一种反应，但是如果不加以控制，慢慢地会发展成心室腔扩大，从而引起心律不齐和心脏瓣膜的问题。

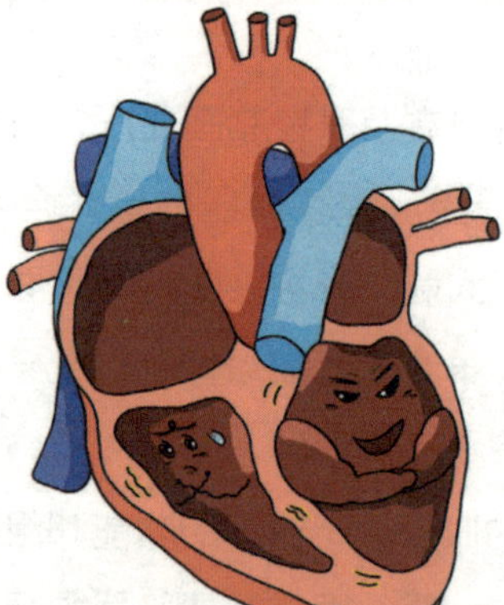

1）左心室肥厚如何进行诊断呢?

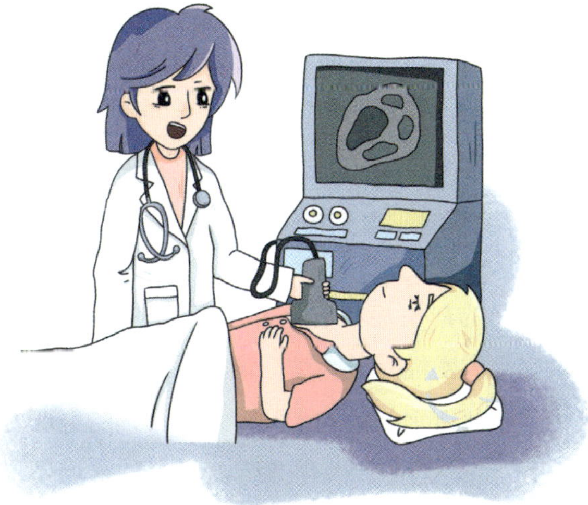

目前临床上对高血压左心室肥厚的诊断主要是依靠超声心动图，就是心脏彩超检查，它可以测量心室壁厚度和心室腔的大小，从而判断心脏是否有肥厚和扩大。

2）高血压导致的左心室肥厚能治好吗?

高血压引起的左心室肥厚是可以逆转的，通过服用降压药来维持血压稳定可使左心室重量减轻。目前逆转左心室肥厚的降压药物可以选择血管紧张素转换酶抑制剂（如莫昔普利和依那普利）、血管紧张素Ⅱ受体拮抗剂（如氯沙坦）和利尿药。此外，高血压患者也可以通过减重、限盐、调整生活习惯等方式来逆转左心室肥厚。

（2）慢性心力衰竭

心力衰竭，简称心衰，它并不是一种心脏病的特定名称，它是指心血管疾病进展导致的终末阶段。高血压是导致心力衰竭的“罪魁祸首”，如果长期高血压没有发现或者长期高血压得不到有效的控制，就会导致心衰。

1）心力衰竭都有哪些常见的症状呢?

心衰的典型症状有：左心衰竭的表现为劳力性呼吸困难、夜间阵发性呼吸困难、端坐呼吸，活动耐量降低，容易乏力，身体低垂部位的水肿；右心衰竭的表现为颈部静脉血管充盈、恶心腹胀等消化道症状。

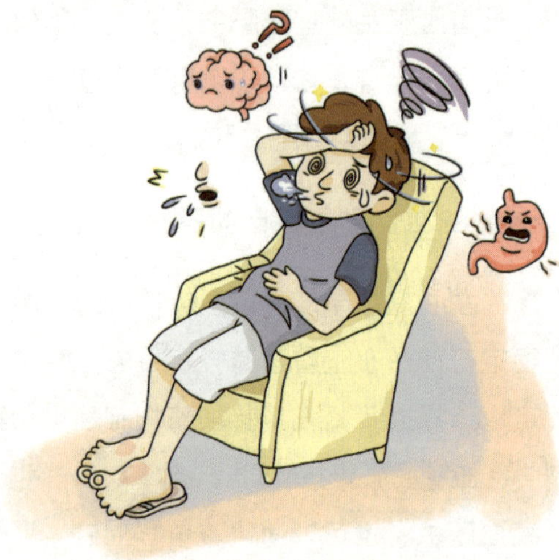

2）高血压导致的心衰能治好吗?

心衰是心血管疾病终末阶段，最好的治疗就是预防，因为高血压、冠心病导致的心衰最多，且高血压和冠心病本身也能预防和有效控制，所以预防心衰就是要早发现早控制高血压，正规治疗冠心病。

（3）冠心病

高血压会引起动脉血管粥样硬化，其中最易受累的血管是冠状动脉。冠脉血管经过长时间高压力的冲击，血管不但会变细变硬，血管内膜也会被破坏，这样血液中的胆固醇很容易就会进去，形成的粥样斑块就会堵塞冠状动脉，心脏缺乏冠脉的血供就会引起心肌缺血、缺氧，从而出现心绞痛，甚至心肌梗死，这就是冠心病。

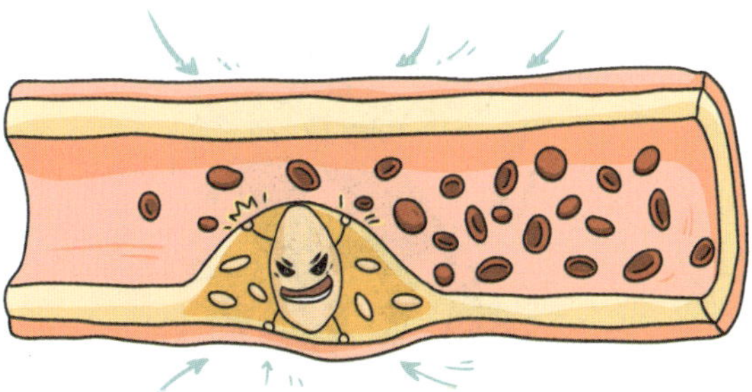

冠心病与高血压关系密不可分！研究显示，高血压患者发生冠心病的风险会随着血压的升高逐渐增加，在血压达到正常范围内的相对较高水平时，每当收缩压（高压）升高20mmHg或者舒张压（低压）升高10mmHg，高血压患者发生冠心病的风险就会升高一倍。

1）高血压引起的冠心病有哪些症状呢?

冠心病典型的症状为心肌缺血引起的胸闷、胸痛、乏力、呼吸困难等，有时还会伴有出汗、恶心、呕吐等症状，病情严重者甚至会出现心力衰竭、低血压或休克等表现。

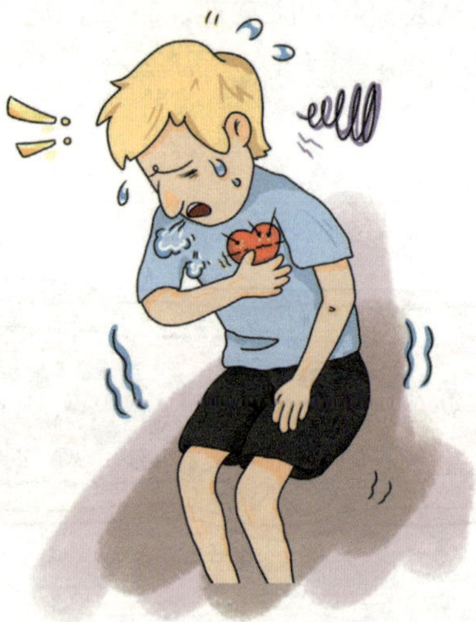

2）合并冠心病的高血压患者日常应该注意些什么呢?

①检测血压很重要

冠心病和高血压领域专家建议高血压合并冠心病患者血压＞140/90mmHg应该开始启动药物降压治疗，除老年衰弱患者外，血压应降至130/80mmHg以下，老年人舒张压（低压）最好不要低于60mmHg，以保证心脏的冠状动脉得到充分的血液供应。在服用降压药物期间，患者需要定期进行血压的监测，将血压维持在合理的范围内。

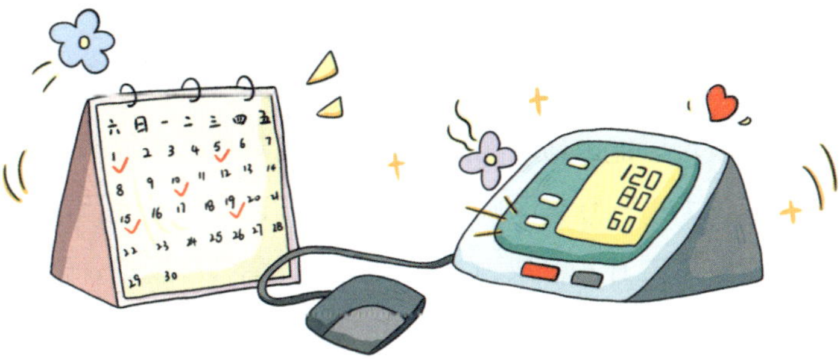

②危险因素需控制

如限制钠盐摄入，彻底戒烟戒酒，肥胖患者积极进行减重，治疗高血脂和糖尿病等。

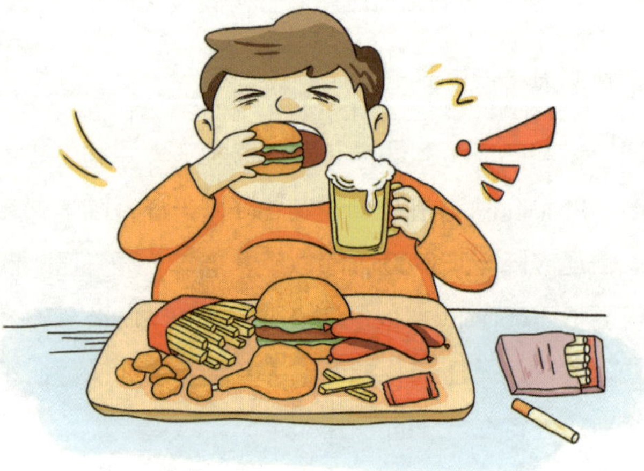

③适宜运动益处多

高血压合并冠心病的患者平时可以适当进行一些体育锻炼，不仅可以促进血液循环，还可以控制血压和提高心肺功能。建议先进行临床医师的评估，找到适合自己的运动方式和运动量。万万不可忽视自身情况进行高强度运动，运动过于激烈有诱发心绞痛的风险。

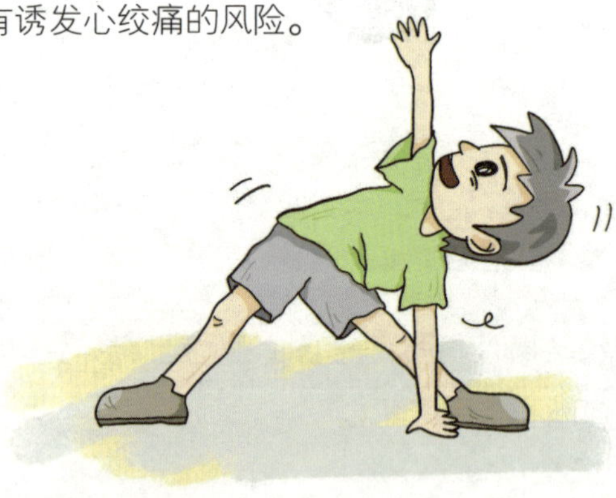

④规律服药要坚持

患者应严格遵照医嘱服用改善心肌供血、降压的药物，在日常生活中坚持定时定量的服用药物，不可以自行加减药物剂量，更不能轻易停药，这样才有利于控制病情稳定。

⑤日常饮食要清淡

清淡饮食，增加膳食纤维的摄入，限制盐、糖、油腻、不宜消化的食物的摄入，保持大便通畅，如果患者便秘可以适当使用开塞露来缓解症状。

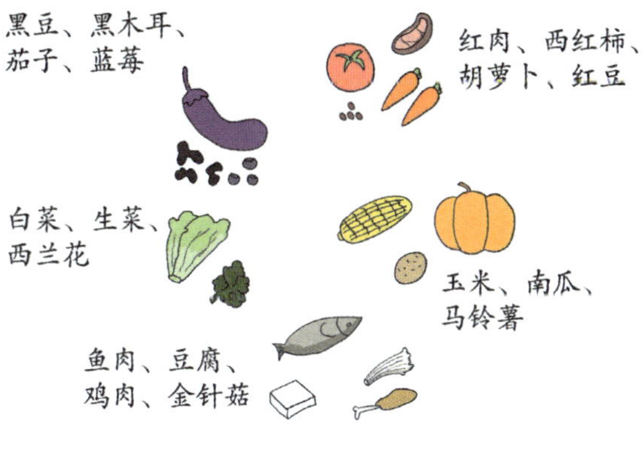

知识便利贴：膳食纤维能吸附胆固醇，阻止胆固醇被人体吸收，并能促进胆酸从粪便中排出，减少胆固醇在体内生成。

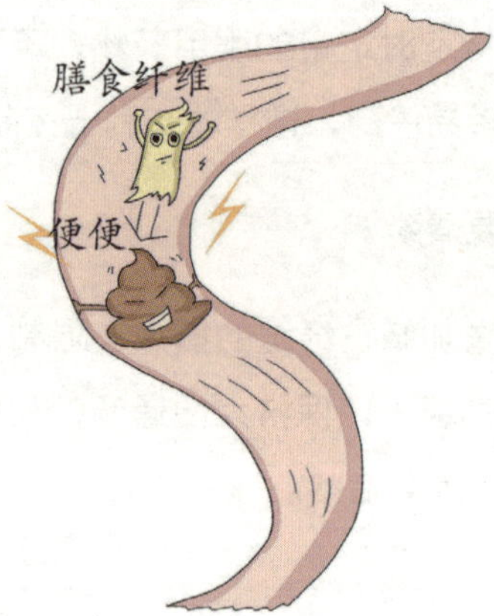

⑥保持乐观心态

心情一定要开朗、舒畅，保持情绪稳定，避免激动、暴怒、焦虑和过分紧张，少看惊险或刺激的影视剧。

⑦天气变化需警惕

当外界气候发生变化时，高血压并发冠心病患者的病情也有一定的波动。例如在冬季时，寒冷的天气会导致人体的血管收缩与血液循环减慢，这会加剧患者心肌缺血的症状，因此人们在冬季时应当注意防寒保暖；在炎热的夏天，虽然气温升高会导致血管扩张，但是大量出汗会导致患者出现水、电解质失衡的状况并引发心绞痛与心肌梗死等情况，因此人们在夏季应当注意防暑降温。

⑧这些症状很紧急

日常生活中一定要注意观察患者的状态，一旦出现胃部不适、恶心呕吐、食欲不振、呼吸困难、肢端发冷、出冷汗、黑蒙或晕厥、下颌或牙齿疼痛、心前区疼痛等症状，应及时检查心电图，若有心肌缺血，应紧急处理，以免延误病情。

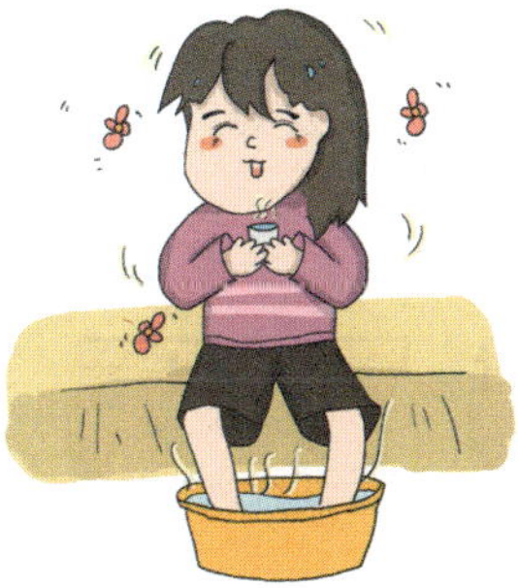

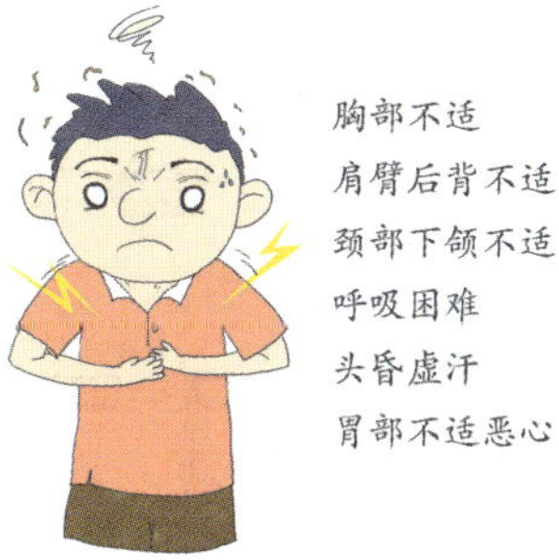

心脏血管病变的判断：

当前判断心脏血管病变的检查手段有：心脏磁共振血管造影(MRA)检查、计算机断层扫描血管造影(CTA)、心脏放射性核素显像、运动试验或冠状动脉造影等。

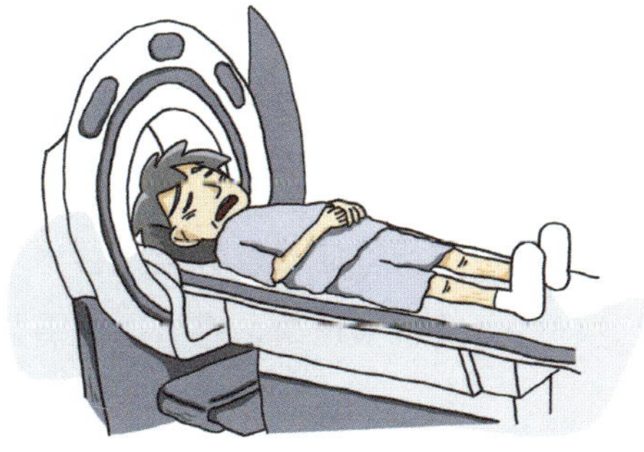

2.血管受损表现

血管损害——可表现为动脉粥样斑块形成、外周动脉疾病、主动脉夹层等。

（1）动脉粥样硬化的形成

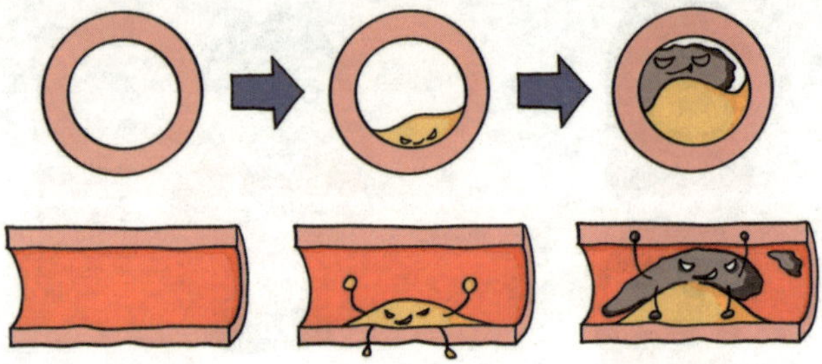

高血压主要对动脉产生伤害！血压升高，冲击血管，血管内膜就会受损，在受损处会形成瘢痕样增生，血管壁就会增厚。随着硬化斑块和血栓的形成，血管被堵塞，管腔变得狭窄，血液无法流通就会引起缺血性疾病，比如：冠心病、下肢静息痛、脑梗死等。

（2）外周动脉疾病

高血压会影响周围小动脉，导致外周动脉疾病，尤其是影响下肢的血管。一旦影响到腿部的血供，高血压患者就会出现腿部疼痛、间歇性跛行等症状，甚至还会出现腿部的溃疡和坏疽，像这样的情况就很严重，患者往往需要进行手术治疗甚至截肢。

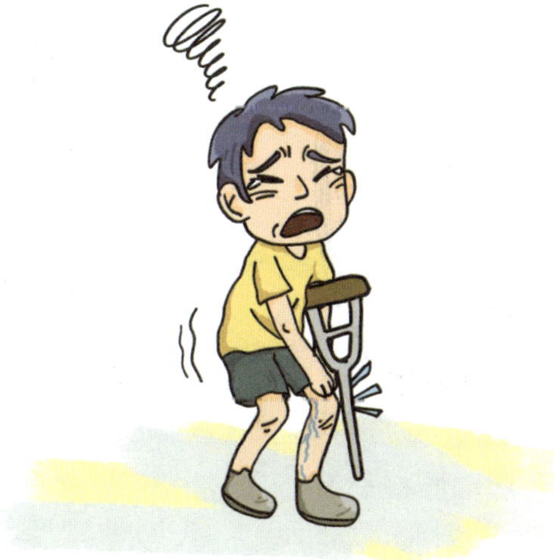

高血压患者可根据彩超、动脉造影、血管造影等检查来判断是否出现动脉狭窄来进一步明确诊断。其中，数字减影血管造影（DSA）是诊断的金标准。

（3）夹层动脉瘤—体内炸弹!

主动脉夹层是指主动脉内膜出现破裂口，血流把主动脉壁的内膜和中层剥离，血液流入致使主动脉腔被分隔为真腔和假腔，真假腔可以相通或不通，血液可以在真假腔流动形成血栓。动脉瘤可出现在主动脉的任何部位。四分之三的主动脉瘤出现在主动脉腹段（腹主动脉），其余的主动脉瘤出现在主动脉胸段（胸主动脉）。

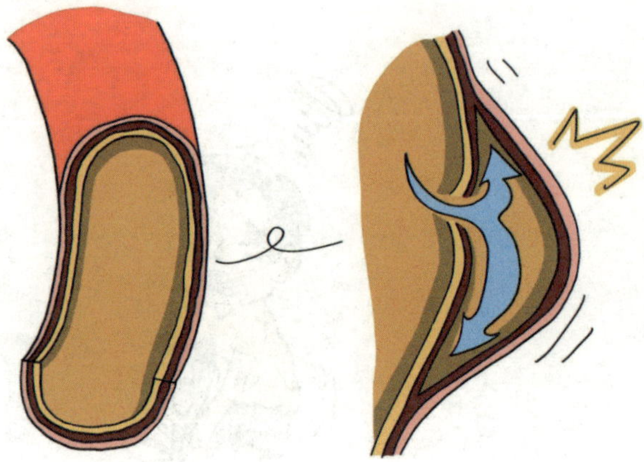

1）夹层动脉瘤都有哪些症状呢?

①疼痛

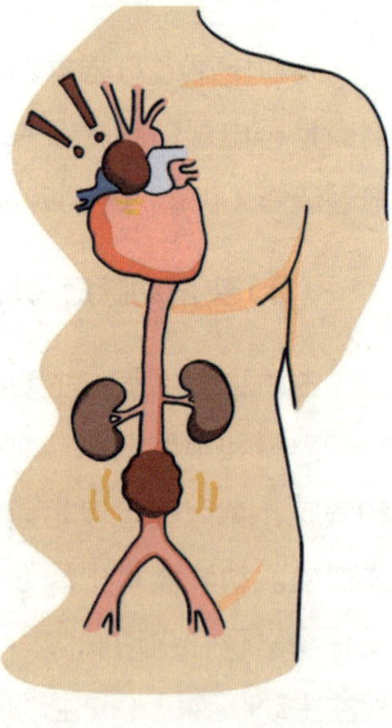

主动脉瘤病人通常没有症状，但一些病人会感觉到腹部搏动感。夹层动脉瘤破裂典型症状为突发撕裂样或刀割样胸痛和背痛，可呈搏动样，疼痛剧烈难以忍受。常在做某些动作时突然出现，如提重物、剧烈运动或情绪激动时，此外打喷嚏、咳嗽、用力排便等也可诱发。

②休克

患者一般会出现面色苍白、大汗淋漓、精神紧张或晕厥，四肢末端湿冷等症状。

③压迫症状

当夹层动脉瘤压迫腹腔动脉、肠系膜动脉时会引起恶心、呕吐、腹胀、腹泻。

④精神神经症状

若血肿累及颈动脉或无名动脉开口处，可表现为一过性脑缺血，甚至中风。

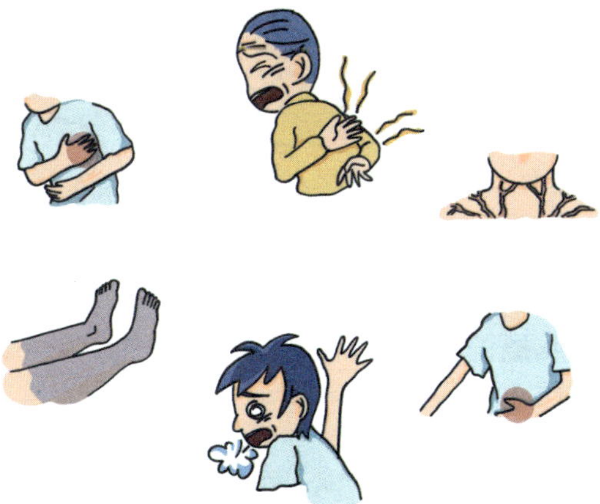

2）诊断夹层动脉瘤，这些“手段”很高明：

①腹部超声检查：帮助发现腹主动脉瘤、判断动脉瘤的大小；

②主动脉全程CTA：CT血管成像（CTA）是诊断及排除主动脉夹层的主要检查手段，可以判断主动脉瘤的位置及大小，可获得比超声更精确清晰的图像，其敏感性可达100%；

③超声心动图：帮助发现升主动脉瘤、升主动脉夹层、心包积血等；

④主动脉造影：明确主动脉瘤的位置、大小及形态等，一般在进行介入或手术治疗前进行。

3.大脑受损的表现

高血压环境下，脑血管更容易发生病变，如脑动脉硬化、脑血管狭窄、脑动脉瘤等，这些病变进展到一定程度都会导致大脑局部血流减少或中断，引发严重的脑血管事件。

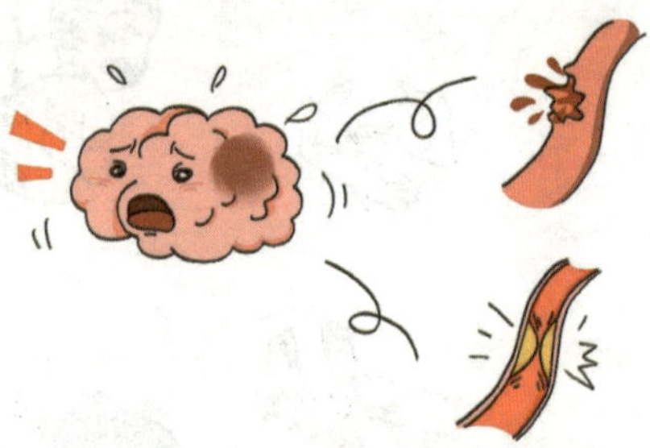

起初会表现出短暂性脑缺血发作，比如，一过性的头晕、头痛、恶心呕吐，一过性的失明，一侧肢体麻木，肢体软弱无力，持续数分钟或数小时可以缓解，严重时会发生急性脑梗死或脑出血、认知功能降低、痴呆、视力丧失。

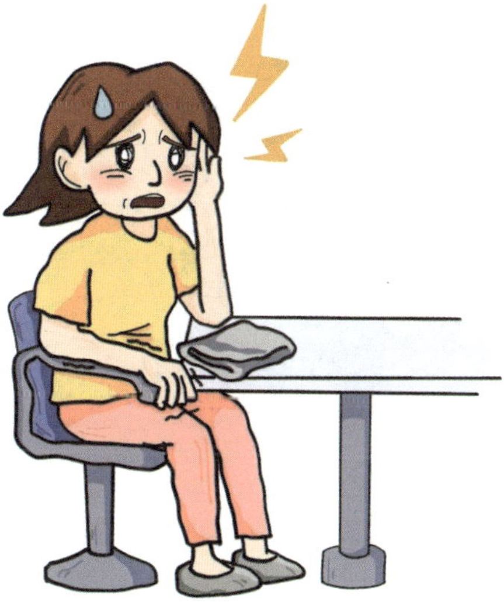

若出现以上症状，建议尽快做头颅MRA、CTA和经颅多普勒超声检查，这样能够有助于诊断脑血管狭窄或闭塞、钙化和斑块病变明确的范围、程度。

4.眼底受损表现

高血压也能引起眼睛疾病？当然！ 高血压会使视网膜动脉痉挛，动脉管径狭窄。还会导致视网膜逐渐出现出血、渗出、水肿的现象，渗出物质沉积于视网膜上，会引起视觉的障碍，导致视力下降，比如会出现一过性黑蒙、看东西变形。随着病情的持续发展，甚至会出现眼底动脉破裂、视神经乳头水肿、黄斑变性等。

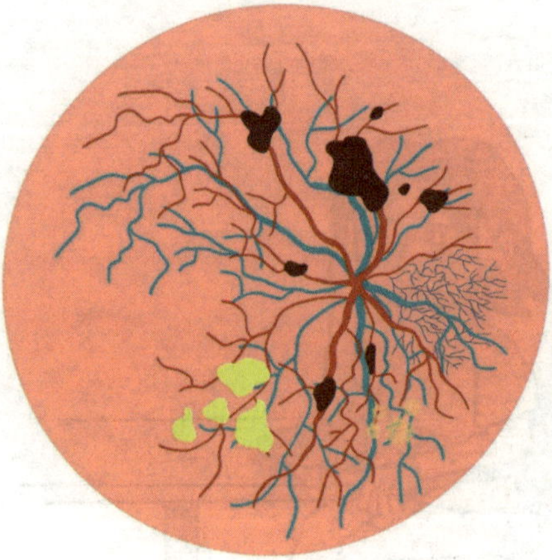

保护眼睛小提示：

（1）定期检查眼底

一旦确诊了高血压，就应到眼科进行眼底检查。中、重度的视网膜病变可能没有明显症状，但也不可掉以轻心，应保证每年检查一次眼底，可先做直接眼底镜检查。有三年以上高血压病史的患者，或者合并有糖尿病的高血压患者，更不能忽视眼底镜检查。定期做眼底镜检查可以让高血压患者及时发现眼底病变，从而进行及时治疗。

（2）出现急性症状及时就诊

高血压患者如果出现血压急剧升高、视物不清、短时间内视力下降明显，甚至有恶心、呕吐等颅内压升高的症状，我们称之为高血压急症，一定要尽早就诊，做眼底镜等检查，从而明确诊断及时治疗。

5.肾功能受损的表现

（1）眼睑、颜面部浮肿

肾功能受损的典型表现为晨起双眼睑、颜面部水肿。

（2）尿液中有泡沫

我们的肾脏有很多肾小球，过滤我们身体内产生的代谢废物。当血压过高时，肾小球里的小血管承受过大的压力，有用的蛋白质、血细胞等就会漏出来，即会产生血尿、蛋白尿。蛋白质在尿液中会形成泡沫，这种泡沫多、小、密，像啤酒泡沫一样，几十分钟都不消散。

（3）皮肤瘙痒

高血压引起的肾功能衰竭，毒素不能很好地随尿液排出到体外，会造成血中毒素逐渐升高，溢于皮肤而引起皮肤瘙痒。

（4）尿频、夜尿增多

高血压造成肾小管功能受损，尿液浓缩功能降低会出现尿频、夜尿增多的情况。

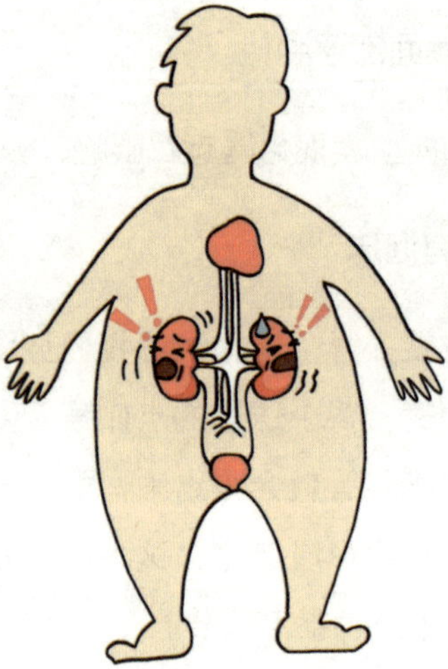

另外，高血压可以导致肾脏的大小血管发生动脉粥样硬化，引起肾脏缺血、萎缩，这些都会随着血压的升高和病程的持续越来越严重，最后可发展成肾功能衰竭，甚至尿毒症！造成不可逆损伤。

检查方式：主要根据肾功能检查中血肌酐水平是否升高、估算的肾小球滤过率(eGFR)是否降低或尿白蛋白排出量(UAE)是否增加来评判肾脏是否有损害。高血压患者，尤其合并糖尿病时，应定期检查尿白蛋白排泄量，监测24小时尿蛋白定量。

提示肾脏损伤标准如下：

血肌酐水平轻度升高：男性115～133μmol/L（1.3～1.5mg/dl），女性 107～124μmol/L（1.2～1.4mg/dl）。

估算的肾小球滤过率降低：[eGFR30～59ml/(min·1.73m²)]。

微量白蛋白尿：30～300mg/24h或白蛋白/肌酐比≥30mg/g（3.5mg/mmol）。

其实高血压并不可怕，可怕的就是靶器官损害，所以一旦发现自己患有高血压，一定要积极进行血压管理，避免出现靶器官损害。保护靶器官的最有效方法是控制好血压。血压达标对于保护靶器官是重中之重，成年人血压控制在140/90mmHg以下是基本要求，如果能耐受，最好控制在130/80mmHg以下。

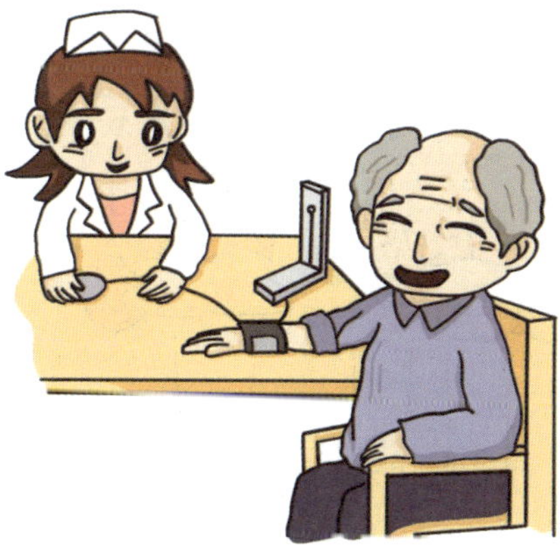

6.高血压对身体其他部位的损害

（1）肺脏

高血压会导致全身血管动脉粥样硬化的形成。就像大脑和心脏一样，高血压也会引起肺部动脉斑块的形成，造成肺部动脉的受损和受阻，引起肺动脉高压等情况。

此外，长期高血压会导致高血压性心脏病，不加以控制的话就会出现心力衰竭，心衰会造成肺内瘀血等症状，患者会出现呼吸困难、咳嗽、胸闷等临床表现。反复出现心力衰竭、肺瘀血的患者特别容易出现肺感染，并且肺感染还会诱发甚至加重心力衰竭。

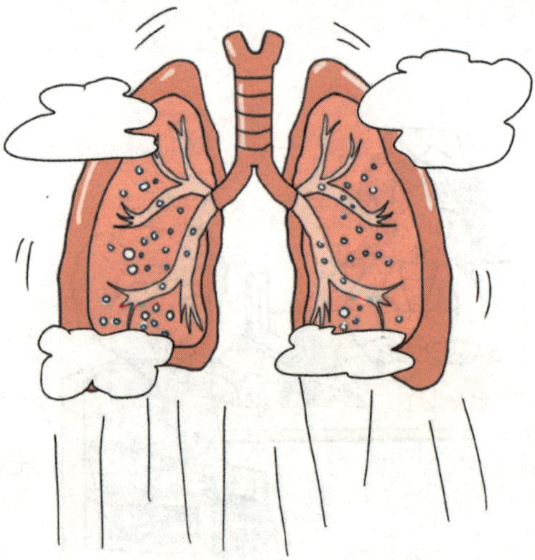

（2）肝脏

肝脏是人体新陈代谢的“中心站”，药物及营养物质进入人体血液循环的“重要关口”。高血压是一种慢性疾病，患者往往需要常年服用各种药物来控制血压，这些药物在发挥治疗作用的同时，也会引起肝细胞代谢压力的暴增，当肝细胞损伤累积到一定程度，就会引起脂肪肝、肝炎、肝硬化等一系列疾病；另外，高血压可能会影响肝脏接收静脉血和肝动脉血，进而影响肝脏的血液供应。

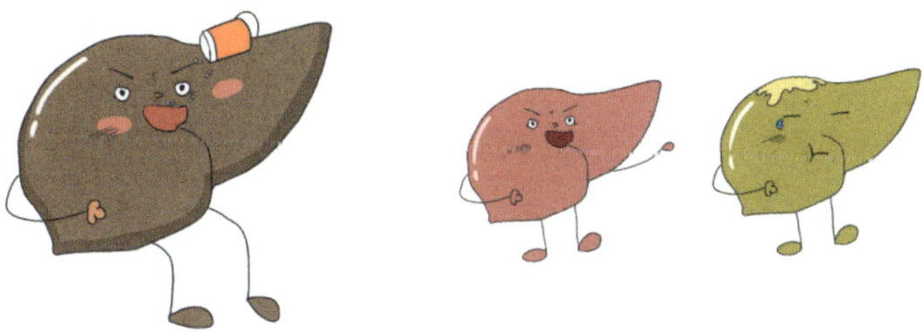

以上这些因素都会造成肝功能的下降，肝功能下降也会影响药物的代谢，从而影响药物的作用效果。

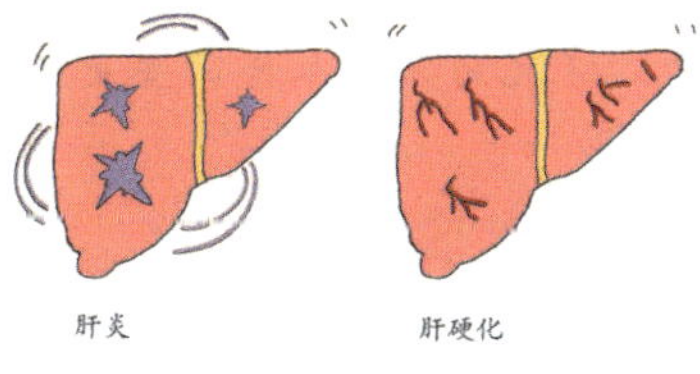

所以建议高血压患者最好每年都能够进行一次全身体检，尤其是需要定期评估肝功能、定期监测肝功能指标，一旦发现肝脏损伤，必须立刻进行治疗。

（3）胰腺

高血压与胰腺疾病之间存在密切关系，高血压患者患胰腺疾病的概率往往高于正常人。

1）高血压损害胰腺的机制

①影响胰岛素分泌

高血压可能引起胰腺动脉硬化，影响胰腺的供血，导致胰腺内分泌功能异常，影响胰岛素的分泌和作用，从而增加糖尿病的风险。长期的高血压还会引起胰岛素抵抗，造成血糖的升高或者血糖波动过大。

另外，长期的血糖升高也会使血管内皮细胞损伤，加重动脉粥样硬化，从而引起血压升高，这说明高血糖与高血压是相互恶化的关系。

知识小贴士：胰岛素抵抗是指机体对胰岛素的敏感性下降，这就意味着人体需要更多的胰岛素才能维持血糖正常。

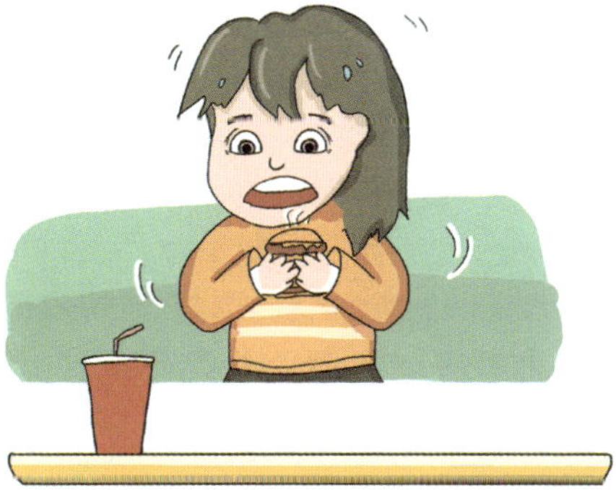

②增加胰腺炎风险

高血压会导致胰腺血管损伤和炎症反应，胰腺供血不足，胰腺细胞就会缺血缺氧，甚至坏死，并且高血压的病人常常伴有肥胖、高脂血症等，这些都会增加高血压患者患胰腺炎的风险。

2）高血压引起胰腺疾病的防治措施

①及时控压

通过药物和非药物治疗将血压控制在正常水平，可以减少高血压对胰腺血管造成的损伤，降低胰腺疾病的发生率。

②定期体检和筛查

高血压患者需要定期做体检和筛查，常用的筛查胰腺疾病的检测包括腹部超声、CT、MRI等。

③及时治疗

一旦发现有胰腺疾病的迹象，应尽快选择合适的治疗方法，如药物治疗、手术治疗等，同时积极控制血压，以减轻病情，提高治愈率。

④合理饮食

高血压患者应注意避免暴饮暴食，减少油腻食物的摄入，控制体重，控制血压。

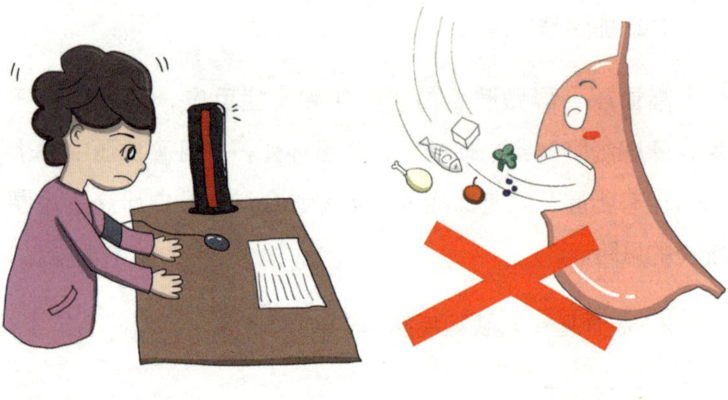

第二章 高血压的地理位置分布

一、中国高血压的防治现状

（一）近代中国人群疾病谱的演变

在社会经济、医疗水平、生活方式、环境等多种因素的影响下，近代中国人群疾病谱的演变非常复杂。

20世纪初期，当时的中国卫生和医疗水平低下，疾病谱主要以传染性疾病和寄生虫病为主，主要是肺结核、鼠疫、天花、霍乱等。

到了20世纪中后期，我国根据疾病流行状况实施了一系列措施，例如接种疫苗、使用抗生素、改善环境卫生等，这使得曾经肆虐一时的传染病得到有效控制，甚至接近消灭，例如，天花在20世纪60年代被彻底消灭。

但是随着生活水平的提高和生活方式的改变，慢性非传染性疾病，例如心脑血管疾病、恶性肿瘤等，却渐渐成为我国人民健康的主要威胁。

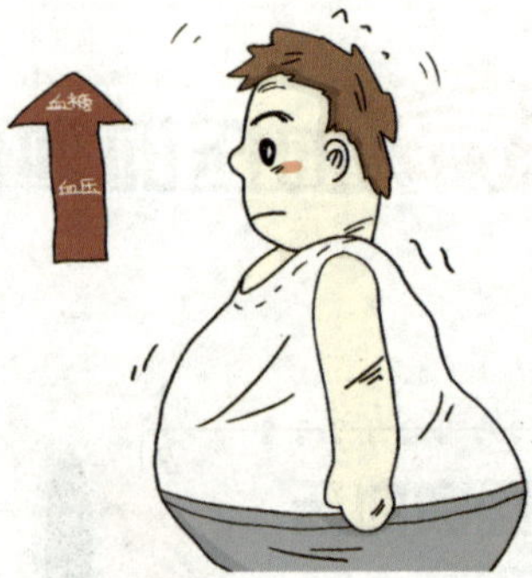

进入21世纪后，随着经济的发展，人民生活水平大幅提高，中国人群的疾病谱继续发生变化。

首先，随着人口老龄化的加剧，老年病成为主流，例如高血压、糖尿病、骨关节炎等发病率不断上升。其次，生活条件好了，一些与生活方式密切相关的“富贵病”，例如肥胖症、脂肪肝等的发病率也在上升。此外，随着国人生活节奏越来越快、工作压力越来越大，精神类疾病的发病率也在上升，例如抑郁症、焦虑症等。

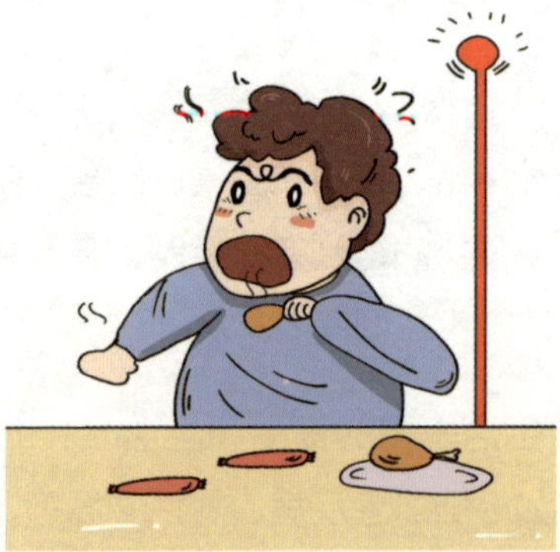

（二）我国人群血压水平流行特征和患病率

衡量高血压流行程度的主要指标是高血压患病率和患病人数。在1959～2018年间，我国共进行了7项较大规模的高血压患病率抽样调查，结果显示我国高血压患病率和患病人数在持续增加。

《中国居民营养与慢性病状况报告（2020年）》显示，我国18岁及以上居民高血压患病率为27.5%，且高血压患病率随年龄增加而明显增高，其中45～60岁及60岁以上居民高血压患病率分别为37.8%和59.2%。此外，高血压患病率趋于年轻化，18～24岁、25～34岁和35～44岁人群高血压患病率分别为3.5%、5.8%和14.1%。

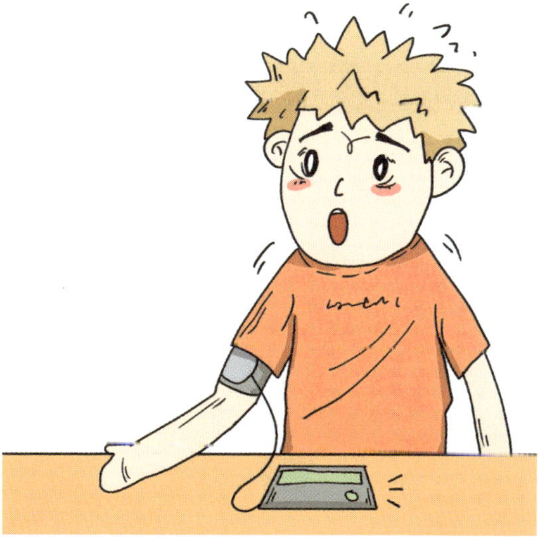

然而我国高血压的科普和防治情况却不容乐观，18岁及以上居民的高血压知晓率为51.6%，治疗率为45.8%，控制率为16.8%，这些数据表明我们的高血压意识和控制率仍然很低，绝大多数高血压患者不了解自己的血压状况，而且患者进行治疗的比例较低！

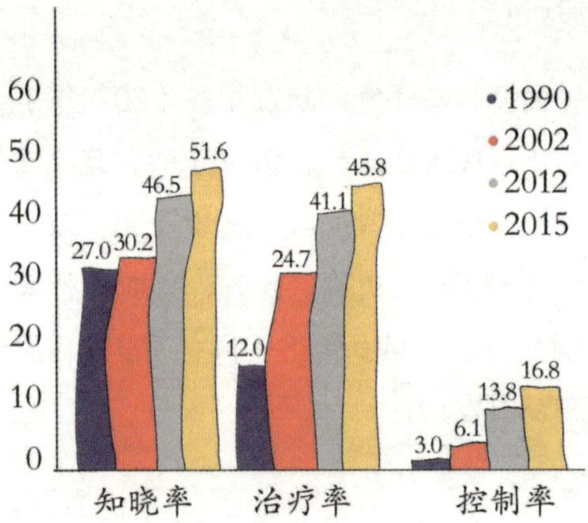

（三）我国高血压患病率为什么增长较快？

我国高血压患病率增长较快的原因是多方面的，主要原因有以下几点：

（1）城市化水平增加：城市化进程导致人们的生活方式发生了很大的变化，人们的生活节奏加快、工作压力增大、饮食习惯变得不规律（例如人们更加依赖高盐、高油、高热量的食物）、久站久坐、缺乏体育锻炼、长时间的精神紧张和睡眠不足等，这些因素都会增加高血压的发病风险。

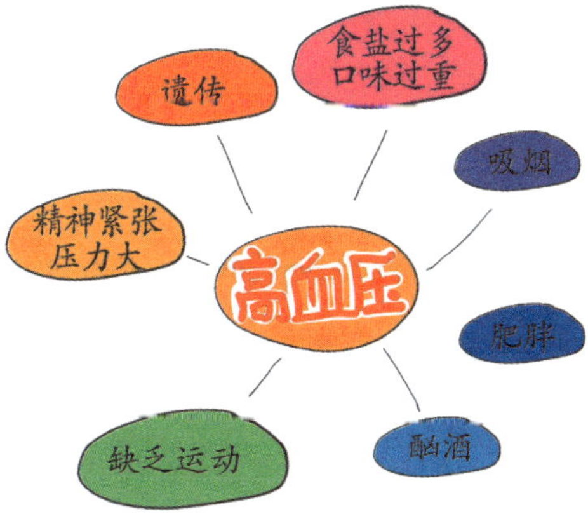

（2）老龄化加剧：随着医疗条件的改善，人口的平均寿命延长，老龄化加剧，因为老年人群中高血压的患病率相对较高，所以就直接导致高血压患病率“井喷式”增加。

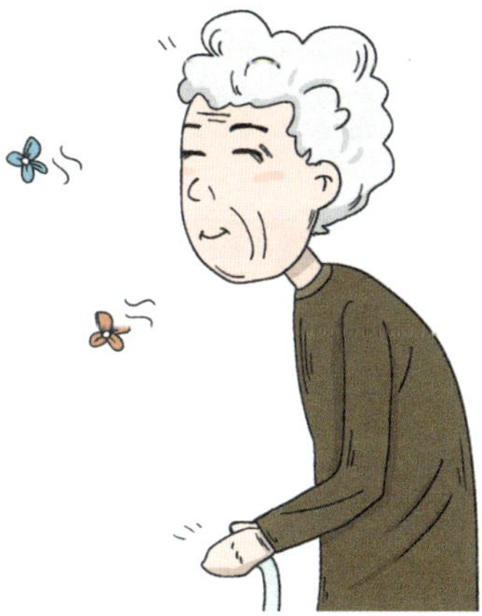

（3）健康意识和检测率的增加：随着健康意识的提高和医疗条件的改善，越来越多的人开始关注血压问题，并进行定期检测，这也使得更多原本未被诊断的高血压患者被发现。

（4）遗传因素：高血压具有一定的家族遗传倾向，随着基因研究的深入，越来越多的遗传因素被发现与高血压有关。

（5）环境因素：环境污染、噪音以及高强度的光污染等，也被认为是高血压的潜在危险因素。

因此，为了预防和控制高血压，我们需要从多个方面入手，包括改善生活方式，控制饮食，增加运动量等。同时，也需要加强健康教育和普及高血压预防知识，提高人们对高血压的认识和预防意识，从而降低高血压的患病率。

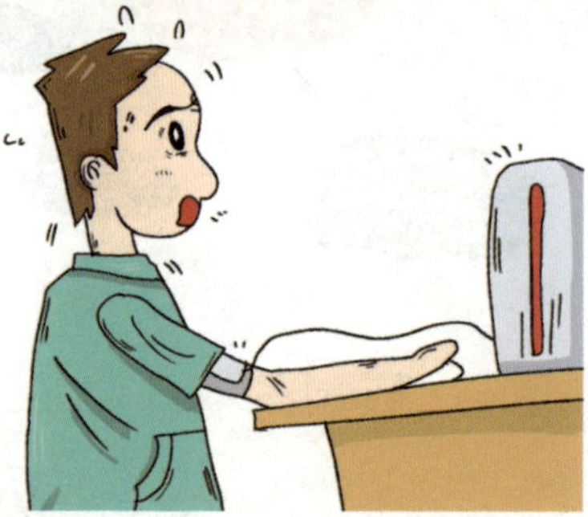

（四）我国高血压的治疗控制情况和分布差异

2023年9月19日，世界卫生组织（WHO）官网发布首部《全球高血压报告》，主题为“与无声杀手的竞赛”。

在《报告》中我们可以得知：我国高血压患病率为27.5%，但是治疗达标率仅为16%！

《全球高血压报告》指出，2019年，我国30~79岁成年人高血压患病人数约为2.567亿，总体年龄标准化患病率为27%，低于世界平均水平，其中男性高血压患病率约为30%，女性约为24%。高血压诊断率为52%，治疗率为39%，治疗达标率仅为16%。

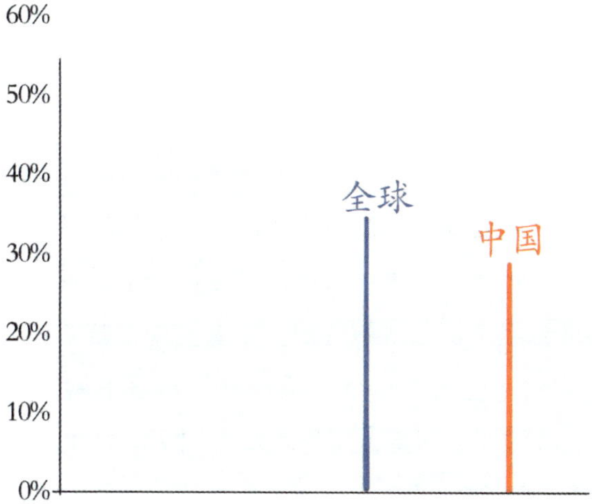

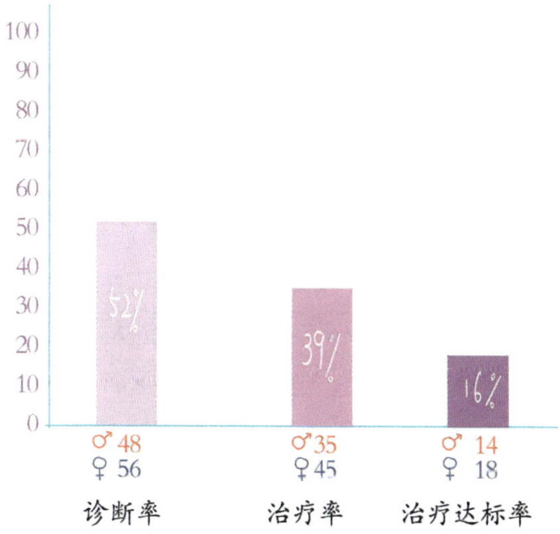

那我国高血压患病率在不同地区、城市乡村、性别和年龄上存在什么样的差异呢?

（1）从地区分布来看，高血压的地域分布与我国正处于营养转型的第四阶段（工业化社会）有关，在这个阶段，高血压、糖尿病、肥胖和其他非传染性疾病是高收入人群中发病率最高的疾病，而地区的经济水平、心理状态、社会压力对这些非传染性疾病的影响很大。对于高血压这一疾病来说，其“热点地区”是大中型城市和经济快速发展地区。处于中、高社会经济地位水平的地区主要集中在东部和中部地区，故而这些地区主要受到高血压和肥胖等危险因素的影响。其中我国东北地区高血压患病率为32.7%，华北地区的高血压患病率为33.3%，西南地区高血压患病率为25.5%。

（2）从城乡分布来看，在2012～2015年间，经过中国高血压调查(Chinese Hypertension Survey，CHS)研究，发现农村与城市高血压患病率无差别，分别为23.1%和23.4%。2018年中国慢性病和危险因素监测研究(China Chronic Disease and Risk Factors Surveillance，CCDRFS)发现，农村与城市高血压患病率分别为29.4%和25.7%，农村较城市居民高血压患病率高出3.7%。以上数据都显示出农村高血压患病率正在快速上升，主要原因可能是中国经济的快速发展、城镇化进程的加速，城市人群明显副食吃得比较健康，但由于农村地区存在健康素养水平较低、医疗防控能力较弱、疾病风险意识较低等原因，导致高血压患病率在农村地区猛增。

（3）从年龄分布来看，根据2012～2015年CHS显示18～24岁、25～34岁、35～44岁青年高血压患病率分别为4.0%、6.1%和15.0%。2018年CCDRFS显示青年高血压患病率18～29岁为8.9%、30～39岁为13.4%。可以看出高血压患病率是随年龄的增加而升高的，且相同年龄段的人群高血压患病率越来越高。值得注意的是，近年来我国中青年高血压的患病率一直呈明显上升趋势，根据中国健康与营养调查（China Health and Nutrition Survey，CHNS）显示，在1991～2015年，20～39岁青年高血压的患病率大幅度升高，从1991年的4.5%上升至2015年的11.0%，相对变化率达144.4%！

不同年龄段的正常血压标准也是不一样的，快来对照一下自己血压是否正常吧！

各个年龄段的血压数值

年龄	中国人平均正常血压参考值（收缩压 / 舒张压）
16 ～ 20 岁	男 115/73mmHg 女 110/70mmHg
21 ～ 25 岁	男 115/73mmHg 女 110/71mmHg
26 ～ 30 岁	男 115/75mmHg 女 112/73mmHg
31 ～ 35 岁	男 117/76mmHg 女 114/74mmHg
36 ～ 40 岁	男 120/80mmHg 女 116/76mmHg
41 ～ 45 岁	男 124/81mmHg 女 122/78mmHg
46 ～ 50 岁	男 128/82mmHg 女 128/79mmHg
51 ～ 55 岁	男 134/84mmHg 女 134/80mmHg
56 ～ 60 岁	男 137/84mmHg 女 139/82mmHg
61 ～ 65 岁	男 148/86mmHg 女 145/83mmHg

（4）从性别上来看，根据1991年中国高血压调查的结果，男性和女性的高血压患病率分别为11.4%和10.9%，而在2020～2022年的调查中，男性和女性高血压的患病率分别上升至 36.8% 和 23.3%。男性高血压患病率高于女性，且男性高血压患病率增加程度要多于女性，可能是由于男性存在更多的心血管危险因素，例如肥胖、吸烟和饮酒等。但是男女高血压的分布差异在不同年龄段也有所不同，当<65岁时，女性的血压管理情况好于男性，这种差异随年龄增加而减小，当年龄>65岁时，女性的血压情况较男性更为严重。

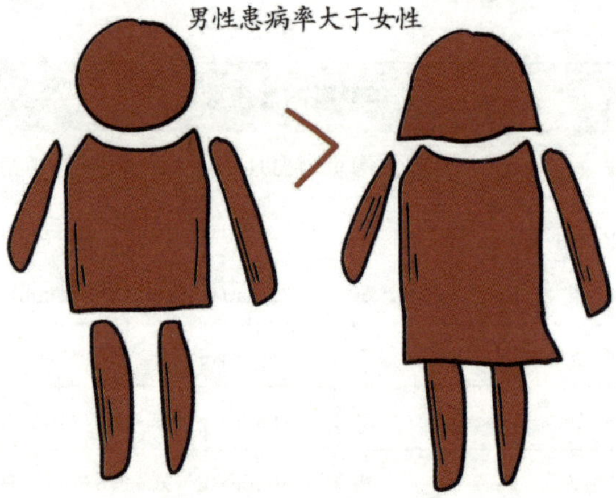

在我国，高血压患者是一个正在逐渐扩增的庞大群体，目前控制状况不容乐观，我们应该关注不同年龄、地区、城乡之间的差异及高血压相关的危险因素，积极地进行治疗和干预。

二、中国高血压分布

中国地域辽阔，不同地区饮食习惯差异十分明显，比如北方人相较于南方人吃的食物会更偏咸，这就造成北方高血压患病人群分布多于南方。相对来说，中国东北（12.6%）和华北（11.4%）地区的患高血压人群比例更高，其次是华中（10.7%）、西南（10.0%）、西北（9.6%）和华东（9.6%）地区，华南（8.0%）地区则较低。

饮食是影响心血管疾病发生的一个重要因素，在高血压等心血管疾病高发区，例如中国华北地区，副食吃的不太健康，那里的人更爱吃红肉，水果和蔬菜摄入量低。华南地区是心血管疾病发生最低的，但是华南地区的主食（全谷类和豆类的摄入量）吃得最不健康，所以居住在华南地区的人们往往会出现异常的新陈代谢。

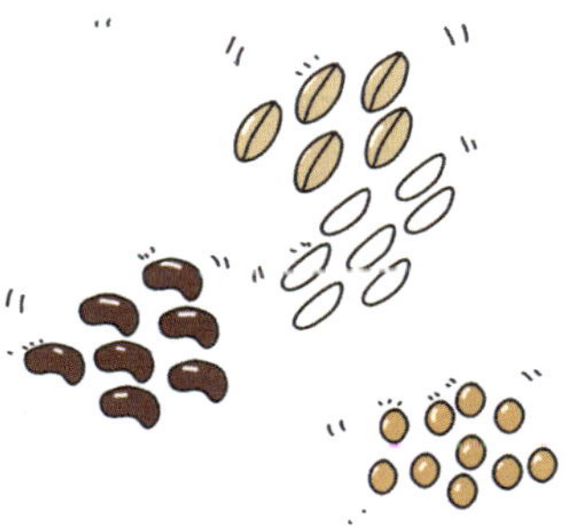

高血压患病风险在不同地域分布特点不同，这也恰恰反映出了各地区存在不同的危险因素。因此，我们防治高血压的一个重要措施就是针对性地对不同地区人们的生活方式、饮食习惯等进行干预。

三、全球高血压患者知晓率、治疗率和控制率的变化

根据世界卫生组织（WHO）发表在《柳叶刀》的首份《全球高血压流行趋势综合分析报告》显示，在过去30年中，全球高血压患者人数近年来一直处于增长状态。30~79岁成年高血压患者人数从6.5亿人增加到12.8亿人。其中女性高血压患者人数由3.31亿增加至6.25亿；男性高血压患者由3.17亿增加至6.52亿，高血压患者人数和患病率达到新高，全球高血压患病形势十分严峻。

受高血压病人年龄、经济状况、文化程度等因素的影响，世界各国高血压的知晓率、治疗率和控制率也有所不同。The Lancet上的研究结果表明：经济收入是影响高血压防控的一个重要因素，全球高血压总流行率变化不大，但疾病负担已从富裕国家转至低收入和中等收入国家。在高收入的西方国家和亚太地区，1975~2015年，平均收缩压和平均舒张压大幅下降，甚至这些国家的高血压病患的血压水平从1975年还处于全球最高，到2015年转为全球最低水平；与之相反，在亚洲东部和东南亚、南亚、大洋洲和撒哈拉以南的非洲地区，其居民平均血压有所增加；在拉丁美洲和加勒比地区，

甚至亚洲中部、中东和北非的妇女，其平均血压也有所下降，中欧和东欧人群血压呈现持续升高的趋势，其血压一直居高不下。从1990年～2019年，富裕国家的高血压流行率下降，但在许多低收入或中等收入国家高血压患病率则呈上升趋势。

自1990年以来，大多数国家的高血压治疗和控制率都有所提高，高血压的全球差异很大，而且这种差异还在不断加剧。中低等收入国家要想减轻不断增大的高血压负担，需要各方面的协同努力。

四、国外高血压患者分布

（一）东亚人和夏威夷原住民的高血压

东亚人群，包括中国、日本和韩国等国家的人，相比于西方国家人群通常有较低的高血压患病率。

然而，随着东亚生活方式逐渐西方化，例如饮食习惯的改变、体育活动的减少和城市化进程，东亚人群的高血压患病率正在逐渐上升。而且东亚人群中存在的某些遗传变异也和高血压风险增加有关。

夏威夷原住民，包括其他太平洋岛民，他们往往也有较高的高血压患病率。这可能与他们高盐分饮食、肥胖以及遗传倾向有关。此外，社会经济因素也会影响夏威夷原住民的高血压患病率，例如教育水平较低、健康保健服务不普及以及健康食品获取困难等。

（二）南亚人的高血压

南亚人群，尤其是来自印度、巴基斯坦、孟加拉国、斯里兰卡和尼泊尔等国家的人，他们的高血压患病率相对较高，而且高血压的发病年龄通常比西方国家更早。

有研究表明，和其他种族相比较，南亚人群可能有特定的遗传因素，使得某些基因变异的频率更高，这些变异导致他们更容易患高血压。此外，饮食习惯（如高盐饮食）、体育活动减少、肥胖、对高血压认识不足以及社会经济因素也对南亚人群高血压患病率有显著影响。

（三）拉丁裔/拉美裔人群的高血压

拉丁裔/拉美裔人群是一个多元化的群体，包括来自中美洲、南美洲、加勒比地区和其他拉丁美洲国家的移民及其后代。拉丁裔/拉美裔人群高血压的患病率受到多种因素的影响，包括肥胖、糖尿病、不健康的饮食习惯（例如拉丁美洲传统饮食包含高脂肪和高盐食物）、缺乏体育活动、酗酒和吸烟、社会经济因素等。

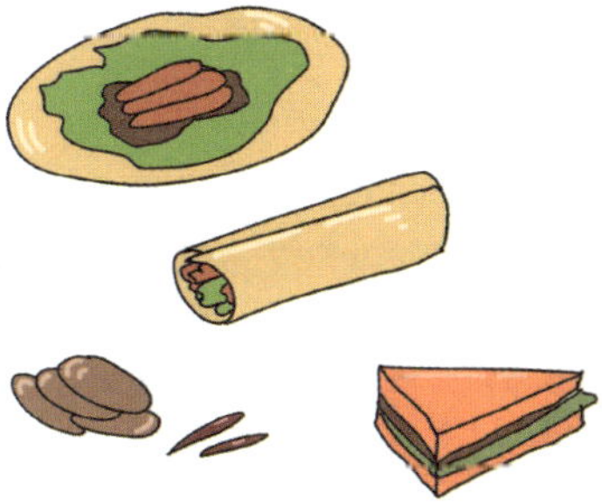

拉丁裔/拉美裔人群不同子群体间有不同的高血压患病率，但是总体上来说，高血压患病率高于白人非拉丁裔人群，低于非洲裔美国人。

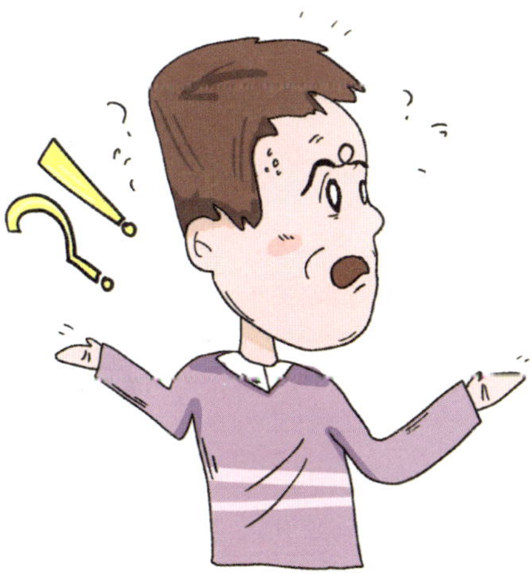

（四）非洲裔美国人高血压

美国各时期20岁以上成年人高血压患病比例

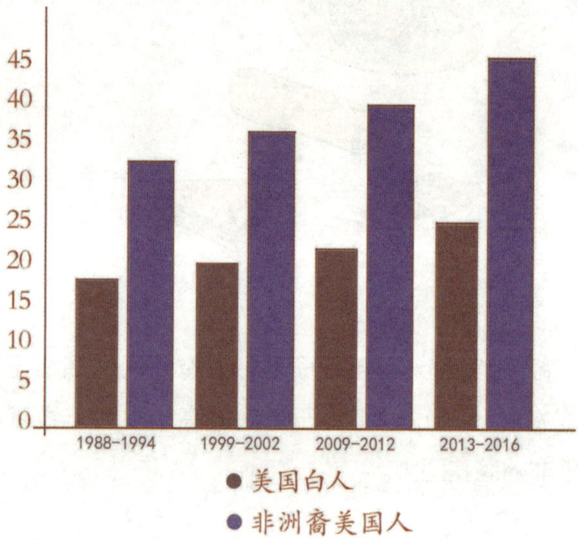

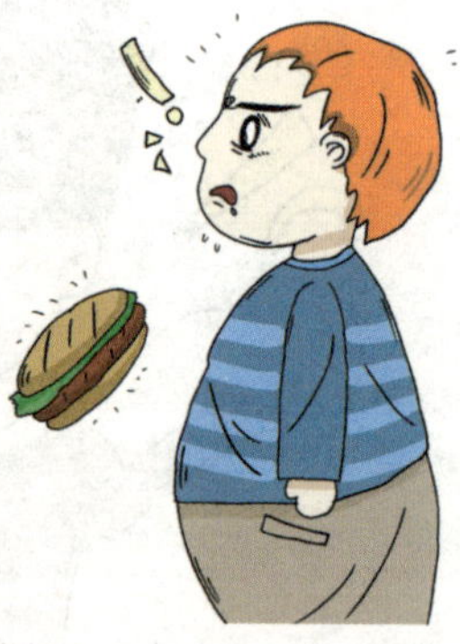

非洲裔美国人的高血压患病率要远远高于白人和其他少数族裔群体。非洲裔美国男性和女性的患病率分别为40.8％和41.5％，且非洲裔美国人的高血压并发症（如心脏病、中风和肾病）发生率和死亡率也更高，这可能是因为非洲裔美国人有高血压遗传倾向，遗传因素导致他们对盐的敏感性高、血管对血压调节的反应不同等。

五、全球心血管风险预测

心血管疾病是全球健康的主要威胁之一，预测心血管风险对于预防和控制心血管疾病至关重要。

以下是一些常用的心血管风险评估工具。

（一）Framingham风险评分（Framingham Risk Score）

Framingham风险评分基于Framingham心脏研究的数据，可以评估未来10年内发生冠心病（如心脏病发作）的风险。Framingham风险评分由评估者的年龄、性别、总胆固醇、HDL胆固醇、吸烟状态、糖尿病状态和收缩压等因素组成，主要适用于无心血管疾病史的成年人。

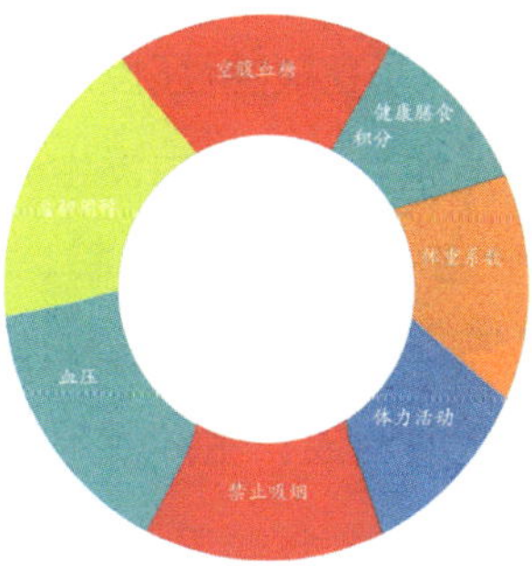

（二）ASCVD风险计算器

ASCVD风险计算器是由美国心脏协会（AHA）和美国心脏病学会（ACC）开发，用于评估动脉粥样硬化性心血管疾病的10年风险和终生风险。ASCVD风险计算器由被评估者的年龄、性别、种族、总胆固醇、HDL胆固醇、收缩压、是否正在接受降压治疗、糖尿病状态和吸烟状态等因素组成，主要适用于40～79岁的成年人。

（三）QRISK

QRISK在英国广泛使用，考虑了更多的种族和社会经济因素。QRISK由评估者的年龄、性别、种族、收缩压、总胆固醇/HDL比率、糖尿病状态、吸烟状态、体重指数（BMI）、家族史、社会经济地位等因素组成，主要适用于25～84岁的成年人。

（四）Reynolds风险评分（Reynolds Risk Score）

Reynolds风险评分考虑了高敏感性C反应蛋白（hs-CRP）和家族史等因素，用于评估未来10年内发生心血管事件的风险。Reynolds风险评分由被评估者的年龄、性别、总胆固醇、HDL胆固醇、收缩压、是否正在接受降压治疗、吸烟状态、hs-CRP和家族史等因素组成，主要适用于无心血管疾病史的女性，但也有男性版本。

每个工具都有其特定的适用人群和使用场景，将个人的健康数据输入这些工具，可以计算出一个风险评分，从而帮助医生和患者制定预防和治疗策略。

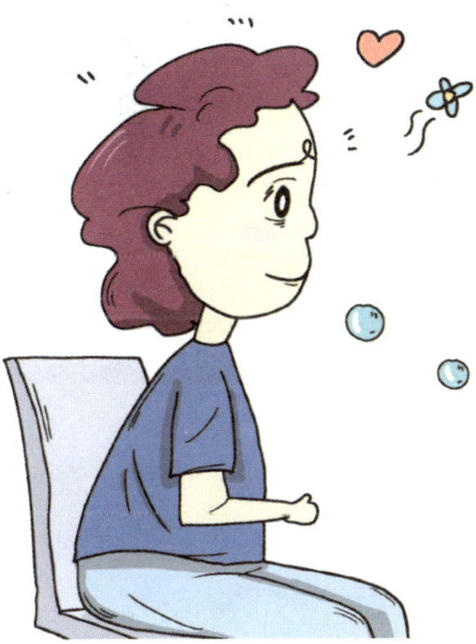

第三章 认识高血压

一、一切从认识血压开始！

（一）什么是血压？血压是怎么形成的？

血压是指血液由心脏泵出，流经血管时对血管壁产生的压力。这种压力的存在，使得血液能够顺利地输送到全身各个组织和器官，维持生命的正常运转。

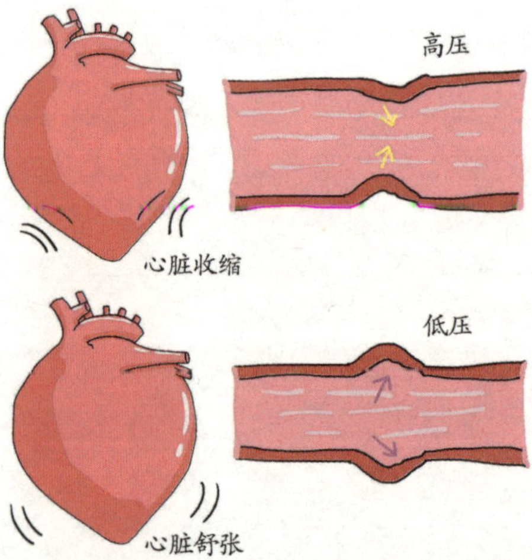

（二）血压多少才算正常？

根据WHO世界卫生组织的标准，正常成人收缩压（高压）90～140mmHg；舒张压（低压）60～90mmHg，即血压正常范围是90～140/60～90mmHg之间。

在血压的正常范围中，最理想的血压＜120/80mmHg，正常血压＜130/85mmHg，临界高血压在130～139/85～89mmHg之间，如果达到临界高血压就应该引起重视，需要改变不良生活习惯和不健康的生活方式，定期对血压进行检测，预防高血压的发生。

类别	收缩压（mmHg）	舒张压（mmHg）
正常血压	＜120	＜80
正常高值	120 ～139	80 ～ 89
高血压	≥140	≥90
1 级高血压（轻度）	140 ～ 159	90 ～ 99
2 级高血压（中度）	160 ～ 179	100 ～ 109
3 级高血压（重度）	≥180	≥110
单纯收缩期高血压	≥140	＜90

二、血压有哪几种呢？影响因素有哪些？

血液在血管内流动时，无论心脏收缩还是舒张，都会对血管壁产生一定的压力，故血压的形成与心脏的收缩和舒张密切相关，有收缩压和舒张压两种。

（一）收缩压（高压）

当心脏收缩时，心室内的血液被推向全身，大动脉血压急剧升高，心脏收缩中期，动脉血压达到最大值，我们称之为收缩压。

（二）舒张压（低压）

当心脏舒张时，心室不再泵血，大动脉弹性回缩，血液因为血管壁的弹性和血液流动的惯性而继续流动，心室舒张末期，血管内压力降到最小，我们称之为舒张压。

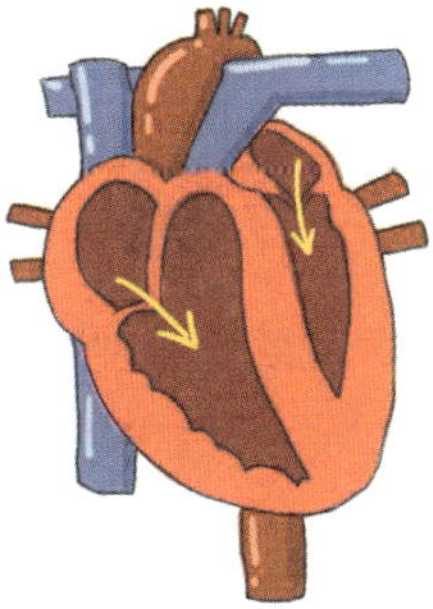

心脏舒张血液回流心脏

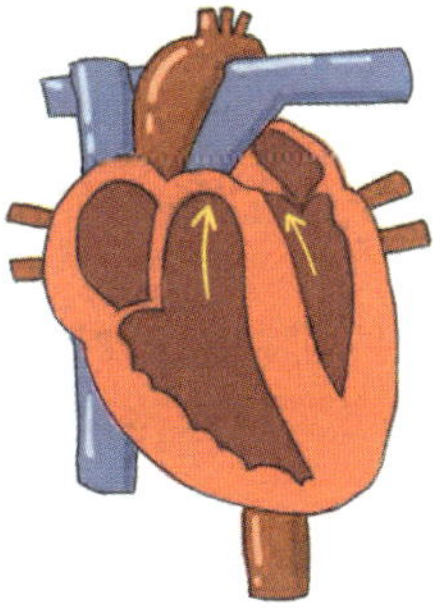

心脏收缩泵出血液

血压通常以收缩压和舒张压两个数值来表示，例如“120/80mmHg”。这个数值告诉我们，心脏在收缩时血管壁承受的最大压力是120mmHg，而在心脏舒张时血管壁承受的最小压力是80mmHg。

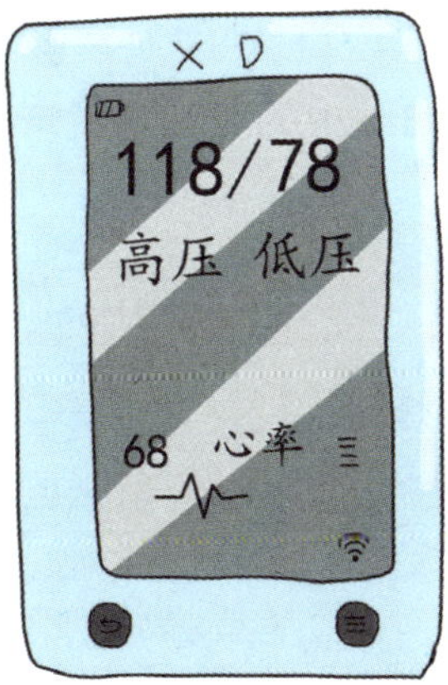

影响收缩压的因素有很多，主要因素是心脏和动脉两个方面：

（1）心脏收缩力：心脏收缩力增强，则每次心脏跳动时心室射出的血量增加，使得收缩压明显增高。

（2）动脉血管弹性：靠近心脏的大动脉管壁拥有40～70层弹性膜，加上平滑肌、弹性纤维等结构，外周血管紧张性较好血压会高，如果外周血管紧张性差，则血压就会低。而老年人高血压最主要原因是动脉老化，血管壁弹性能力下降，大动脉缓冲血液对血管压力的能力也会下降，从而导致收缩压升高。

影响舒张压的因素也有很多，主要有三个影响因素：

（1）心率：当心跳变快时，舒张压会增加。因为心率增快，心脏的舒张期变短，那么短时间内动脉里的血液流向外周的量也就变少，动脉存留的血量变多，压力就会增大。

（2）外周血管阻力：外周血管阻力变大，使回心血量减少，舒张期末动脉中的存留血量增多，舒张压也就随之上升。

（3）血管弹性：当心室收缩射血时，动脉血管扩张。血管弹性越好，可扩张程度越大，能储存的血液越多，心室舒张末期，对血管产生的压力越大，舒张压也就越高。

三、脉压

（一）什么是脉压

脉压：指的是收缩压和舒张压的差值，即脉压 – 收缩压 – 舒张压。因此，脉压主要取决于收缩压和舒张压。

例如，一名血压正常的成人测得的血压值大约为120/80mmHg，因此正常成人平均脉压大约在 40mmHg。

脉压小于20mmHg定义为脉压缩小，而脉压大于60mmHg定义为脉压增大。

（二）造成脉压增大的因素

类型	因素
生理性因素	年龄增长
	妊娠
	运动员
病理性因素	动脉粥样硬化
	主动脉瓣反流
	动静脉瘘
	湿性脚气病
	分布性休克
	颅内压增高
	甲状腺功能亢进症 / 甲状腺毒症

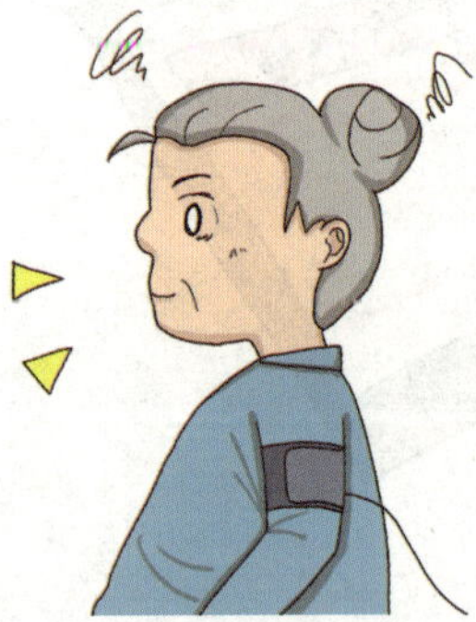

（1）首先，导致脉压增大最常见的因素是年龄。随着年龄的增长，人体的血压逐渐增高，包括收缩压和舒张压也会逐渐增高，此时脉压还在正常范围内。但等到大约55岁时，人体的血管老化，弹性下降，收缩压继续随着年龄增长而增高，而舒张压不再增高，甚至逐渐降低，就会导致收缩压和舒张压的差值越来越大，即脉压越来越大。因此，老年人往往更容易出现脉压增大的情况。

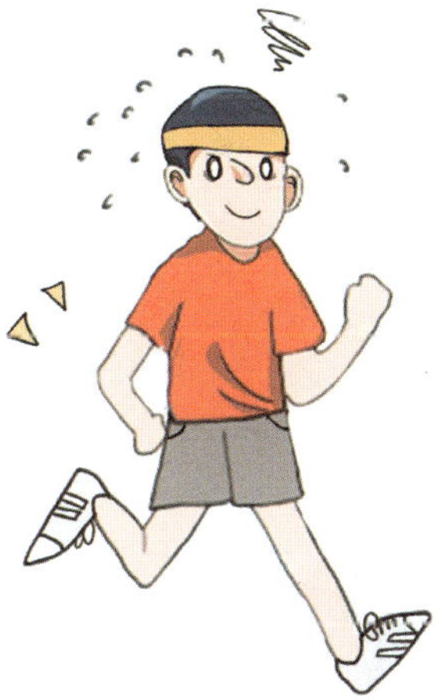

（2）年轻群体中脉压增大的现象主要见于运动员。运动员长期高负荷的运动增加了心脏射血功能，使每搏输出量和心排量增加，收缩压升高；同时，运动有助于降低外周血管阻力，使舒张压相对降低，因此导致脉压增大。

（3）动脉粥样硬化，可见于全身大、中、小动脉。发生在冠状动脉表现为冠心病、急性心肌梗死；发生在脑动脉可表现为脑卒中；发生在下肢动脉则表现为肢端缺血、间歇性跛行。

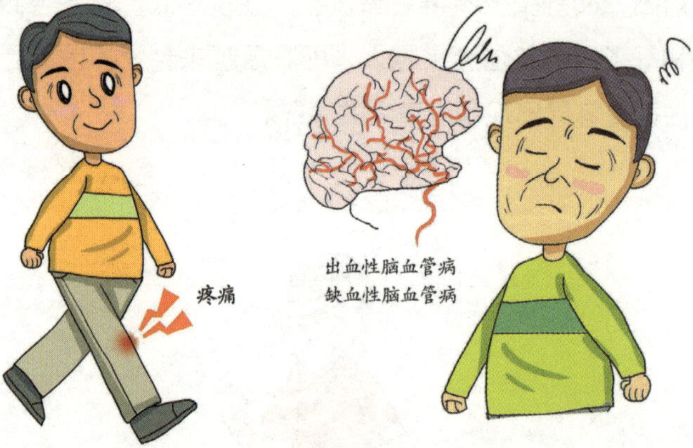

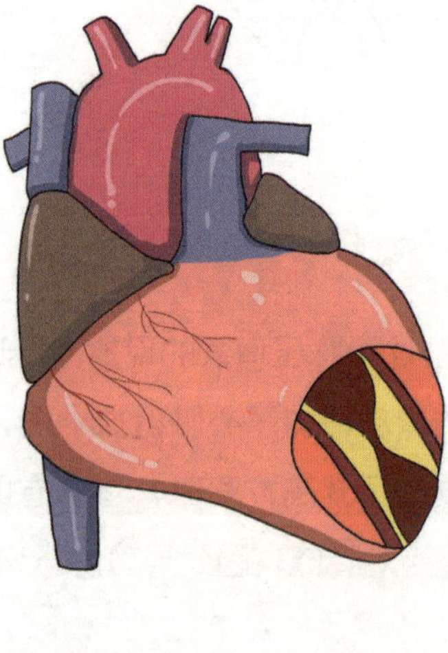

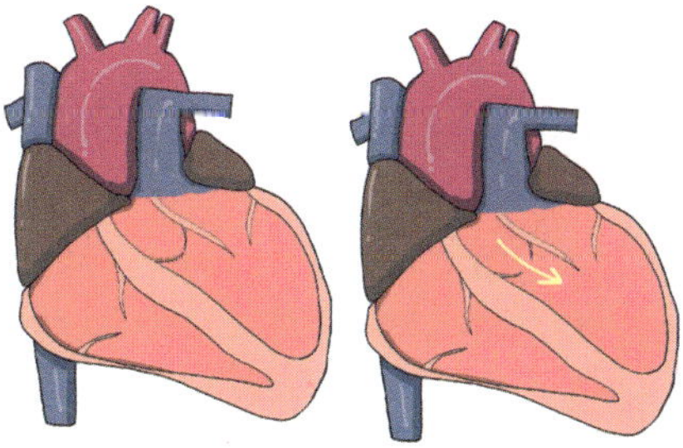

（4）主动脉瓣反流，导致心脏在收缩期射入主动脉的血液在舒张期又部分反流到左心室，因此，收缩期射血量增大而舒张期动脉血流减少，导致收缩压增大和舒张压降低，引起脉压增大。

（三）脉压增大，血管很受伤

高血压患者，尤其是脉压大的患者，脉压过大很危险，脉压增大说明动脉管壁变硬，弹性减弱。当脉压超过50mmHg就要密切关注，临床上脉压增大的指标为脉压≥60mmHg，此时需要积极进行干预。

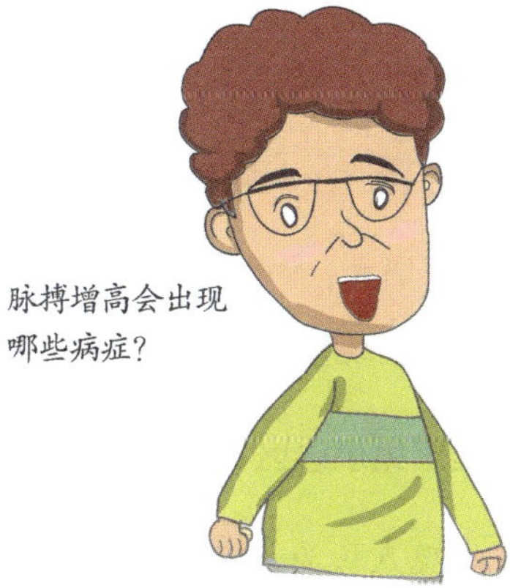

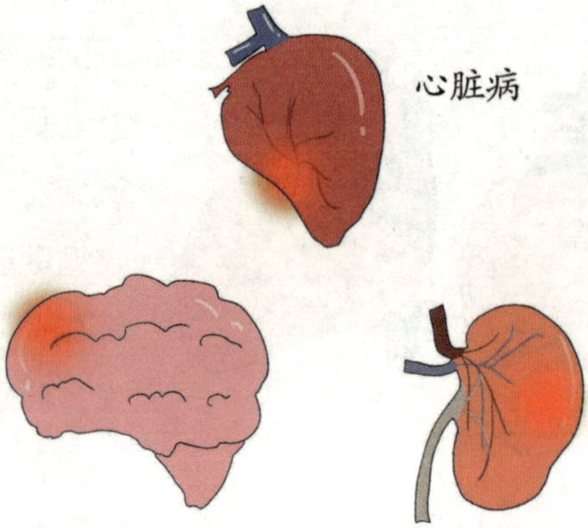

1.脉压大，就会增加脑卒中（脑中风）的风险；同时，一旦血管弹性下降，低压也会随之下降。50岁以上的人群，尤其是55～60岁的人群，低压往往偏低，经常降到55～60mmHg，甚至更低。

2.脉压增大，心肌就会缺血，心脏病发病概率上升。

3.脉压增大，对肾脏影响也很大，主要是会引起肾动脉的变化，比如出现蛋白尿、慢性肾功能不全，甚至是尿毒症。

脉压常见小误区：

传统观点认为，老年人收缩压（高压）增高是随年龄增长的生理现象，只要舒张压（低压）不高就问题不大，这种想法是错误的。

近年发现，脉压大于65mmHg的人与脉压小于45mmH的人相比，前者患心脏病的危险性及病死率要比后者高出3倍，而且前者出现心力衰竭的概率也会大大增加。由此可见，脉压的数值变化对于心血管健康有着重要的提示作用，如果脉压出现异常可能意味着身体存在某些“健康隐患”。因此，高血压患者在测量血压时，要遵循“抓两头带中间”的原则，即在记录收缩压和舒张压的同时，也要时时刻刻关注脉压的数值变化。

脉压过大的高血压患者在用药降低高压和低压的同时，也别忘记降低过大的脉压，如果发现脉压差异常增大，要及时就诊于医院心血管内科，通过完善甲状腺功能检测、超声心动图等检查进一步评估，同时要密切关注血压变化，不可掉以轻心。

（四）脉压减少的原因

（1）动脉血管弹性很好：血管弹性越好，心脏收缩时，血管内所储存的血液就越多，舒张期血管内的压力就越高，低压过高，脉压就减小。

（2）外周血管阻力增大：肥胖、酗酒、运动少、精神压力大等因素引起外周血管阻力增大，这样流向全身的血液减少，到了舒张期血管内仍然存在较多血液，低压升高，脉压就减小。

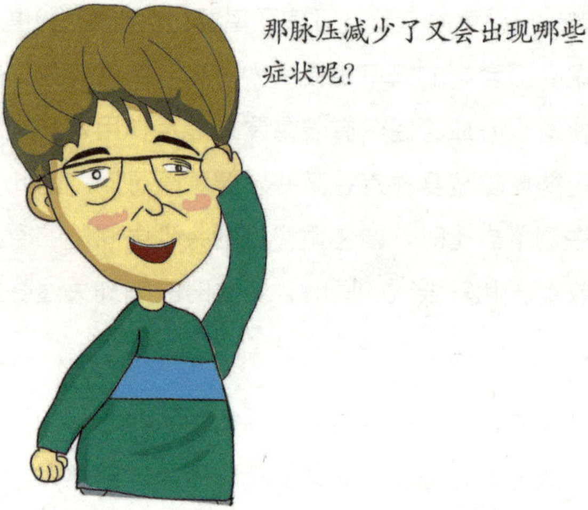

（3）心率过快：常常出现在精神压力大，喝酒、浓茶、浓咖啡，睡眠不足等情况。心率越快，两次心跳的间隔时间就越短，低压就会升高，脉压就减小。

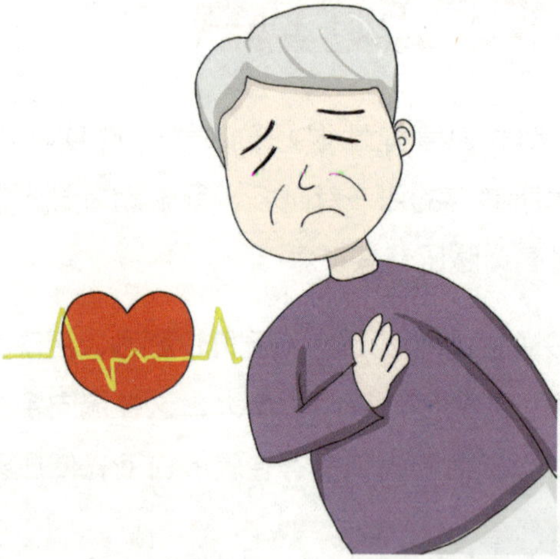

（4）心力衰竭：如果出现了心肌炎、心肌病或心肌梗死，就会造成心肌收缩力减弱，收缩压降低，但是舒张压降低的幅度较小，故脉压减小。

（5）心包疾病：如果出现了缩窄性心包炎或心包积液，血液回到心脏就会受到限制，心脏充盈度下降，搏出量减少，收缩压降低的幅度大于舒张压，故脉压减小。

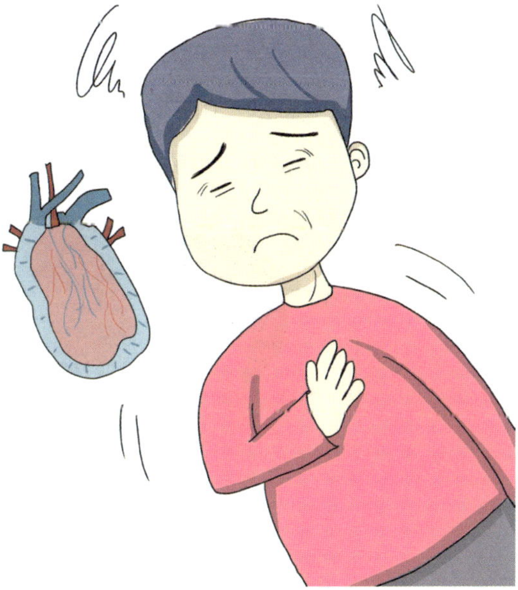

（6）主动脉狭窄：主动脉狭窄时，收缩压明显减低。为了维持血压，周围血管代偿性收缩，舒张压相对升高，脉压减小。关键是要把血压控制在正常水平。

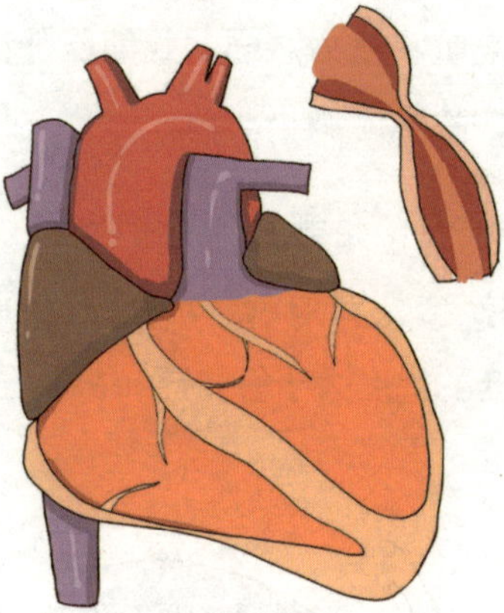

（7）休克：在休克早期，由于机体对休克的代偿作用，收缩压可能变化不大，但舒张压可能会升高，导致脉压变小。

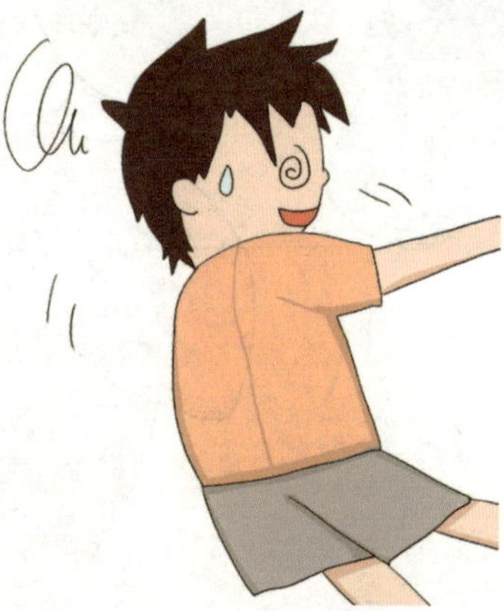

总之，我们最先要关注的是是否患有高血压，其次才是脉压，如果发现自己脉压不在正常区间，可以咨询心血管医生。大部分老年人脉压大，中青年人脉压小属于正常现象，关键是要把血压控制在正常水平。

四、血压的重要性

血压是身体健康的重要指标，也是维持生命的重要保证。我们人体各组织、器官充足的血液都源于血压的供应，如眼、耳、鼻、舌等感觉器官，心、肝、脾、肺、肾等内脏器官。在血压的推动下，血液流经全身的血管，供应着人体需要的氧气和营养物质，并运出人体的代谢废物，这样我们的各种生命活动才得以正常进行。可以说，我们身体每一处运转都离不开血压的周期性波动和调节。

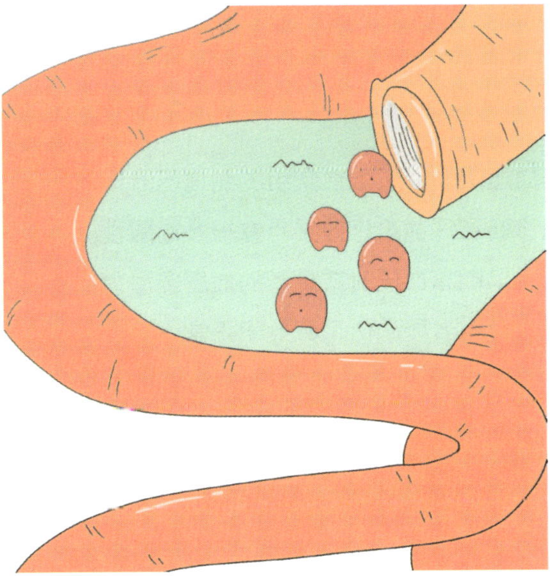

我们应该保持血压处于相对稳定状态，这样机体才可以根据不同的生理需要，调节各个组织器官血流量，使心脏泵出的血液正好适合人体的需要。

了解血压管理对我们人体健康至关重要，日常测量血压的方式有两种，一种是偶测血压监测，另一种是动态血压监测。如果我们想要预防一些潜在的健康风险，首先需要学会运用这两种血压监测方式，并进行科学的血压监测和血压管理，从而迈向更健康、更美好的生活。

（一）偶测血压的那些事

1.什么是偶测血压?

偶测血压一般是指被测量者在测量血压之前，并没有做任何准备。比如在门诊、体检或者是普查时所测得的血压。

偶测血压法是临床上最常用的测血压方法，但是只用偶测血压值诊断和评估治疗效果存在很多局限性。例如当高血压患者处于早期高血压时或患者的血压类型为波动型高血压时，如果此时患者血压值正好处于正常水平，就会错认为该患者血压正常，就容易延误诊断。

所以单次偶测血压不能代表真实的血压值，也不能说明病情的好坏或降压治疗的疗效。

2.偶测血压波动大？试试这样解决吧

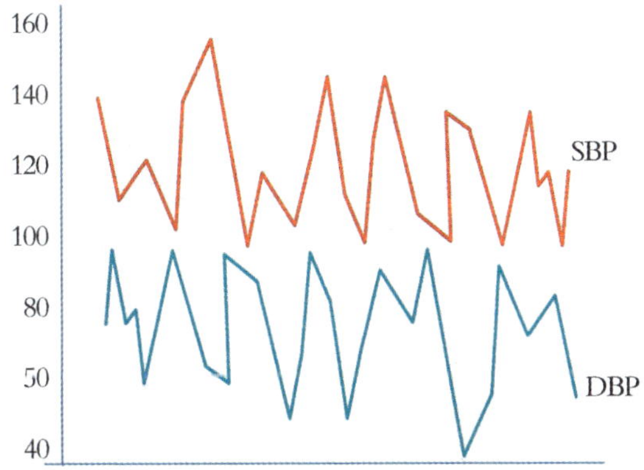

（1）被测者在测量血压前需要进行充分的休息，由医护人员在不同的时间，多次反复测量血压值，这样才能比较准确地反映血压的真实情况。

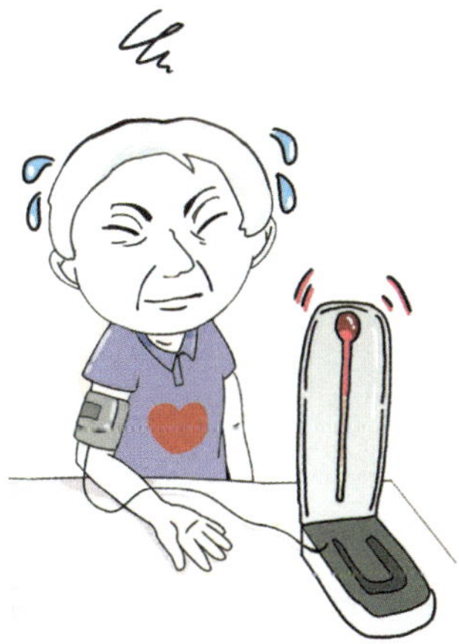

（2）在医护人员为被测者测量血压时，会出现“白大衣现象”，即医护人员测得的血压值始终高于病人家属或病人自己所测量的血压值，这时可由病人家属或病人自己测量血压。

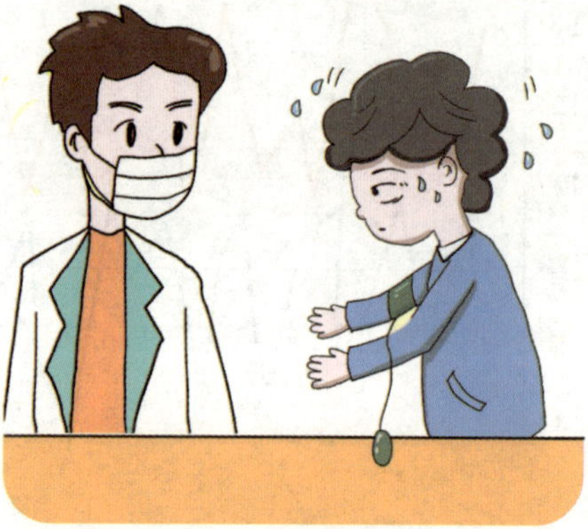

（3）可以使用全自动血压记录仪监测血压，日间每30分钟，夜间每1个小时自动测量血压并记录，可以将被测者一天内的血压波动情况清楚地呈现出来，及时反馈给医生，便于医生更合理地治疗。

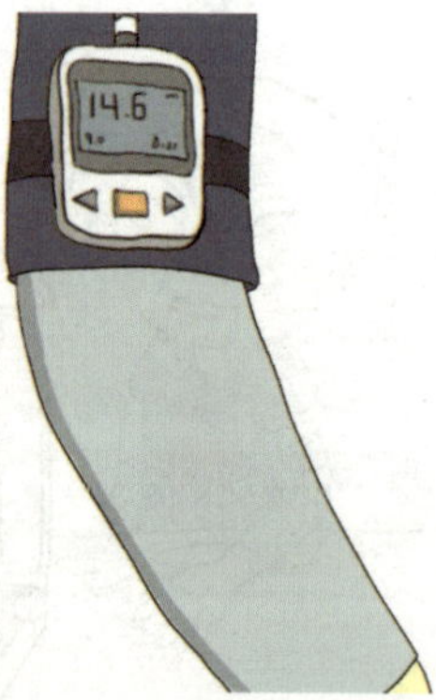

3.你真的会测血压吗?

（1）测血压时这些情况不能有

1）憋尿

憋尿时测血压可能造成血压读数偏高10～15mmHg，测血压之前应先排尿。另外，测量血压前30分钟不吸烟、不喝酒、不喝茶、不喝咖啡，以免这些刺激性食物影响正常的血压数值。

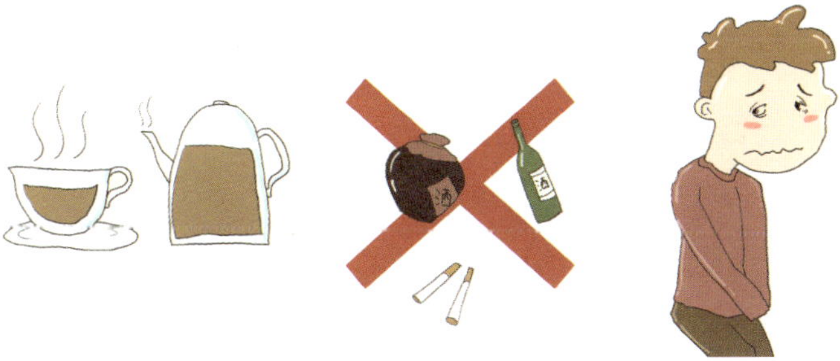

2）坐姿不端正

坐姿不端正（懒散，背部或下肢缺乏支撑）可造成血压读数偏高6～10mmHg；测血压时，需背靠椅背、双脚平放在地板或脚凳上。

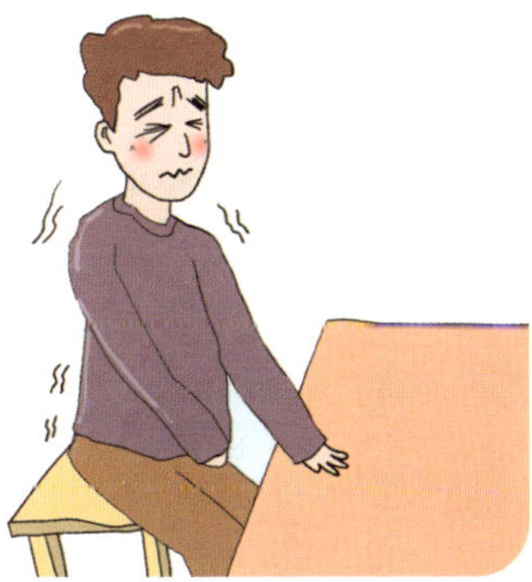

3）手臂悬空、盘腿或跷二郎腿

手臂悬空可能造成血压读数偏高10mmHg，被测者应将手臂平放在桌面上，使袖带高度与心脏持平再测量。另外，盘腿或跷二郎腿可以使血压读数偏高2～8mmHg，测量血压时不要跷腿，双脚平放在地板或脚凳上。

4）袖带套在衣服上

袖带套在比较厚的衣服上测量血压，可能会使读数比实际高出5～50mmHg，最好裸露手臂测量血压。另外，不建议把袖子堆起来，堆起的袖子会将上臂裹得很紧，压迫动脉，读数会比实际血压要低。可以隔着一层薄衣服（厚度<1mm，如薄衬衣）来测量。

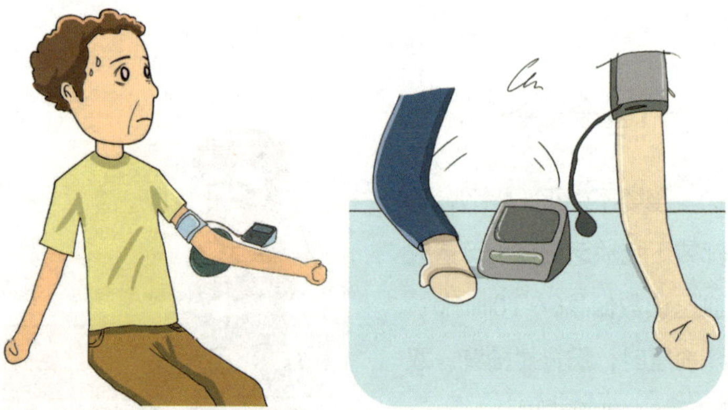

5）袖带小或紧

袖带太小、太紧会造成误差，要选择尺寸合适的袖带。

6）大声说话或大笑

大声说话或大笑可能造成血压读数偏高约10mmHg，测血压时建议保持沉默，以免读数不可靠。

7）寒冷的环境

避免在寒冷情况下测量血压，因为这种时候血管会收缩，往往血压测量结果会偏高。

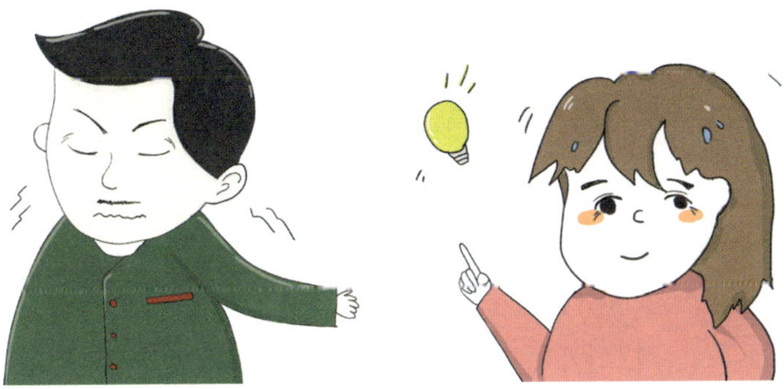

（2）何时测血压最好?

测量血压我们一般选取每日最高血压时测量：

第一，一般人在上午6～10点会出现血压上升，建议高血压患者在这个时间段测量两次血压，两次间隔1分钟，并取两次血压的平均值。如果测出的血压值正常，那说明你的血压控制得很好。

第二，傍晚时分（16~18点）血压再次升高，这个时段的血压可以反映出身体在一天中活动后的血压状态，之后夜间血压逐渐降低至低谷。

另外，高血压患者最好保证在每一天的同一时间进行血压测量，如果身体出现头晕，胸闷等症状时，也要及时地测量血压。

（3）测血压选择左上肢还是右上肢?

第一次测量时可以测量两只手臂，如果两侧数值不一样，选择血压较高的一侧作为日后测量的固定手臂。大多数人是右上肢血压相对较高，偏瘫病人应测健肢。

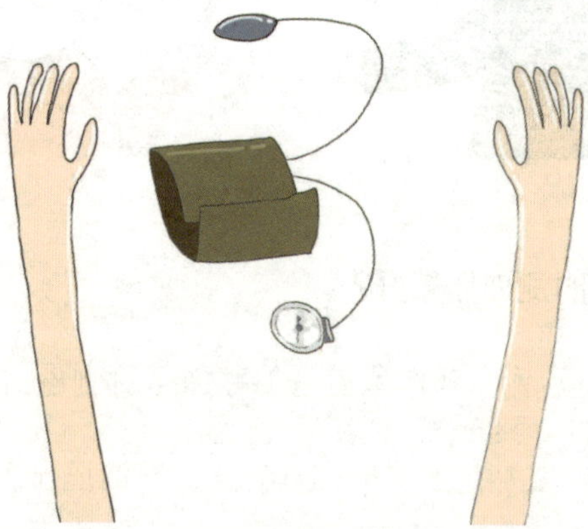

（二）动态血压监测

1.什么是动态血压?

与传统的诊室血压测量不同，动态血压要测的是一个人在24小时内不同时间和活动状态下血压变化情况，且不受饮食、运动、情绪等限制。它可以为被测者和医生提供24小时血压的连续数据，包括收缩压、舒张压和心率等指标，克服了传统血压测量方式定点短时、观察误差和白大衣高血压等局限性，更全面、更精准地反映一个人的实际血压水平与血压波动状况。

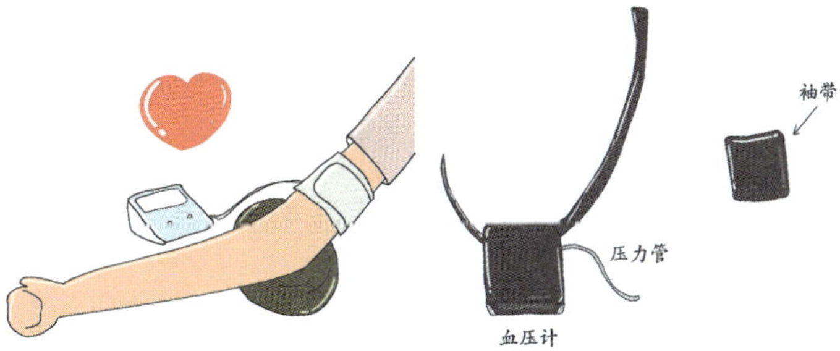

普通血压测量不等于动态血压

2.动态血压监测适用于哪些人群?

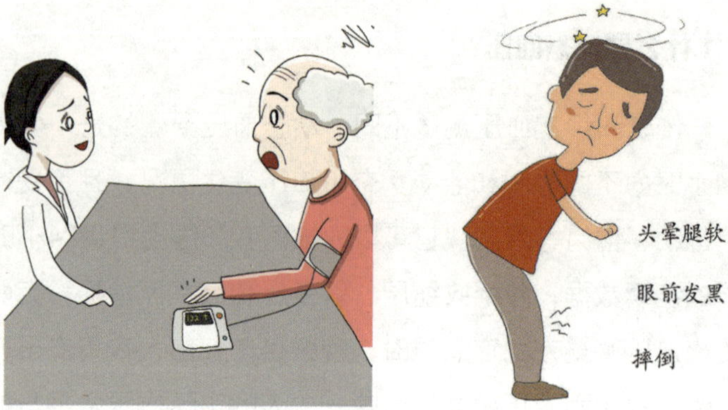

（1）医院内测得血压高，在家中测血压正常，被测者可能有白大衣高血压或者隐匿性高血压。

（2）诊室测量血压处于正常高值(130～139/85～89mmHg)，或合并靶器官损害或高血压心血管风险。

（3）新近发现的1～2级诊室高血压。

（4）接受降压治疗的高血压患者，可以通过血压监测对药物作用进行评估，帮助选择最佳药物。

（5）经服用降压药物治疗后血压控制不满意者。

（6）血压波动较大，或有晕厥史，或怀疑有体位性低血压、餐后低血压者，最好与24小时动态心电图同步进行检查。

（7）其他特殊人群：

1）糖尿病、肥胖、代谢综合征患者。

2）阻塞性睡眠呼吸暂停综合征患者。

3）慢性肾脏病患者。

4）有高血压家族史者。

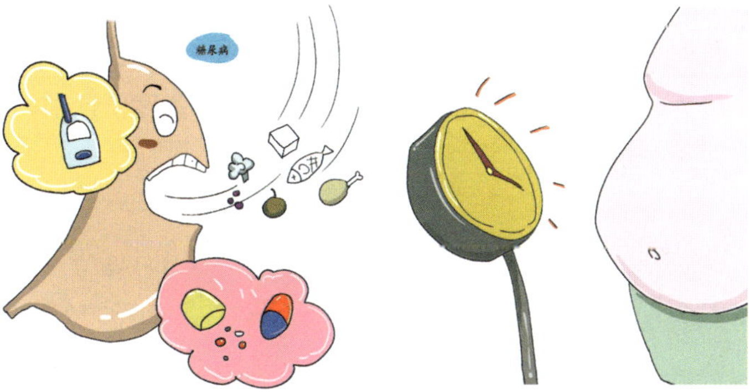

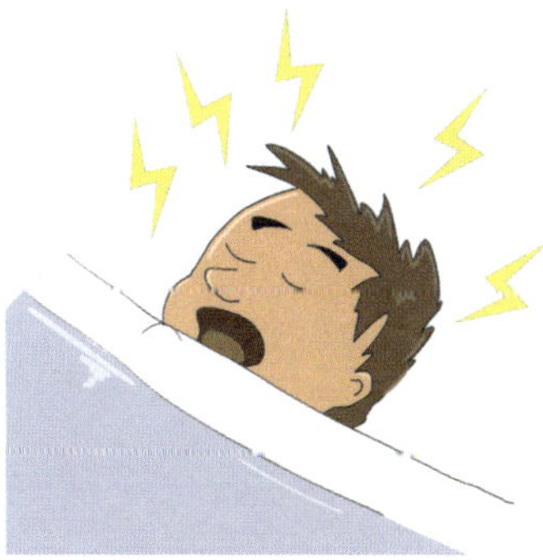

这些患者血压波动较大，并且常常会出现异常的血压昼夜节律，隐蔽性高血压患病风险也会大大增加，因此进行动态血压监测可以帮助他们更准确地了解自身血压及血压变异情况。

3.如何进行动态血压监测？有哪些注意事项？

（1）科室的动态血压检测仪数量很有限，需要提前预约。

（2）被测者应先测量臂围，选择大小合适的血压计袖带。袖带的选取应遵循“袖带气囊长度覆盖至少80%上臂周径，宽度为长度的40%”的原则。另外，袖带的松紧度要合适，以放入一个手指为最佳。

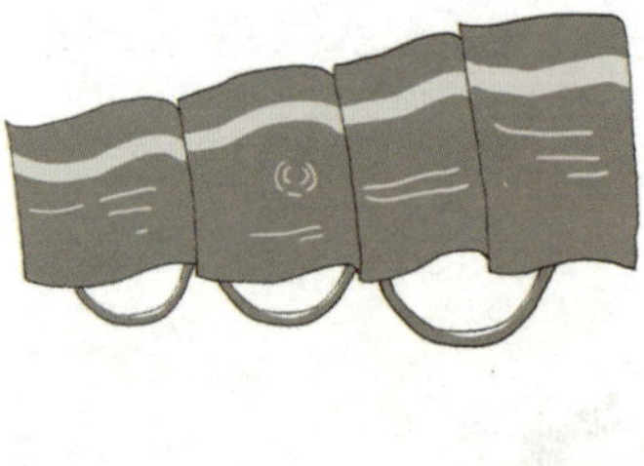

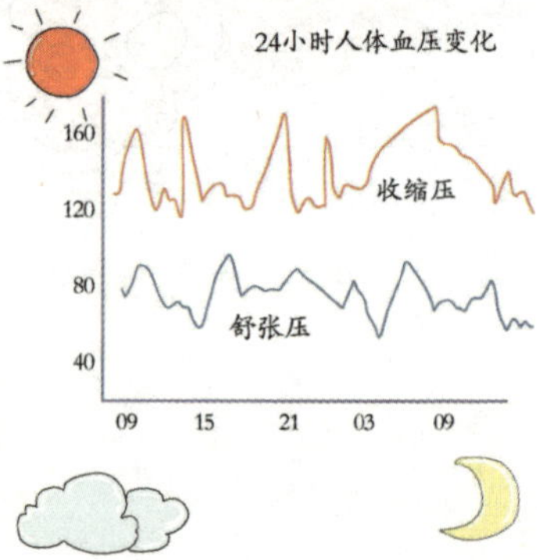

（3）监测前，建议分别测量双上肢的血压，如果双上肢血压差值≥10mmHg，应选择血压较高一侧上臂监测；如果差值＜10mmHg，建议选择非优势臂进行监测，以减少手臂活动对血压监测的影响。注意避开瘫痪、外伤、手术的肢体，选择健侧肢体。

（4）袖带会持续绑在上臂上，每隔一段时间自动充气、放气，进行血压监测。在测量充气期间需要暂停活动，手臂放松垂下，等测量结束再恢复活动。通常白天每隔30min测量一次，夜间每隔1h测量1次，24小时大概测量36次左右。

（5）建议被测者使用日记卡记录血压监测当天的生活状态，例如作息时间、三餐时间、活动时间及服药信息等。建议在工作日进行动态血压监测，这样测得的血压数据才更接近于日常工作生活状态。

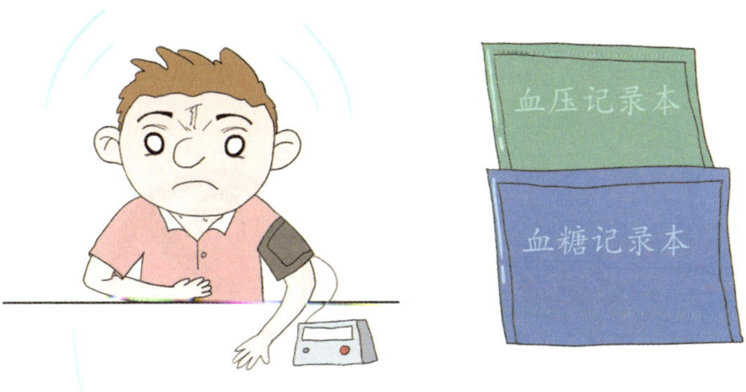

血压动态监测仪小贴士：

（1）佩戴袖带的上肢应避免采血等创伤，以免造成瘀血甚至感染。

（2）不要自行松动或随意移动袖带，以免影响测量结果。

（3）不要随意拆取血压监测仪，会造成数据不全，影响数据分析。

（4）监测期间尽量减少剧烈活动，测量时需要停止活动，并保持所测肢体自然下垂，睡觉的时候尽量保持平卧位。

（5）保持压力管充气通畅，避免打折、受压、扭曲或拉伸等，以保证血压监测仪的正常工作。

（6）注意保护血压监测仪，避免磕碰、受压、进水。

（7）佩戴动态血压监测仪的时候不能进入有磁场的环境，例如核磁室，不接触有磁性物品，避免对机器造成干扰。

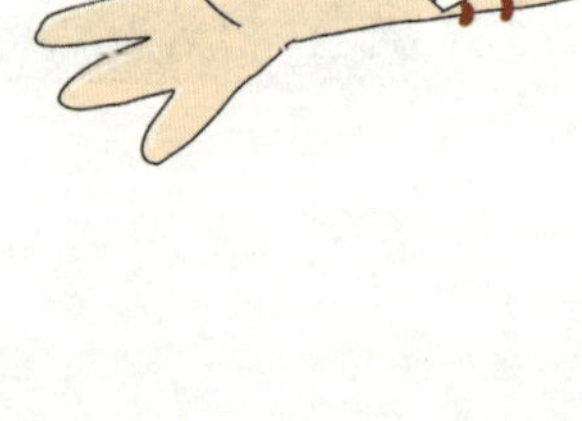

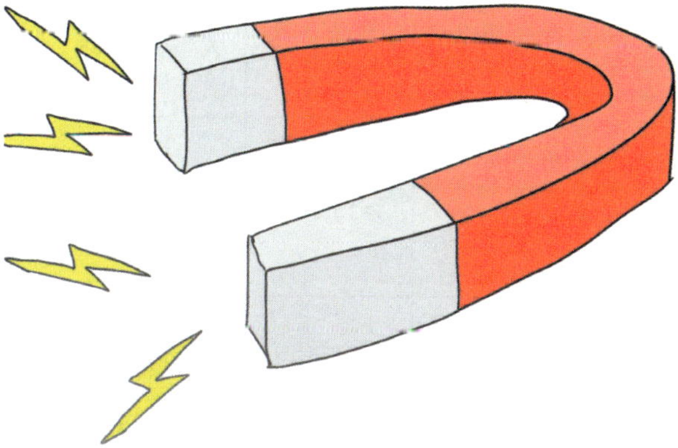

4.动态血压监测的诊断阈值是多少?

动态血压监测用于诊断高血压的指标主要包括：24h、白天、夜间所有血压读数的收缩压与舒张压的平均值。

《2020中国动态血压监测指南》提出，动态血压监测诊断高血压的标准为（以下存在任意一种情况都可确诊）：

（1）24h平均收缩压/舒张压≥130/80mmHg

（2）白天≥135/85mmHg

（3）夜间≥120/70mmHg

不论其他时段血压是否升高，如果清晨血压≥135/85mmHg，则可以诊断为“清晨高血压”。

血压状况	诊室血压（mmHg）	家庭血压（mmHg）	动态血压（mmHg）
正常血压	<140/90	<135/85	<130/80(24h) 或 <135/85（白昼）
高血压	≥140/90	≥135/85	≥130/80(24h) 或 ≥135/85（白昼）
白大衣性高血压	≥140/90	<135/85	<130/80(24h) 或 <135/85（白昼）
隐蔽性高血压	<140/90	≥135/85	≥130/80(24h) 或 ≥135/85（白昼）

5.血压的早高峰和晚高峰

每个人的血压在一天当中并不是平稳不变的，正常情况下的血压波动会呈现出“两峰一谷”的昼夜节律性，这种节律性是身体的一种自我保护机制，有益于适应机体活动，有效保护心、脑、肾等重要脏器的结构和功能。

（1）首先了解一下正常血压波动曲线

1）早高峰

清晨起床后，交感神经的活性显著增高，血压会迅速上升，在6～10点期间达到第一高峰。

2）晚高峰

下午4～8点期间为第二高峰，但是会低于早上峰值。

3）夜低谷

晚上8点以后血压会缓慢开始下降，在夜间0～4点为明显低谷。

这样全天测定的血压值画出来的曲线就像一把长长的勺了，医学上称为“勺型血压”。

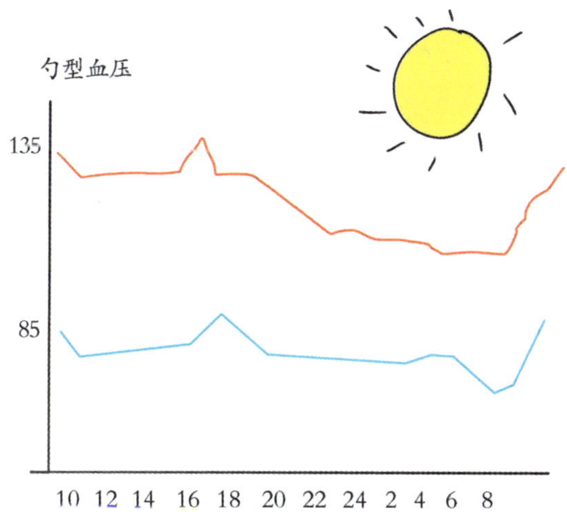

当然也会存在特殊情况，如果白天与夜晚血压相差不大，我们就称之为“非勺型”血压。“非勺型”血压也会见于健康人，但是因为全天血压都在正常值范围内，所以并不会危害到健康人的心、脑、肾等靶器官。

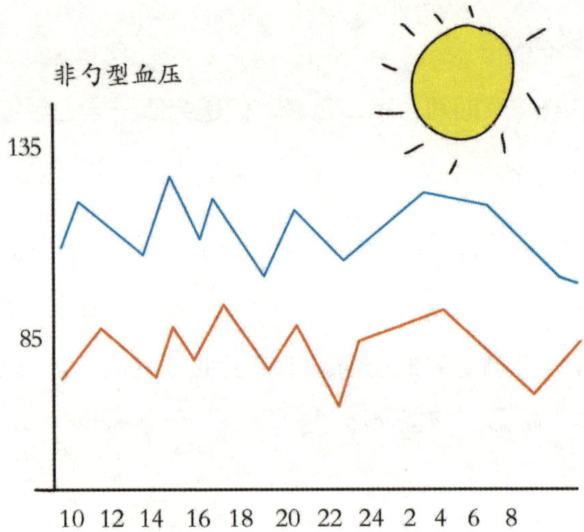

但是对于高血压患者而言，要特别注意这三个时间段血压的变化，特别是清晨和夜间高血压。

（2）活火山-清晨高血压

一般而言，正常人的血压晨峰不会超过135/85mmHg，但是，一些高血压患者在凌晨血压可能会突然上升，通常集中在上午6～10点。

1）清晨高血压的诊断标准为：

①家庭自测血压平均值≥135/85mmHg。

②诊室测量≥140/90mmHg。

清晨高血压就像是一座活火山，心绞痛、心肌梗死、猝死和脑卒中都特别容易发生在清晨。如果高血压患者或患者家属能够重视这个时段，并且保持血压不超过135/85mmHg，就能够有效避免心脑血管事件的发生。

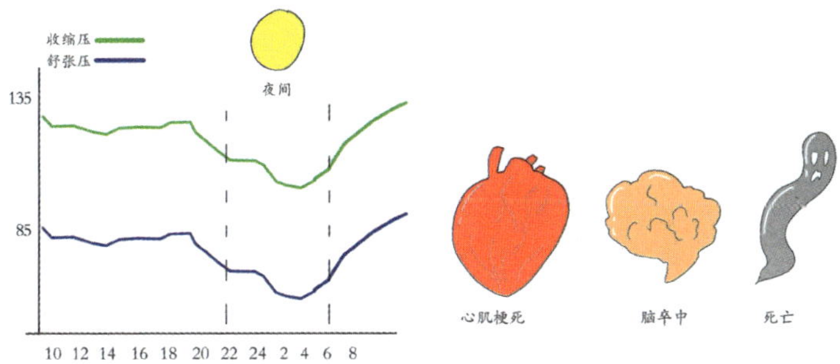

2）温馨提示：五个细节管好清晨高血压

①侧身缓慢起床

高血压患者早晨清醒后不要立马起床，可以平躺半小时再缓缓起身，以免起床过猛引起血压急速升高。

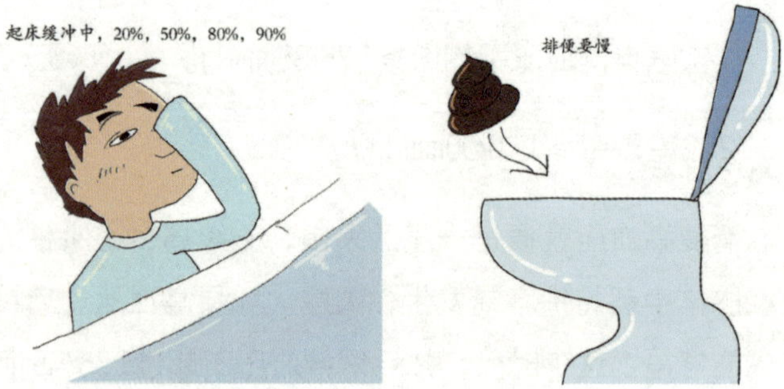

②保证大便通畅

对于高血压患者，早晨起床本身血压就高，如果大便不通畅，过于用力会使血压继续升高，可能会出现昏厥等情况。

③早晨清淡饮食

对于血压高的人来说，早饭最好吃些清淡的粥和炒菜，尽量不要吃咸菜和腌制的肉类，以免早饭摄入太多的盐分，造成血压的波动。

④晨练不可过于剧烈

高血压患者在晨练的时候不要进行太过剧烈的运动，可以选择散步、打太极等温和的运动。还要注意晨练的时间不要太长，控制在半个小时内即可。可以把锻炼时间安排在下午或傍晚，会更安全一些。

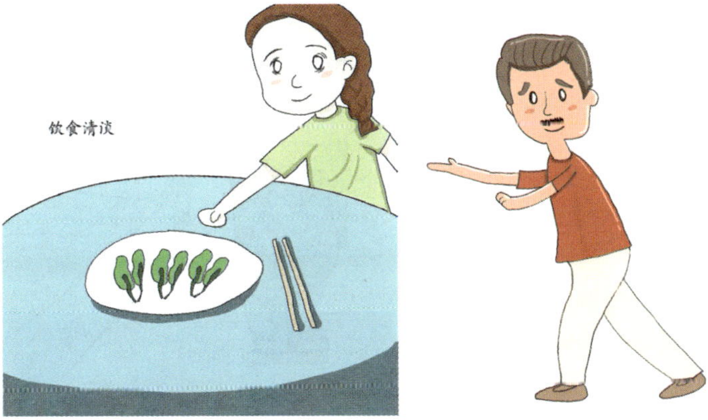

⑤有效的降压治疗

如果发现清晨血压长期升高，高血压患者应在医生指导下选用覆盖24小时的长效药物，或者在晚上加服另一种降压药，以更好地控制清晨血压。

（3）什么是夜间高血压?

1）夜间高血压的诊断标准：

正常情况下，血压波动是白天血压高，夜间血压较白天下降10%～20%。如果夜间平均血压≥120/70mmHg则诊断为夜间高血压。

2）夜间高血压易患人群：

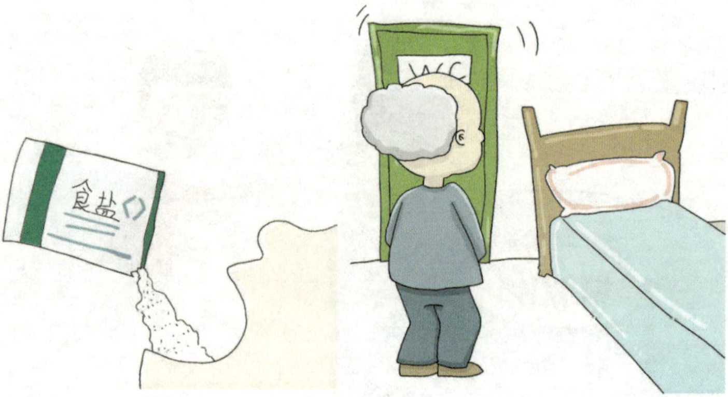

①高盐膳食/盐敏感型人群。

②慢性心力衰竭。

③糖尿病。

④部分继发性高血压患者：原发性醛固酮增多症、库欣综合征、肾实质/肾血管疾病。

⑤脑血管病或外周动脉疾病。

⑥睡眠障碍或夜尿频繁者。

⑦阻塞性睡眠呼吸暂停综合征患者。

⑧有焦虑抑郁情绪者。

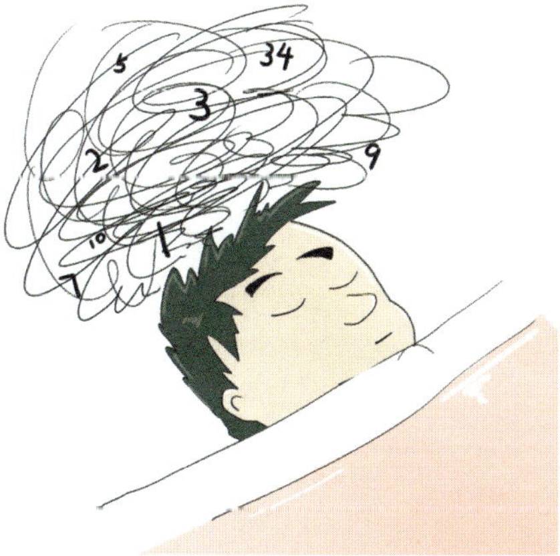

3）夜间高血压建议：

①夜间高血压同样会增加心脑血管事件的发生，而且夜间高血压隐蔽性大、不易察觉，因此夜间高血压易患人群应行24小时动态血压监测，以筛查有无夜间高血压。

②应将夜间平均血压控制在120/70mmHg以下。

③积极治疗原发病及伴发的临床疾病。

④通过生活方式进行干预，如限制钠盐摄入、戒除烟酒嗜好、改善睡眠、适量运动等。

⑤推荐长效降压药足量使用或应用两种及多种药物联合治疗，以控制夜间高血压。

⑥在可及前提下，优先采用具有控制夜间血压优势的降压药。

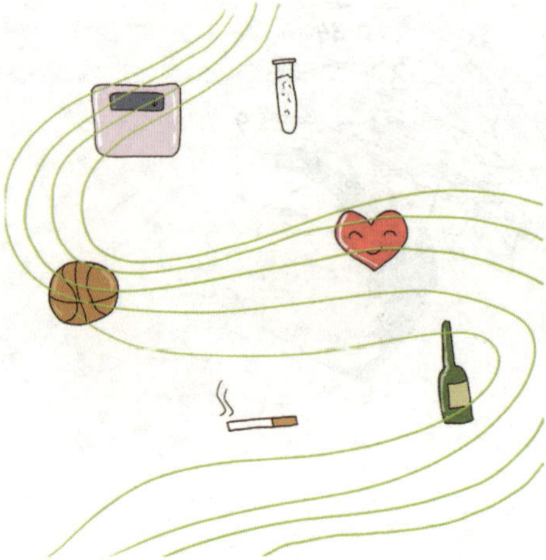

五、守护人体健康的两兄弟——“血液”和“血管”

（一）了解一下血管的分类和结构

按照功能不同，血管分为动脉、静脉和毛细血管。其中动脉力量最大，通过舒张或收缩，可以把血液持续地传输到全身组织，氧气与二氧化碳在毛细血管中完成交换，交换后的二氧化碳传输到静脉，静脉将血液带回心脏，然后开始下一轮循环。

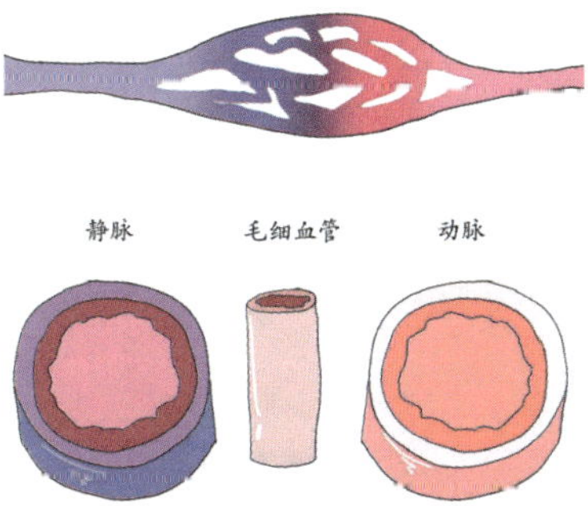

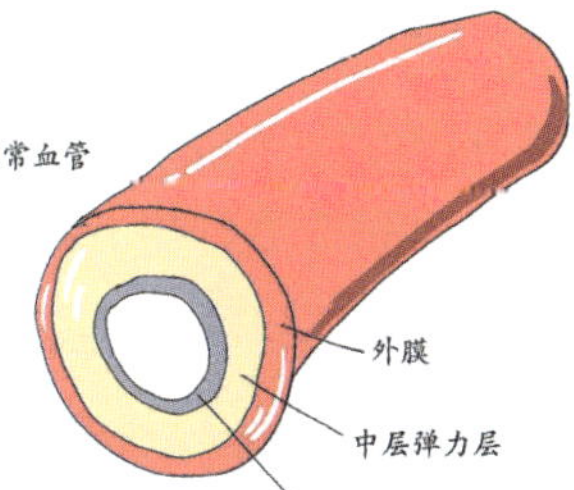

我们身体里的血管并不是一个单一的结构，除了毛细血管是由单层内皮细胞构成，其他血管的管壁由外至内分为三层，即外膜、中膜和内膜。

1.外膜

外膜是管壁最外面一层，主要由疏松的结缔组织组成，其中以成纤维细胞为主，当血管受损伤时，成纤维细胞具有修复外膜的能力。

2.中膜

位于内膜和外膜之间，主要由平滑肌、弹性纤维和胶原纤维组成，弹性纤维可以使扩张的血管回缩，胶原纤维则维持血管张力，具有支持功能，二者帮助维持血管结构和强度。

3.内膜

内膜是管壁的最内层，是三层中最薄的一层。内膜表面被薄薄的内皮细胞覆盖，内皮细胞可以分泌细胞因子，从而帮助控制血液环境和维持血管功能。如果内膜受损，有可能诱发动脉粥样硬化病变。

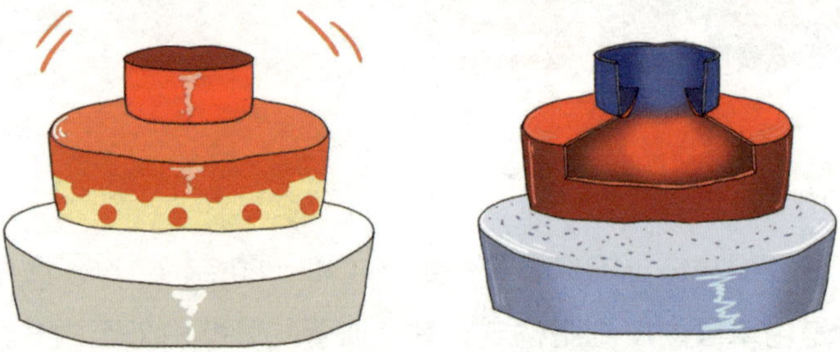

（二）血液的通路遍布全身

先问大家一个小问题，你知道人体内所有血管加起来大概有多长吗？正确答案是人体有250万亿根血管，全长约100000km，如果全部首尾相接，可以绕地球赤道两圈半。

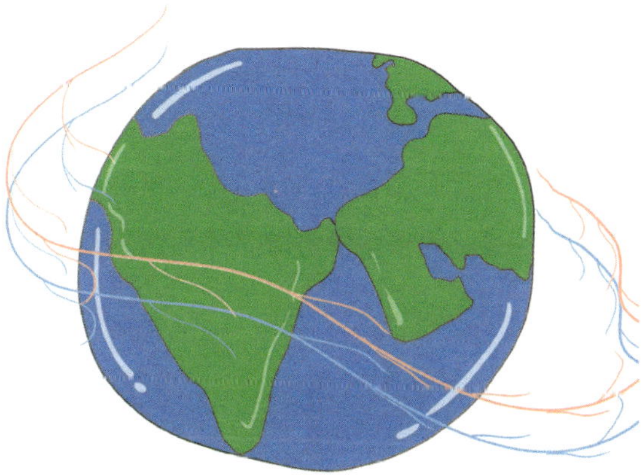

除了头发和指甲，血管遍布全身。血管网就像一张庞大的身体交通图，源源不断地输送氧气和营养物质到身体各个部位，供应机体的正常运转。

按照功能不同，血管分为动脉、静脉和毛细血管，它们各司其职，充盈于全身。血液在心泵的作用下沿着这些血管周而复始的流动、循环，包括体循环和肺循环。

体循环的途径：动脉血从左心室→主动脉→各级动脉→毛细血管网→各级静脉→上、下腔静脉→右心房

体循环以含氧丰富的动脉血滋养全身，组织细胞和毛细血管发生物质交换后，颜色鲜红，含氧丰富的动脉血变成颜色暗红，含氧较少的静脉血，再将代谢产物和二氧化碳运回心脏。

肺循环的途径：右心室→肺动脉→肺部的毛细血管网→肺静脉→左心房

肺循环又称小循环，主要是从右心室将含氧量少而二氧化碳多的静脉血，经过肺动脉在肺内的各级分支，流至肺泡周围的毛细血管网，在此与肺泡进行气体交换，使静脉血变成含氧丰富的动脉血，经过肺内各级肺静脉，最后注入左心房。

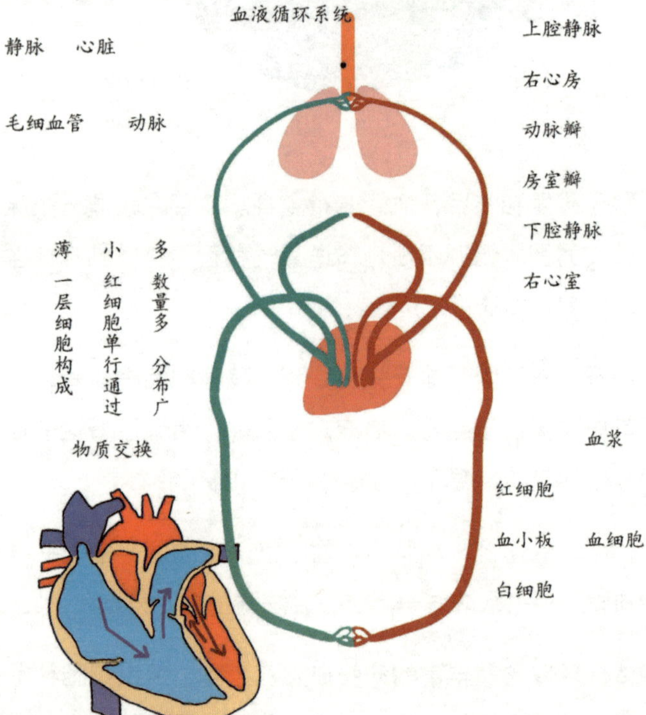

（三）血管-生命的“粮道”

19世纪法国名医卡萨尼斯说过一句话：“人与动脉同寿”，这可不是虚言。人体的所有组织器官都需要氧气和营养物质的供应，而血管是血液输送氧气和营养物质到全身的通道，同时也是排出代谢产物和二氧化碳的渠道。

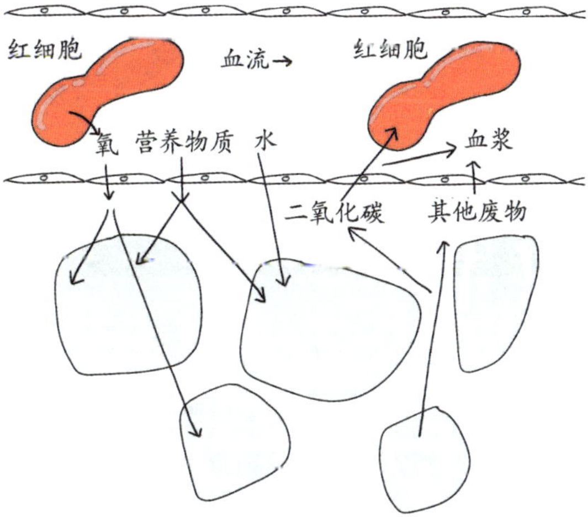

在体循环中，动脉将氧气和营养物质输送到全身的各个组织脏器中，并在毛细血管中进行交换。氧气及营养物质由血液进入周围组织，周围组织所产生的代谢产物和二氧化碳进入毛细血管，再通过静脉逐渐汇合回流到心脏，形成完整的闭环。

在肺循环中，肺动脉是将缺氧的血液带到肺部，然后通过毛细血管把废物送进肺泡。这时再通过呼气将二氧化碳排出体外。完成血液交换后，含氧丰富的血液通过肺静脉再次回流到心脏。

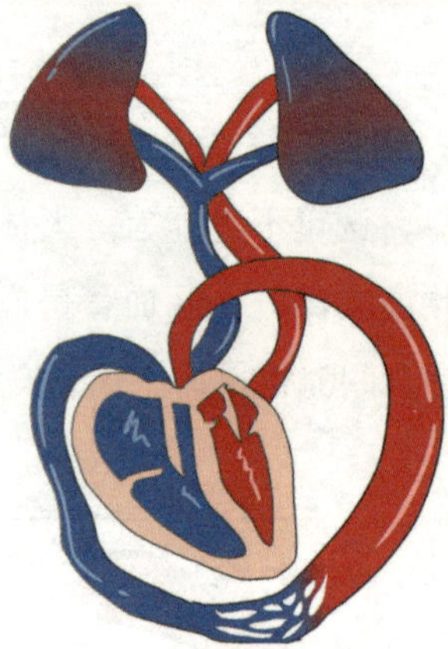

（四）血管中的压力为什么会改变?

为什么人体的血压会发生改变呢？究竟是什么在影响我们的血压呢？我们首先应该要了解血压是怎么形成的，如果在血压形成过程中某一因素发生了改变，就会造成血压的变化。

1.心脏泵血

心脏是血液循环系统的核心，每次跳动，都将血液源源不断地往血管里灌，对承受冲击的血管壁产生压力。

所以当人体需氧量增加时，比如剧烈运动、愤怒，心脏就会跳得更快更强，向血管里泵送更多更快的血液，这些血液会对流经的血管和血管壁产生更大的冲击力，使血压升高。

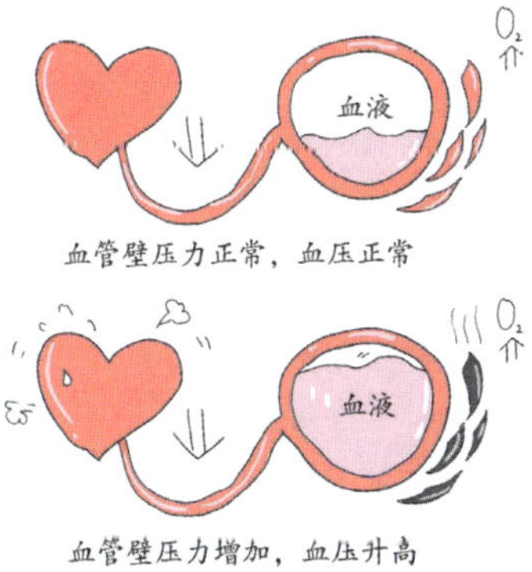

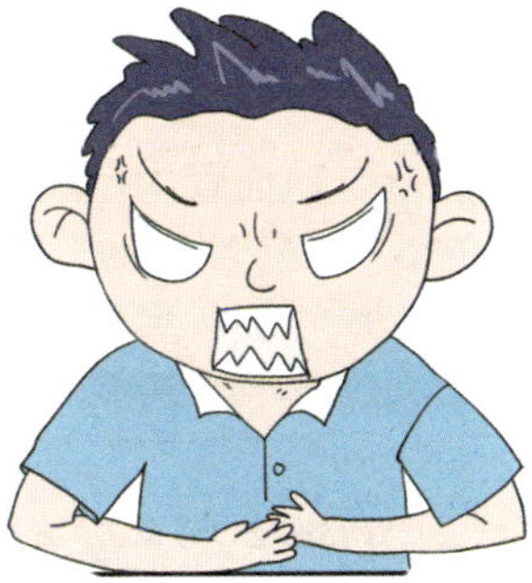

2.血管收缩和扩张

血管通过收缩和扩张来调节血管阻力的大小，进而影响血压的高低。比如冬天天气寒冷时，交感神经系统被激活，血管收缩导致血管阻力增加，血压升高。相反，夏天天气炎热，皮肤血管扩张导致血管阻力下降，血压下降。

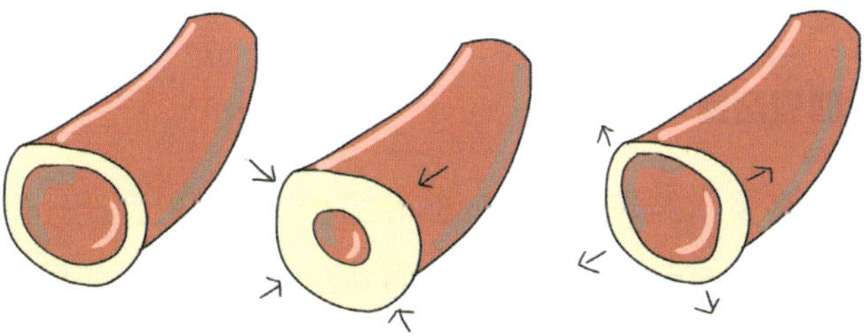

3.血管弹性和血液黏稠度

血管壁的弹性和血液的黏稠度也会影响血压。如果血管硬化、失去弹性，血压可能会升高。另外，血液越黏稠、流动性越低，对血管内壁的压力就会越高，血压也会升高。

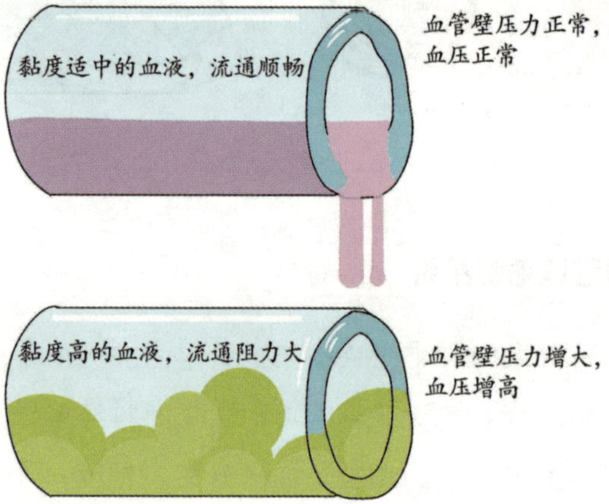

4.血液容量

血液容量指的是体内循环血液的总量，一般是比较恒定的。男性通常有5～6升的血液，而女性有4～5升。如果血液容量增多，心脏需要更大的力量来泵血，血压就会增加。相反，血液容量减少则会导致血压下降。

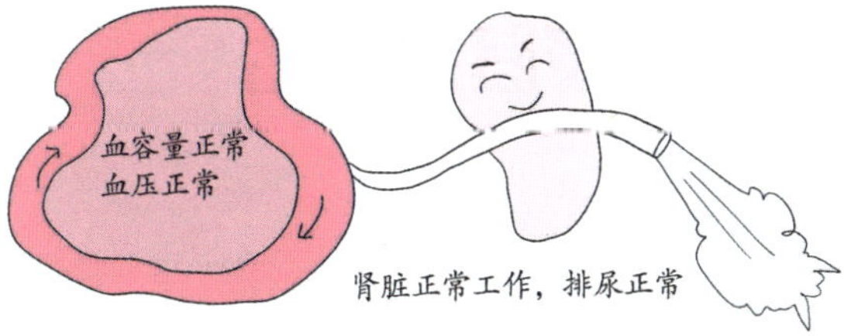

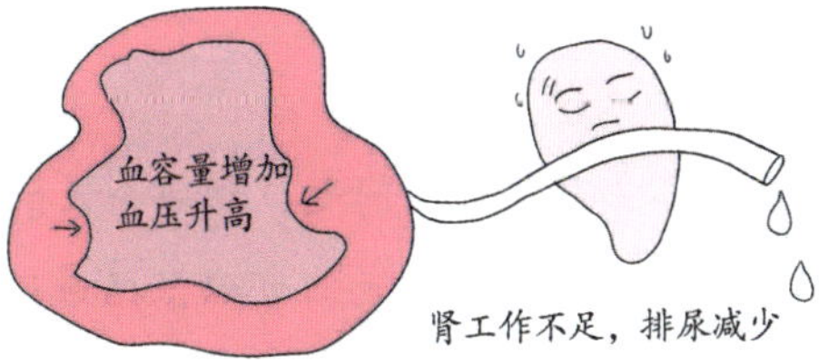

5.肾脏调节

肾脏像人体的“后阀门”，它能调节尿量和电解质来维持血容量的稳定，以及影响血压。当血压升高时，肾脏增加水和钠的排泄来降低血压。相反，当血压降低时，肾脏会减少水和钠的排泄来提高血压。因此，降压药里有一类被称作利尿剂的药物，作用就是促进排尿，从而快速降低血压。

第四章 高血压的分级及危险评估

一、高血压的标准和分级

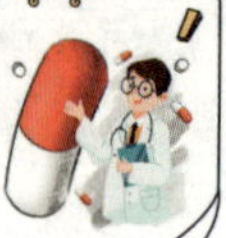

生活中有很多人都会存在血压问题，但每个人的病情严重程度不一样。在测量血压以后，我们可以根据血压状况来判断自己是否存在高血压以及高血压属于哪一级。根据血压的不同，我们可以分为正常血压、正常高值血压、1级高血压、2级高血压、3级高血压以及单纯收缩期高血压（高血压分级详细数值请参见本丛书的“诊断治疗篇”）。

分类	收缩压（mmHg）	舒张压（mmHg）
正常血压	<120	和 <80
正常高值	120 ~ 139	和 / 或 80 ~ 89
高血压	≥140	和 / 或 ≥90
1 级高血压	140 ~ 159	和 / 或 90 ~ 99
2 级高血压	160 ~ 179	和 / 或 100 ~ 109
3 级高血压	≥180	和 / 或 ≥110
单纯收缩期高血压	≥140	和 <90

二、高血压患者危险程度的评估

血压的高低我们可以通过血压仪进行测量和分类，但是高血压患者病情是否严重，只依据血压值还不能够判断。临床医生还会结合患者其他的情况来综合判断，比如看患者有没有心、脑、肾等靶器官损害，有没有吸烟、肥胖等危险因素，或有没有合并糖尿病、慢性肾脏病等其他临床疾病。

从下面的表格中可以看出来，血压值越高、危险因素和并发症越多，高血压患者就越危险。所以，患有高血压的朋友在生活中不能只控制血压，还需要减少生活中的危险因素、治疗高血压合并的临床疾病，这样高血压患者的"降压之路"才会更安全。

危险因素和病史	1级高血压 140～159/90～99（mmHg）	2级高血压 160～179/100～109（mmHg）	3级高血压 ≥180/≥110（mmHg）
无其他危险因素	低危	中危	高危
1～2个其他危险因素	中危	中危	很高危
≥3个其他危险因素或靶器官损害	高危	高危	很高危
临床并发症或合并糖尿病	很高危	很高危	很高危

三、初次发现血压高时该怎么办？

随着健康意识的增强，越来越多的人开始关心自己的血压水平，在这个过程中会遇见很多困惑，比如初次发现血压高怎么办？是否就是高血压患者了呢？需要治疗吗？莫慌！首先做好这四件事：

（一）首先确定真实的血压

事实上，日常生活中失眠、压力大、疲劳、情绪激动、饮用咖啡和浓茶等都会导致血压升高。因此，初次发现血压高不一定就是高血压。怀疑自己有高血压的朋友，可以在不同日期分别测量三次以上的血压，如果发现血压值都超过标准（收缩压≥140mmHg和/或舒张压≥90mmHg），才能诊断为高血压。

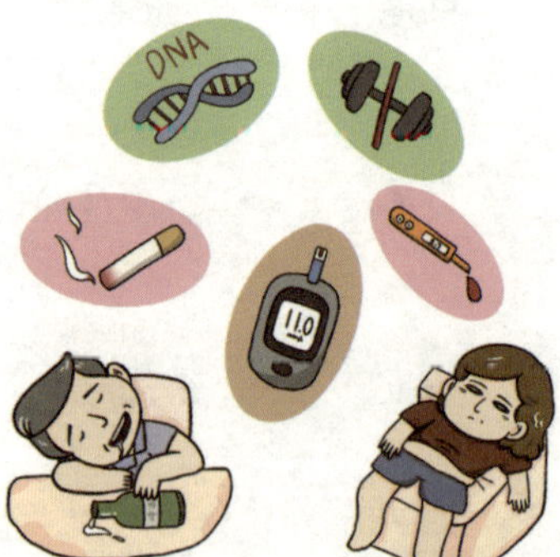

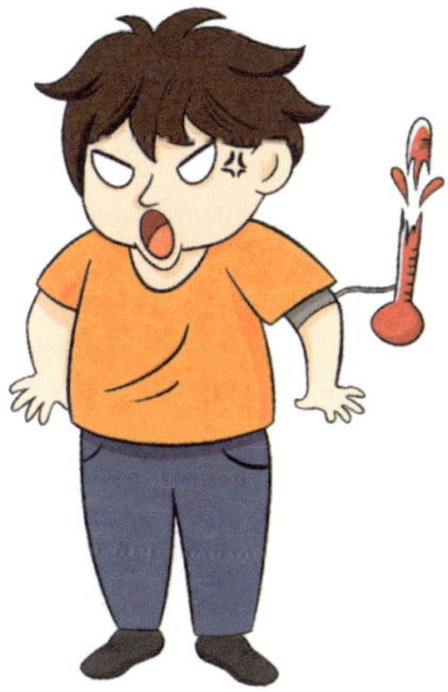

推荐先进行家庭自测血压：每天早晨起床后、傍晚、睡前各测一次血压，每次测量2～3遍，每次间隔1分钟，取平均值并记录下来。如果家庭自测血压3天，血压数值都高于140/90mmHg，就要到心血管内科门诊就医。

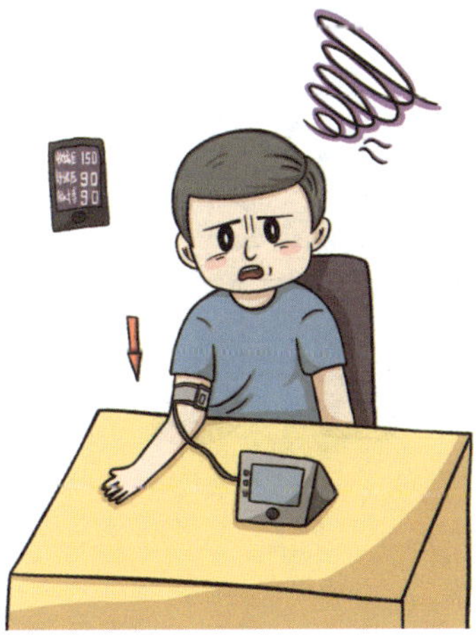

（二）确定高血压原因

大部分高血压都是原发性高血压，但是也会存在其他继发因素引起血压增高，比如阻塞性睡眠呼吸暂停综合征、嗜铬细胞瘤、脑垂体瘤等都能引起血压增高。这种血压升高的情况在患者治疗好原发病后就可以恢复正常。所以，第一次发现自己血压高的朋友可以去医院进行系统性检查，由专业医生确定属于原发性高血压还是继发性高血压，并选择适合的药物进行治疗。

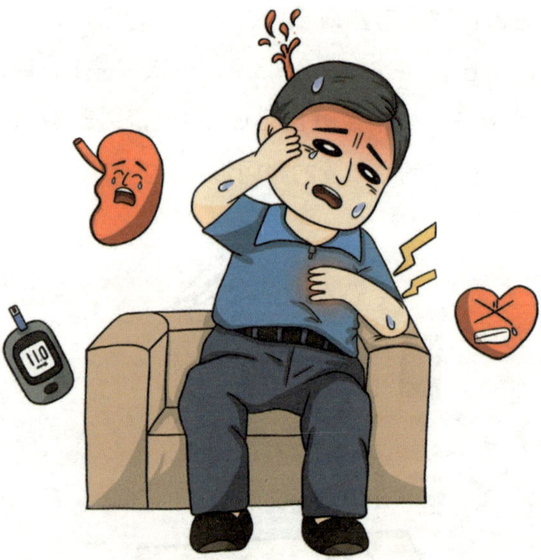

（三）明确高血压分级

1级高血压（轻度）：

收缩压水平在140～159mmHg和/或舒张压90～99mmHg

2级高血压（中度）：

收缩压160～179mmHg和/或舒张压100～109mmHg

3级高血压（重度）：

收缩压≥180mmHg和/或舒张压≥110mmHg

如果你属于1级高血压，可以先调整生活方式，例如控制饮食、适当运动、规律作息等。3个月以后观察血压是否降为正常水平，如果血压还是降不下来就需要尽快就医查明病因，选择治疗方案。

（四）检查是否存在靶器官损害

若已经明确诊断为高血压，最好进一步进行系统检查以了解全身各脏器的受累情况。

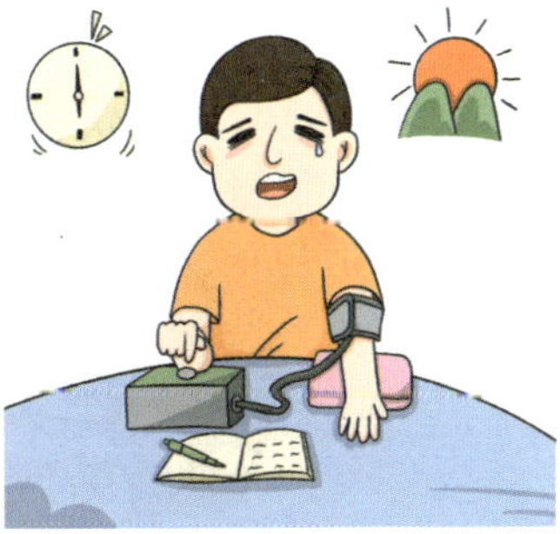

四、轻度高血压和正常高值高血压

（一）轻度高血压不容小觑！

所谓“轻度高血压”是指收缩压水平在140～159mmHg和/或舒张压90～99mmHg，很多轻度高血压患者不会有明显的症状，有些患者有头晕、头痛、眩晕、肢体麻木等症状。这些症状不会影响患者的日常生活，往往会被高血压患者忽视。如果不进行干预，时间久了，脑中风、心脏病和肾功能衰竭就会找上门来。因此，千万不要忽视“轻度高血压”。

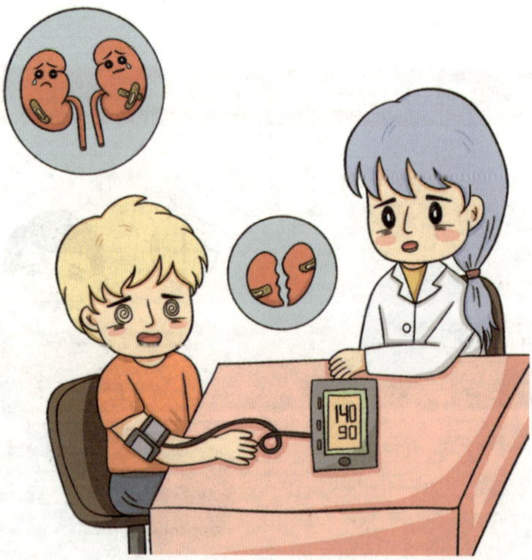

如果您是“轻度高血压”患者，可以先不吃降压药，改变生活方式来治疗高血压病或许会有效。要调理“轻度高血压”，我们可以从以下六个方面着手。

1.少吃盐

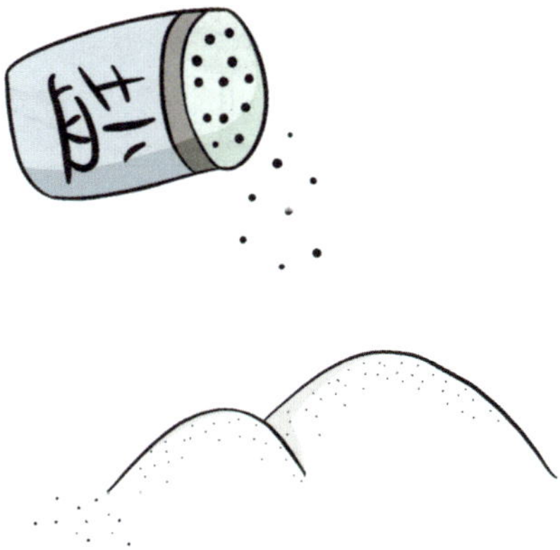

食盐量每天最好不超过5g（大概一啤酒瓶盖），此外，腐乳、咸鸭蛋等腌制食品最好不要吃。严格控制食盐量可以使血压降低2～8mmHg。

2.合理运动

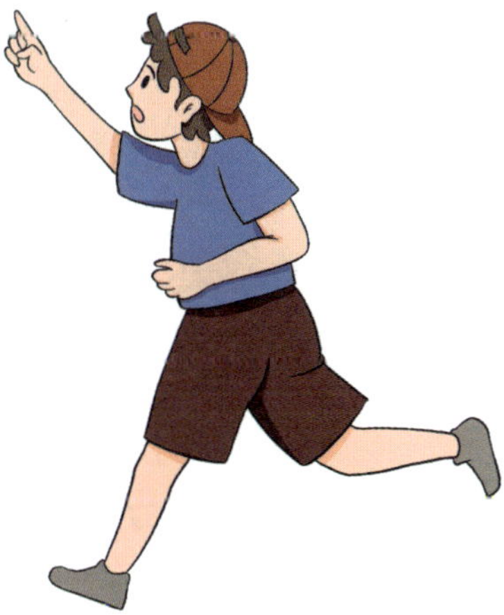

轻度高血压患者需要根据自己的身体情况选择适宜的运动方式，如散步、慢跑、打太极拳等。每天半个小时，每周不少于5天。坚持几个月后，血压可以降低4～19mmHg。

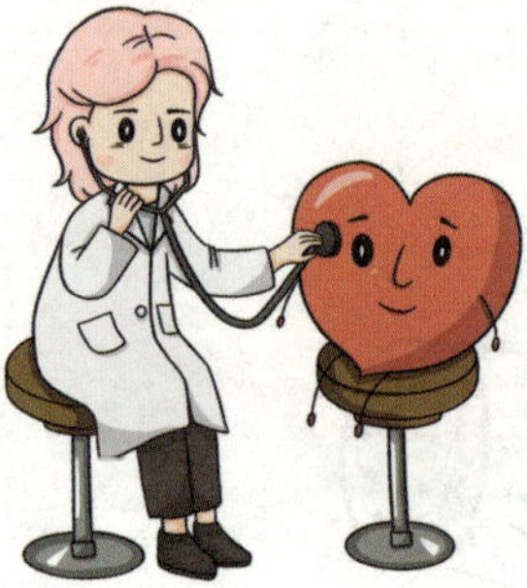

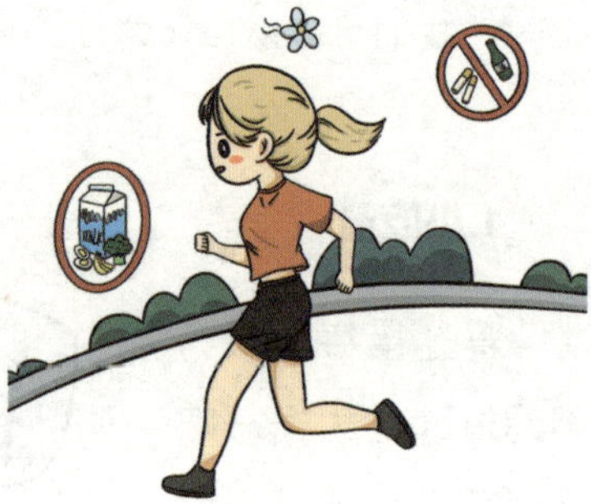

3.低脂饮食

少吃或不吃蛋黄、肥肉、动物内脏等食物，不喝含糖饮品，多吃蔬菜水果。通过合理饮食，血压可以降低8～14mmHg。

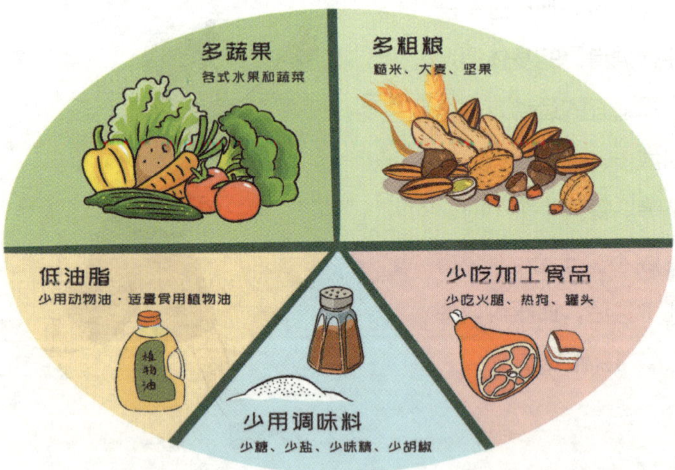

4.控制体重

管住嘴，迈开腿，对于肥胖或超重者，体重减轻10kg，血压降低5～20mmHg。

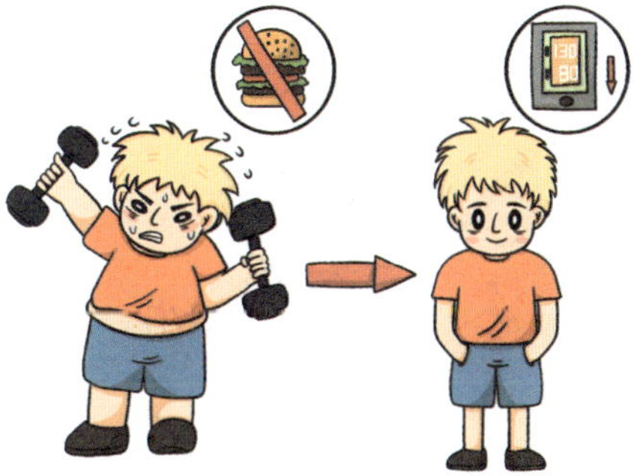

5.睡眠呼吸监测

睡眠呼吸暂停会影响到血压，同时也会影响睡眠质量，即使在白天也会感觉困倦乏力，所以如果有睡觉打呼噜的情况，应到医院做睡眠呼吸监测看看是否存在睡眠呼吸暂停的情况。

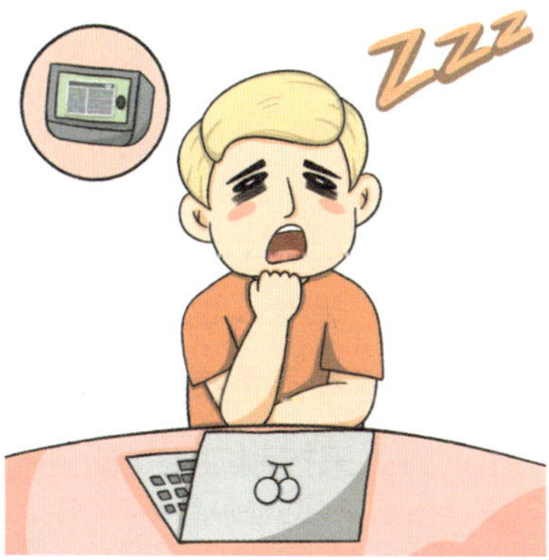

6.严格戒烟，不酗酒

高血压患者最好不要喝酒。大量喝酒不仅会升高血压，还会使血压变得不易控制。对于经常大量喝酒的高血压患者来说，控制饮酒后血压可降低2～4mmHg。

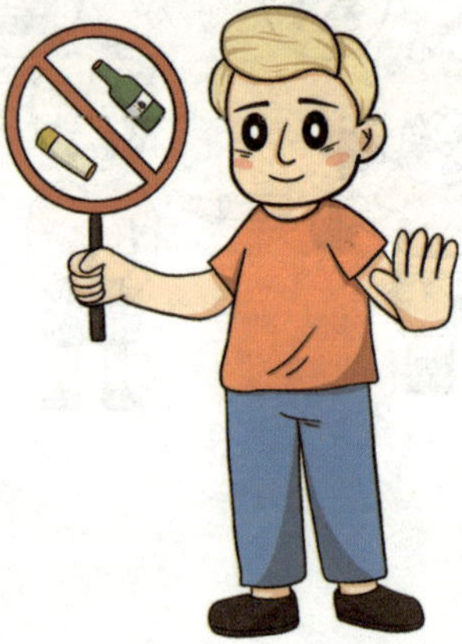

（二）“正常高值血压”需要处理吗？

“正常高值血压”患者的收缩压为120～139mmHg和（或）舒张压为80～89mmHg，也就是说患者目前还处于“高血压前期”。

对于“正常高值血压”患者来说，如果未患有心脑血管疾病、糖尿病、肾病或肿瘤等严重疾病，可以先不服用降压药物，通过健康的生活方式来控制血压可能是最佳选择。

（三）高血压和高血压病分不清楚

现实生活中，人们常常分不清楚高血压与高血压病，认为它们就是一回事儿，实际上两者虽然仅一字之差，但却是两种完全不同的概念。高血压分为原发性高血压（也称为高血压病）与继发性高血压。需要注意的是高血压只是一种临床症状，而不是独立的疾病。

（1）高血压病也称为原发性高血压，是我国最常见的心血管疾病，占90%～95%，原发性高血压患者的动脉血压会持续升高，随着病情的恶化，患者还会出现心力衰竭、肾功能不全、脑出血等临床并发症。但是不要过于紧张，只要患者积极进行降压治疗，这些并发症都是可以进行干预的。

（2）继发性高血压在生活中比较少见，往往见于慢性肾炎、肾盂肾炎、甲状腺功能亢进、库欣综合征、原发性醛固酮增多症等疾病。对于继发性高血压而言，仅仅通过降压药是很难控制病情的，先治疗原发病才能有效控制血压上升。

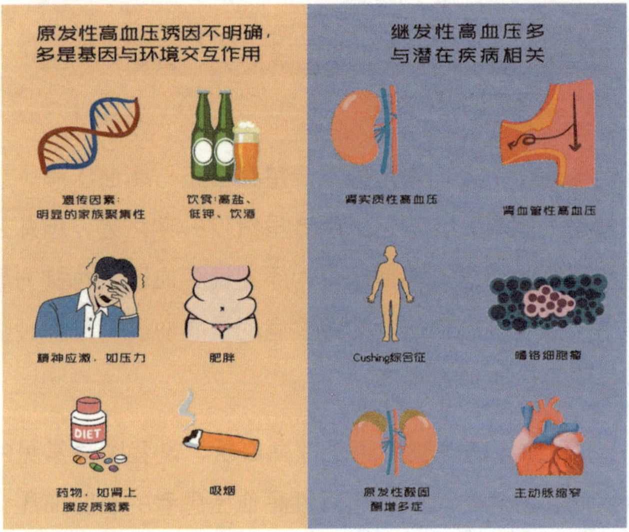
原发性高血压诱因不明确，
多是基因与环境交互作用
遗传因素：
明显的家族聚集性
饮食：高盐、
低钾、饮酒
精神应激，如压力
肥胖
药物，如肾上
腺皮质激素
吸烟
继发性高血压多
与潜在疾病相关
肾实质性高血压
肾血管性高血压
Cushing综合征
嗜铬细胞瘤
原发性醛固
酮增多症
主动脉缩窄

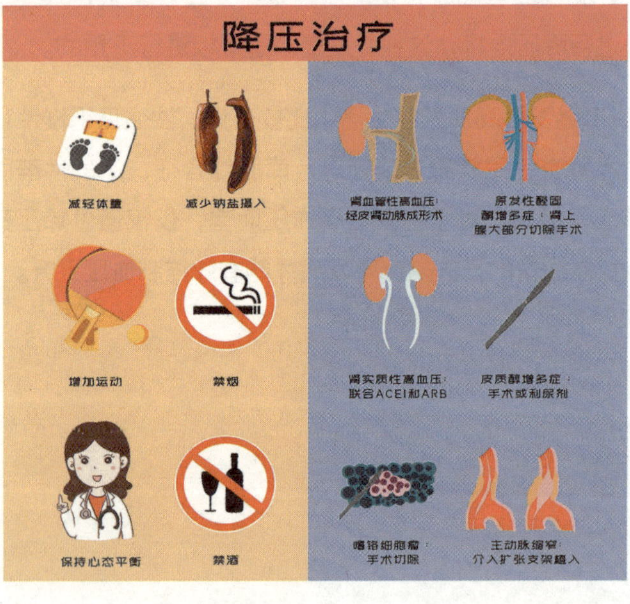
降压治疗
减轻体重
减少钠盐摄入
增加运动
禁烟
保持心态平衡
禁酒
肾血管性高血压：
经皮肾动脉成形术
原发性醛固
酮增多症：肾上
腺大部分切除手术
肾实质性高血压：
联合ACEI和ARB
皮质醇增多症：
手术或利尿剂
嗜铬细胞瘤：
手术切除
主动脉缩窄：
介入扩张支架植入

五、软刀子杀人——无症状性高血压

临床上，大约有50%的青壮年高血压患者不会出现头昏、头痛等高血压典型症状，我们将其称之为“无症状性高血压”，或者说“适应性高血压”。适应性高血压就像“温水煮青蛙”一样，血压升高速度缓慢，由轻度至中度再到重度，让你的身体逐渐适应血压的升高，以至于当血压水平升至较高时，身体也不会有明显的不适感。

（一）无症状并不是无征兆！

很多无症状性高血压并不是完全没有征兆的，只是很容易被忽视或者被其他问题掩盖，假如你出现了以下症状，一定要警惕起来了：

（1）偶尔出现头晕、头痛、头胀等症状，但是没有其他特殊病史。

（2）近期有记忆力减退、四肢乏力、疲倦、睡眠欠佳等情况。

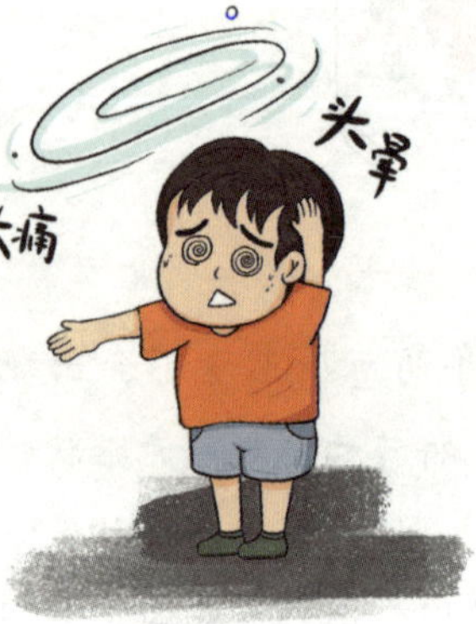
头晕
头痛

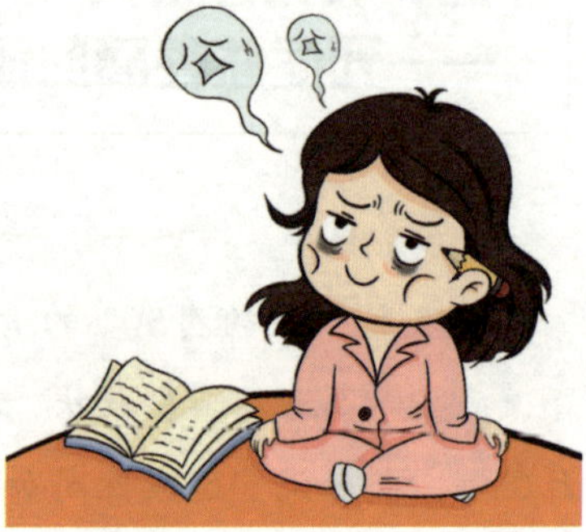

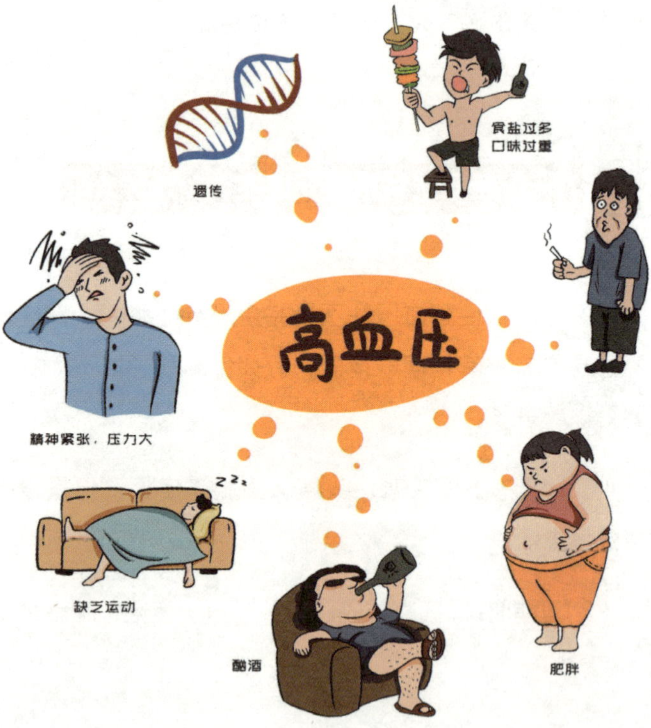
遗传
食盐过多
口味过重
高血压
精神紧张，压力大
缺乏运动
酗酒
肥胖

（3）家族中有高血压病史。

（4）口味过重者、长期饮酒吸烟者、长期精神紧张者、肥胖者、糖尿病患者。

（二）无症状高血压如何进行预防和治疗？

1.没有症状的高血压也需要治疗吗?

答案是肯定的。高血压的危害不取决于有没有头疼、头晕等症状，只要血压升高就会伤害我们的身体，损害心、脑、肾等器官。

2.那无症状性高血压有什么需要注意的呢?

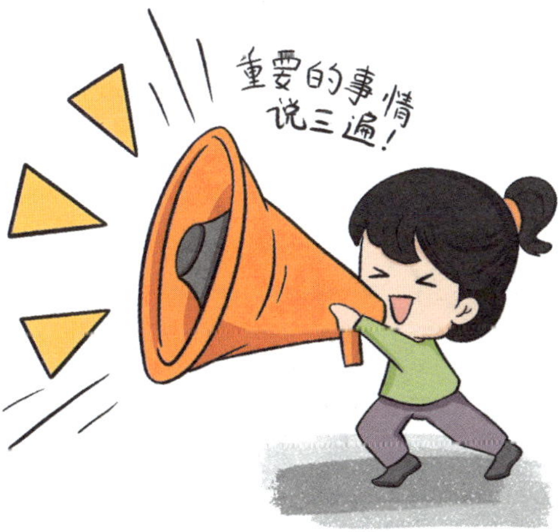

（1）即使是无症状的成年人，特别是老年人，至少需要一年测一次血压。

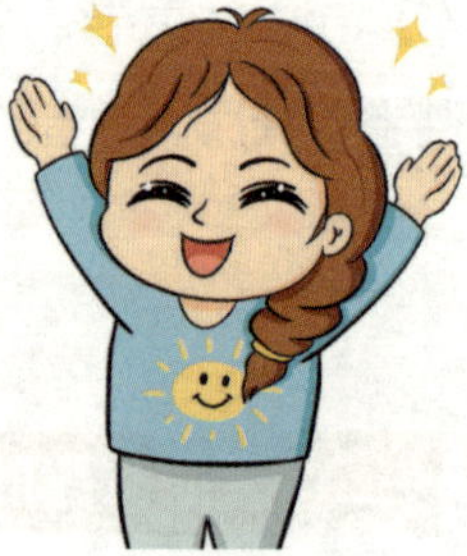

（2）情绪要稳定，喜怒要有度。

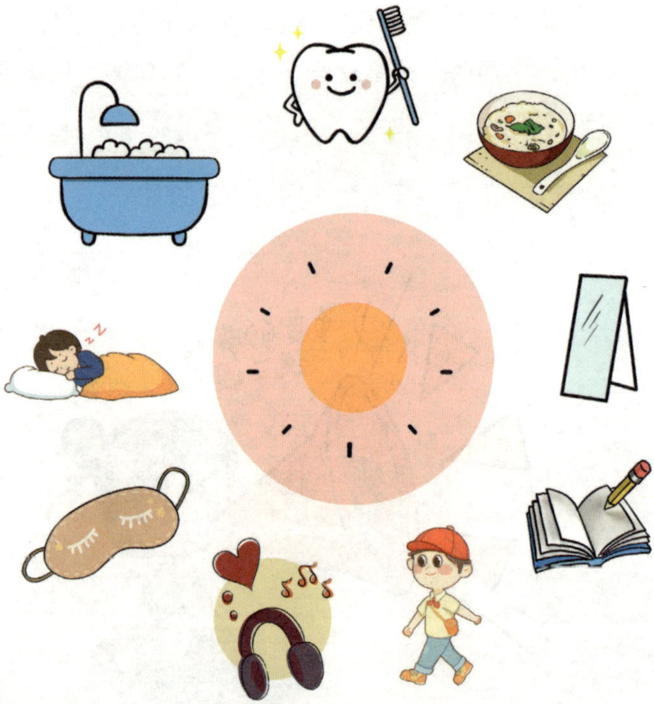

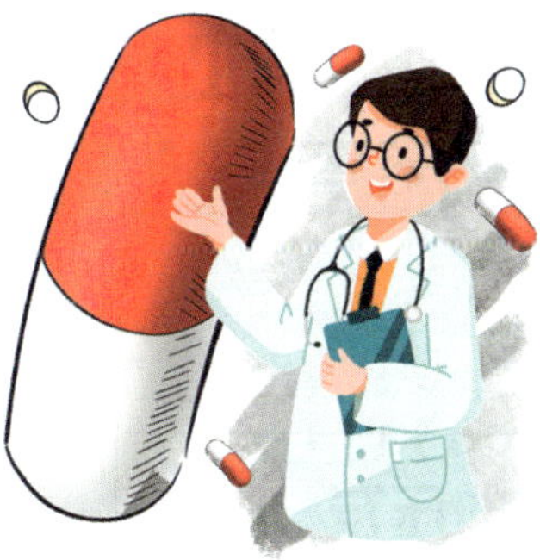

（3）保证规律作息、良好睡眠、劳逸结合、适当锻炼。

（4）戒烟限酒少吃盐。

（5）如果确诊为高血压病，不论有无症状，都要听取专业医师的建议进行降压治疗，保持血压稳定。

（6）如果血压过高，短时间降压幅度不要太大，开始用药剂量宜小，以后逐渐加量。

（7）已服抗高血压药的患者，应定期到医院随诊，不要自己随便加药、减药、停药。

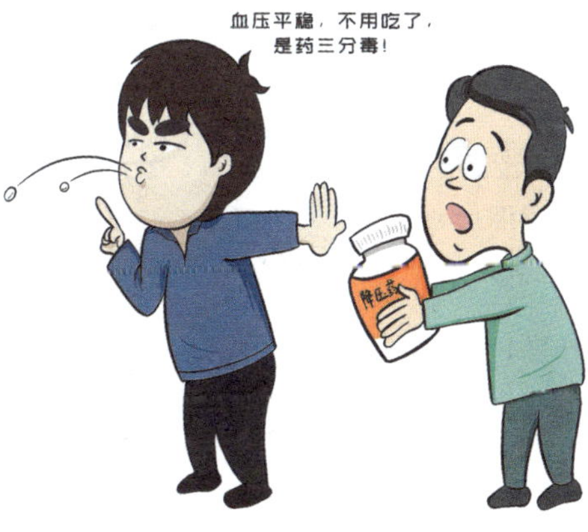

第五章 高血压的发病因素及人群分布

一、高血压发病的罪魁祸首

（一）膳食和营养

1.哪些食物是“升压之王”？

（1）高钠盐食物

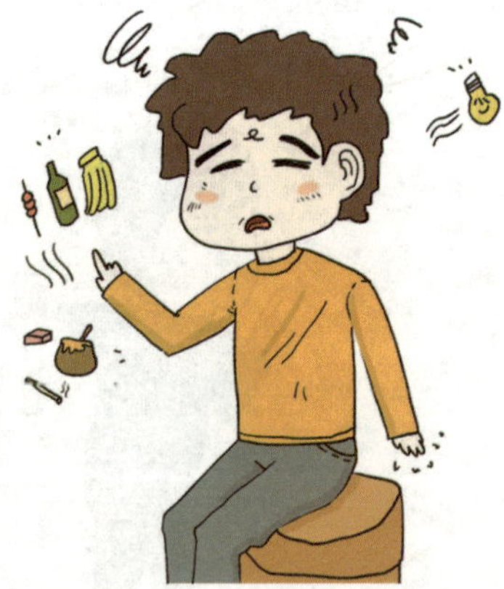

说起高血压，许多人脑海中首先浮现的是—食盐，但其实真正伤害血管、影响血压波动的是—钠。一旦体内钠离子水平升高，血容量就会增加，从而导致血压升高。

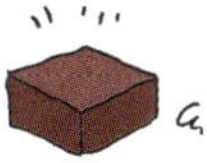

腐乳

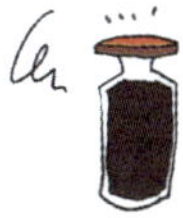

酱油

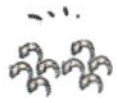

虾米

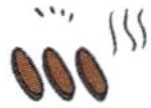

火腿

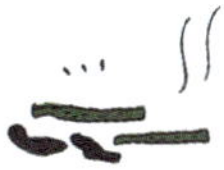

咸菜

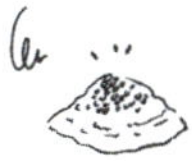

味精

所以，为了能够远离高血压的威胁，我们必须要控制食盐摄入量。目前世界卫生组织推荐量为每人每日食盐摄入量5.0g。

除了炒菜的时候少放点盐之外，还需尽量减少食用含有“隐形盐”的食物，如：咸鸭蛋、酱油、海产品、豆腐乳、熏肉、榨菜、腊肉等，这些食物中含有的钠离子甚至比食盐还要高，吃多了也会引起血压升高。

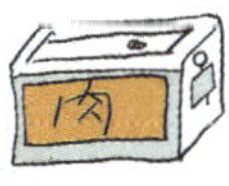

肉罐头

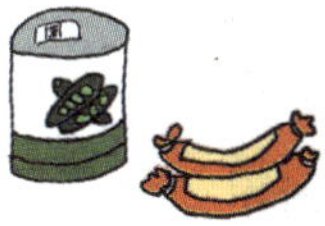

腌制食品

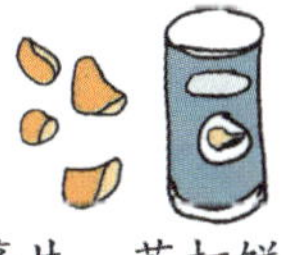

薯片、苏打饼干

（2）高糖食物

高糖食物会导致胰岛素分泌增加，从而引发胰岛素抵抗，进一步导致血压升高。除此之外，摄入糖分太多也会引起肥胖、糖尿病、高血脂等疾病，这些疾病会大大增加高血压患病率。

所以，要想保持血压稳定，少吃高糖食品，如含糖饮料和甜点，优先选择新鲜水果作为甜点替代品。

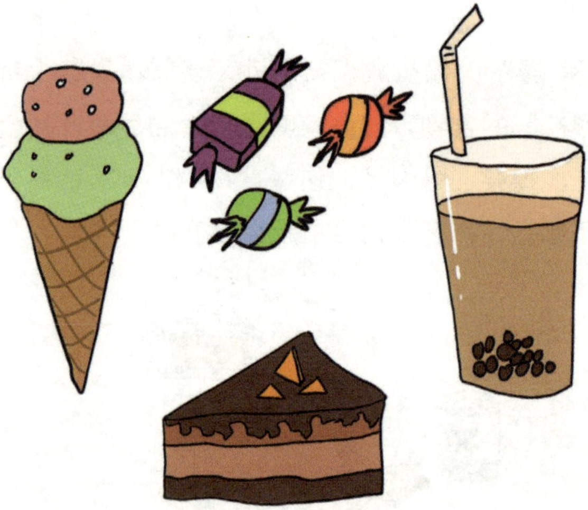

（3）高胆固醇食物

你们知道吗，高胆固醇饮食是高血压患者的大忌讳！ 这类食物一般包括动物内脏（心、肝、肾等）、肥肉、奶酪、蛋黄、油炸类食物等。如果摄入过多，会让血液中的胆固醇水平飙升，沉积到血管壁中血管就会硬化，从而加重高血压病情。

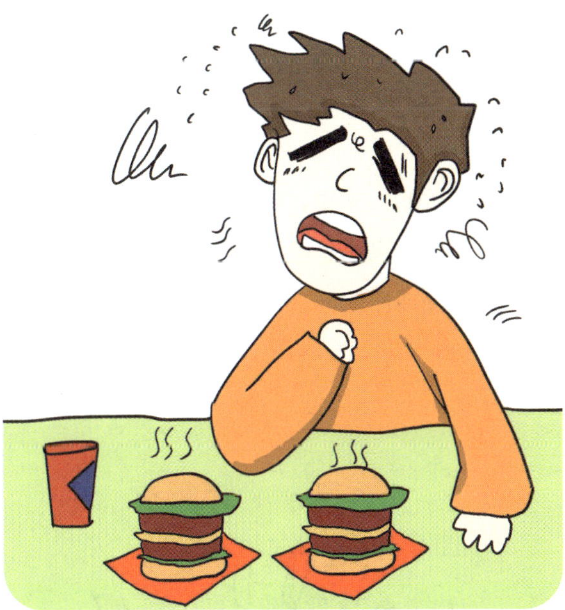

高血压患者应该选择低脂肪、低胆固醇的食品。比如说，可以多选择一些新鲜蔬菜、水果、鱼类、瘦肉、全谷物类食品等。

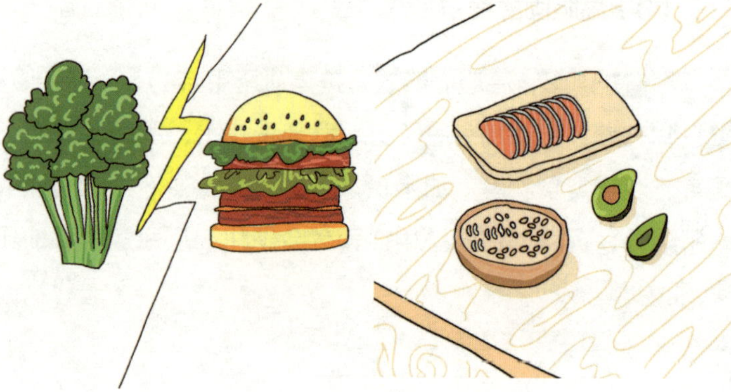

（4）浓茶

对于患高血压的人来说，一定要少喝浓茶，尤其是浓烈红茶。红茶会使大脑兴奋、心率加快，甚至会引起失眠、心悸等不适，从而使血压上升。而饮清淡绿茶则有利于高血压病的治疗。据相关研究显示，经常喝清淡绿茶的人，收缩压降低了2.1mmHg，舒张压降低了1.7mmHg。

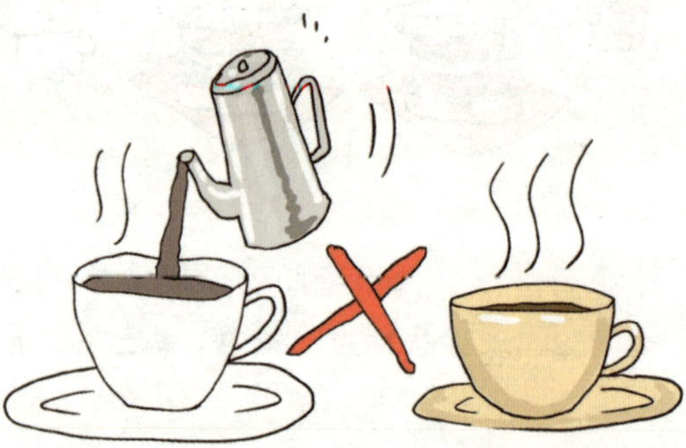

（5）含酒精食物

患上高血压后，不仅需要戒酒，还要少吃含有酒精的食物，比如大家爱吃的啤酒鸭、腐乳、生腌、酒酿圆子、酒心巧克力等都含有酒精。

醉虾

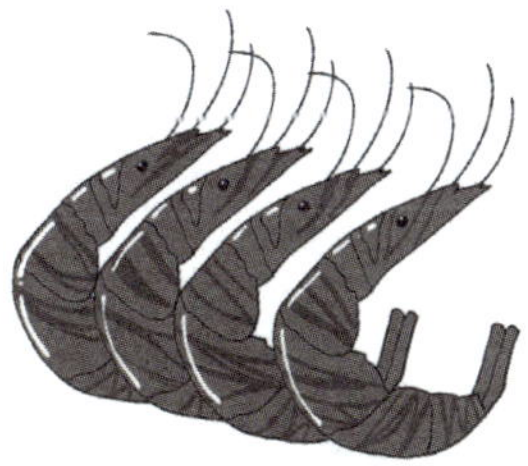

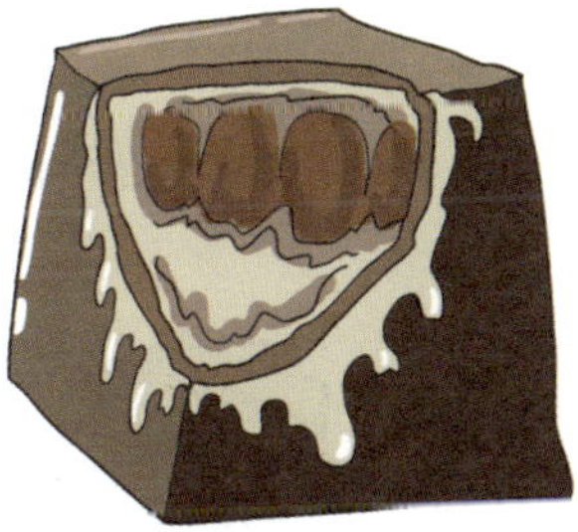

2.哪些食物可以稳定血压？

（1）降低胆固醇的食物

高血压病患者应适当吃些具有降低胆固醇作用的食物，例如洋葱、大蒜、香菇、黑木耳、燕麦、海带、豆制品等，这些食物含有谷固醇，可以抑制小肠吸收胆固醇，多吃有助于血压的降低。

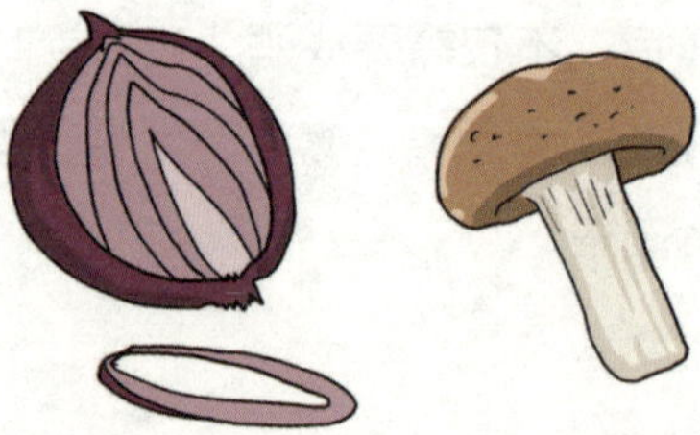

（2）含钾、钙丰富的食物

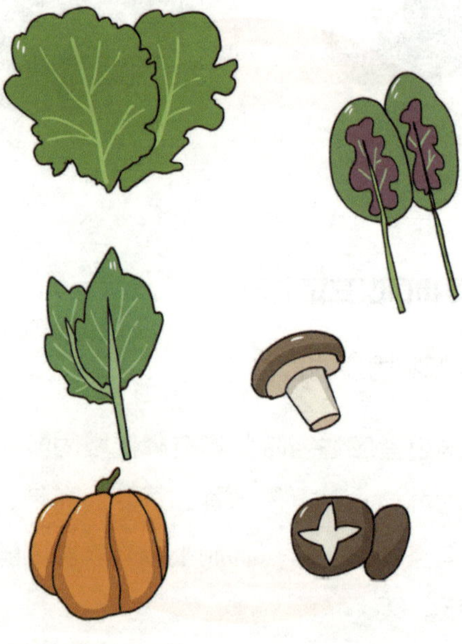

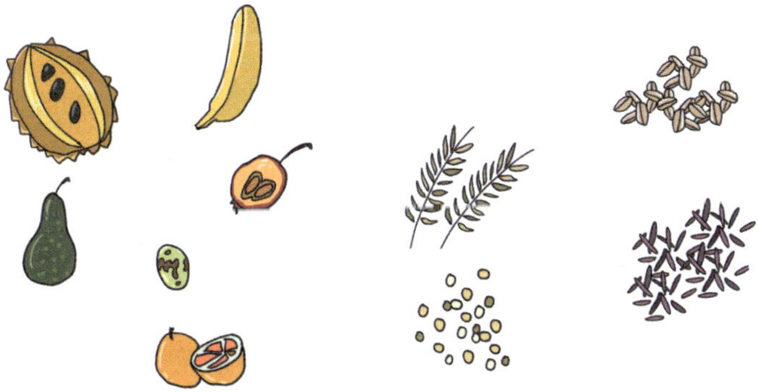

研究显示高钾饮食可以对抗高钠饮食带来的危害，膳食中有效补充钾可以控制血压，甚至降低血压；含钾丰富的食物有：口蘑、香菇、椰子、香蕉、海带、柑橘、西瓜、杂粮和豆类等。

血液中的钙可以强化、扩张动脉血管，同时还可以促进钠从尿液中排出。每日摄入800～1000mg的钙，不仅能补钙，还可以辅助降压。含钙丰富的食物有：低脂或脱脂牛奶、无糖酸奶、虾皮、豆类及豆制品等。

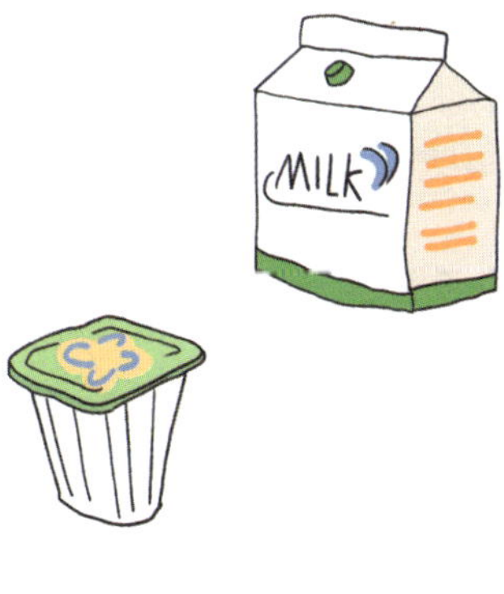

（3）高膳食纤维和不饱和脂肪酸

膳食纤维可以减少钠盐吸收，降低胆固醇，抑制血压上升。富含膳食纤维的食物有：全谷物类、薯类食物、蔬菜类等。

不饱和脂肪酸可以降低血压、血脂和胆固醇，抑制血脂在血管内的沉积，预防动脉粥样硬化。但是它必须依靠食物来获取。

所以建议高血压患者多吃含有不饱和脂肪酸的食物，例如鱼类（三文鱼、鳕鱼等）、植物油（大豆油、橄榄油、茶油等），少吃含有饱和脂肪酸的食物（如猪牛羊肉、黄油、椰子油、棕榈油、乳制品等）。

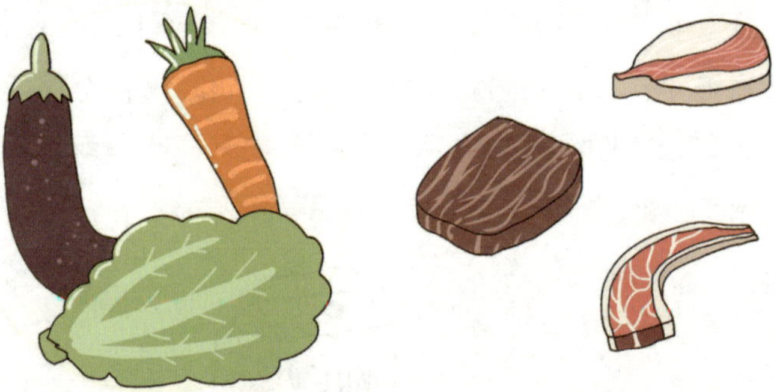

（二）遗传因素

遗传因素在高血压发生中发挥很重要的作用，如果您的父母或近亲患有高血压，那么您患高血压的风险会增加。统计显示，父母都没有高血压的人士，发病率为3%；单亲有高血压病史的，发病率在28%；双亲均患高血压的子女发病率高达46%。

（三）年龄

随着年龄的增长，高血压的发病率逐渐上升。这主要是由于以下几个原因：

（1）随着年龄增长，人体血管壁逐渐变硬，弹性减弱，从而导致血压升高。

（2）随着年龄增长，血管扩张能力减弱，收缩能力增强，血压升高。

（3）随着年龄的增长，糖尿病、肾脏疾病等慢性疾病的患病率会增加，这些都会增加高血压的发生风险。

（4）老年人往往会缺乏运动，这也会导致高血压的发生。

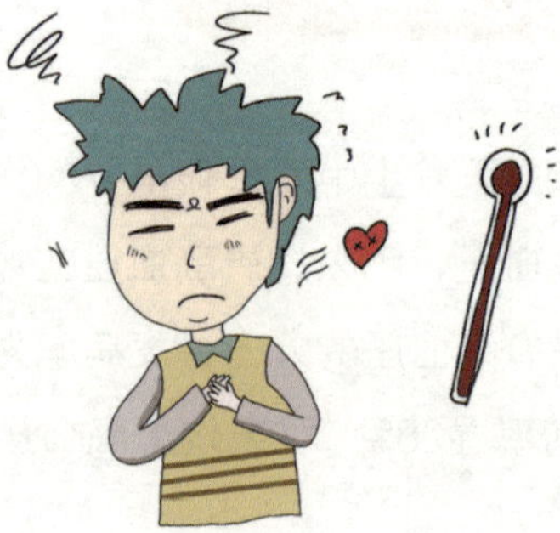

（四）不良生活习惯

1.常久坐不运动

久坐不动是诱发高血压的主要原因之一。如果高血压患者能够坚持有规律的运动，特别是有氧运动，可以降低心脑血管疾病的风险，建议高血压患者每周进行3天以上、每次持续30～50分钟的中等强度运动，可以使收缩压下降5～17mmHg，使舒张压下降2～10mmHg。

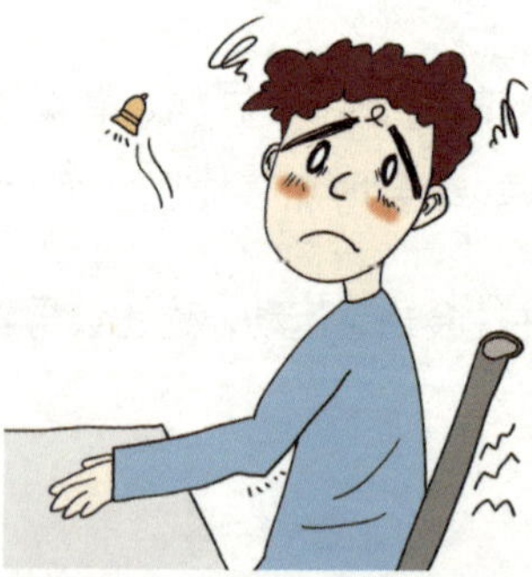

2.作息睡眠不规律

熬夜和失眠会扰乱人体生物钟，破坏血压的昼夜节律，进而影响血压。据相关研究，每晚睡眠时间少于6小时可能会增加高血压发病风险。

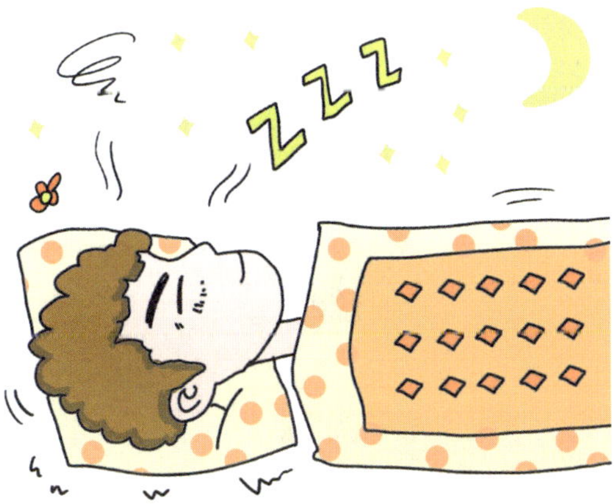

（五）情绪因素

长期精神紧张、过度焦虑、压抑情绪都会导致交感神经兴奋，使心跳加快、血管收缩，从而引发血压升高。所以我们要多参加户外活动、与朋友交流、调节情绪、保持平和的心态。

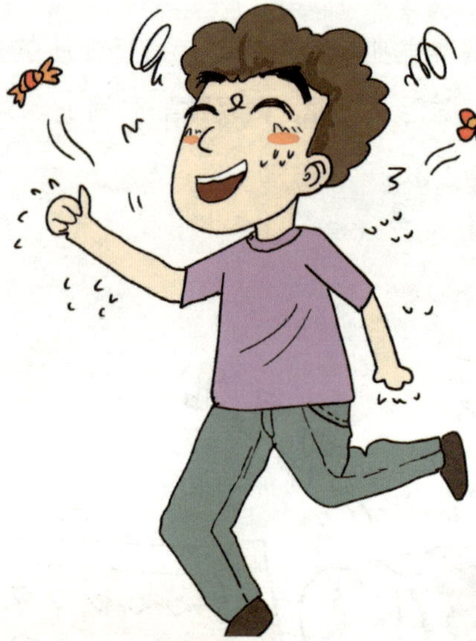

（六）性格

美国学者M.H.弗里德曼研究并提出了A型与B型性格理论。A型性格者特征为：性格急躁，容易紧张、焦虑、激动，雄心勃勃，争强好胜，苛求自己；相反，B型性格则心态较为平和，与世无争。

当A型性格的人情绪激动时，机体会分泌血管活性物质（如儿茶酚胺），可以让心率加快，血管收缩，血压升高。

所以A型性格的人应该有意识地去控制自己的情绪，遇事冷静，换位思考，放平心态。

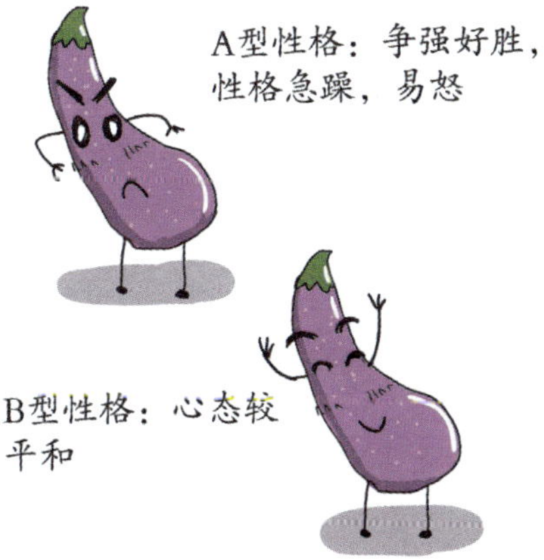

（七）职业和环境

职业和环境对高血压的发生也有一定的影响，如驾驶工作、运动员、高空作业、需要久坐久站的工作等；嘈杂、异常温度、倒班的工作环境也很容易导致血压升高。因此，高血压患者在工作中应该多注意自身职业对高血压的影响，并采取适当的预防措施。

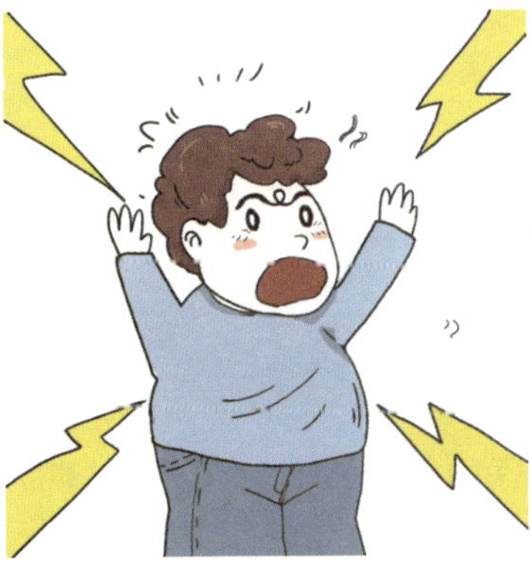

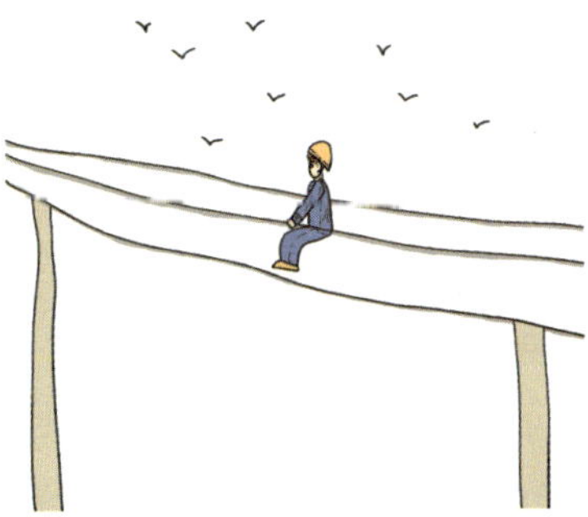

（八）超重与肥胖

随着生活水平的提高，肥胖人群也在逐年增加。但是超重会增加心脏的负担，并影响血管的功能，从而导致血压升高。

常用体重指数(BMI) 和腰围作为判断肥胖的指标。BMI值计算公式=体重（公斤）÷身高（米）÷身高（米）。

中国成年人正常BMI为18.5～23.9，24～27.9为超重，≥28为肥胖；腰围≥90cm（男)/85cm （女） 可判定为腹型肥胖。

中国成年人体重指数、腰围与相关疾病风险的关系

体重指数[BMI(kg/m^2)]	腰围(cm)		
	<85(男性)或<80(女性)	85～95(男性)或80～90(女性)	≥95(男性)或≥90(女性)
过低(<18.5)*	——	——	——
正常(18.5～23.9)	——	增加	高
超重(24.0～27.9)	增加	高	极高
肥胖(≥28.0)	高	极高	极高

注：BMI：体重指数。相关疾病指高血压、糖尿病、血脂异常等；体重指数过低可能预示其他健康问题。

$$BMI = \frac{体重（kg）}{[身高（m）]^2}$$

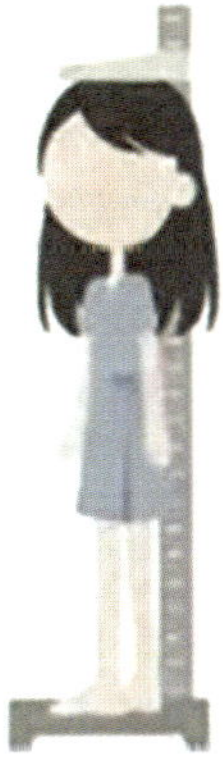

年龄范围	BMI 指数范围	体重状况
18 岁及以上成年人	<18.5	体重过低
	18.5≤BMI<24	体重正常
	24≤BMI<28	超重
	BMI≥28	肥胖

快来算一算自己的体重指数（BMI）值，看看有没有肥胖吧！如果超过了正常体重，一定要通过合理饮食和适量运动来控制哦！

（九）季节性因素

通常情况下，冬季血压比夏季血压平均高6～12mmHg。因为冬季温度较低，皮肤血管收缩，外周血管阻力增加，使血压升高。夏天温度升高，皮肤血管舒张，外周血管阻力下降。同时，夏天出汗较多，血容量下降，因而血压偏低。

所以，冬季高血压患者要注意保暖，避免因寒冷刺激导致血压骤升，同时要注意监测血压变化，合理调整降压药剂量。

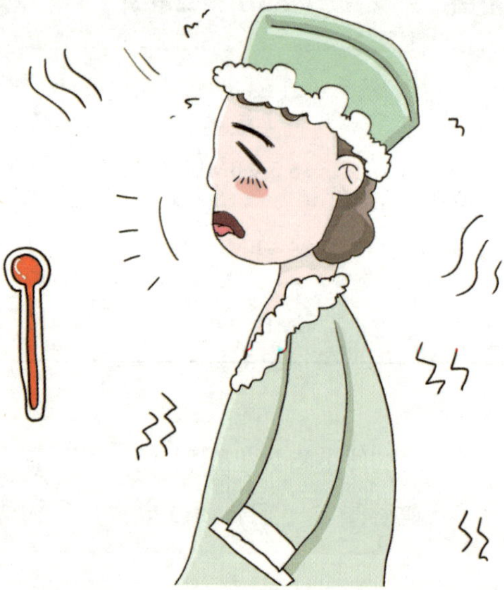

（十）旅行与高血压

高血压患者在外出旅游时一定要时刻关注血压的变化！

一方面，旅行途中温度及环境的变化会引起血压的波动，例如从寒冷的地方到温暖的地方，如果没有提前调整好降压药剂量，那么在温暖气候的“助攻”下，高血压患者可能会发生低血压。

另一方面，“特种兵式旅游”也会导致血压的波动，所以建议高血压患者注意休息，保证充足的睡眠，也不建议进行高风险运动，如过山车、蹦极、跳伞等。

总之，高血压患者尽量把血压降至正常水平再出游会更安全。

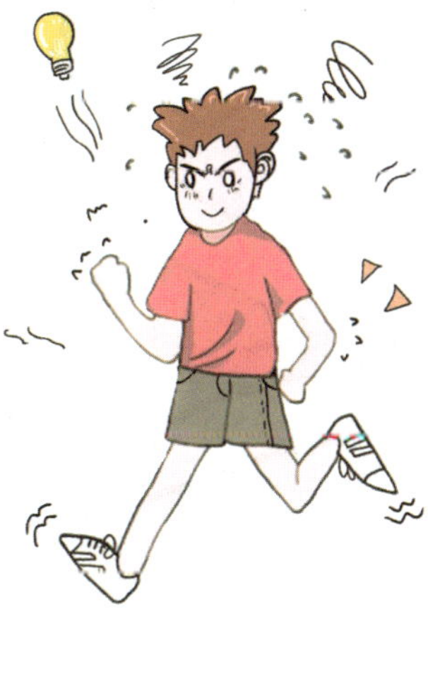

（十一）婚姻与高血压

夫妻俩生活久了不但会有“夫妻相”，还有可能因为饮食习惯或生活习惯相近而出现“夫妻病”。如果夫妻双方一方患有高血压，另一方通常也会患有高血压。所以如果想要预防高血压这种“夫妻病”，需要伴侣之间互相督促与鼓励，养成健康良好的生活方式。

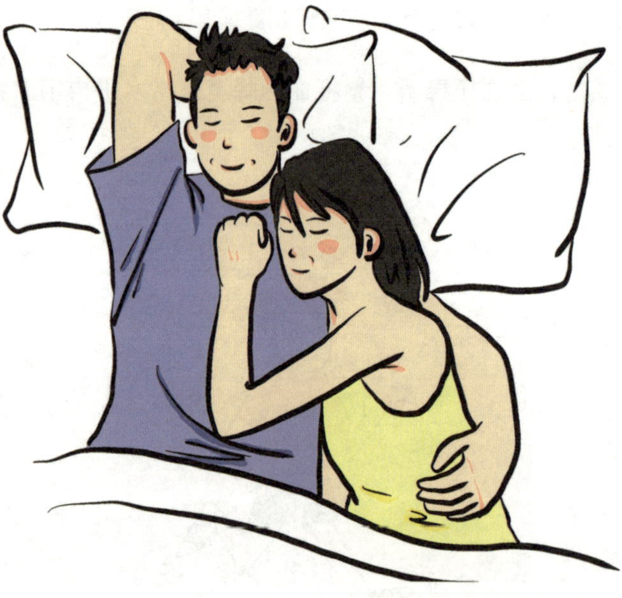

（十二）吸烟与饮酒

吸烟与心肌梗死、脑卒中等多种心血管疾病的发生有关。因为吸烟过程中会产生很多有害气体，例如一氧化碳可以导致吸烟者脏器、组织缺氧；尼古丁会导致吸烟者的心率增快，血管收缩、动脉硬化。

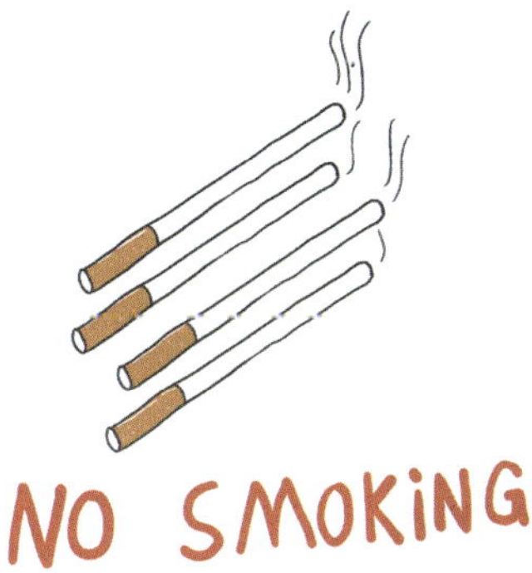

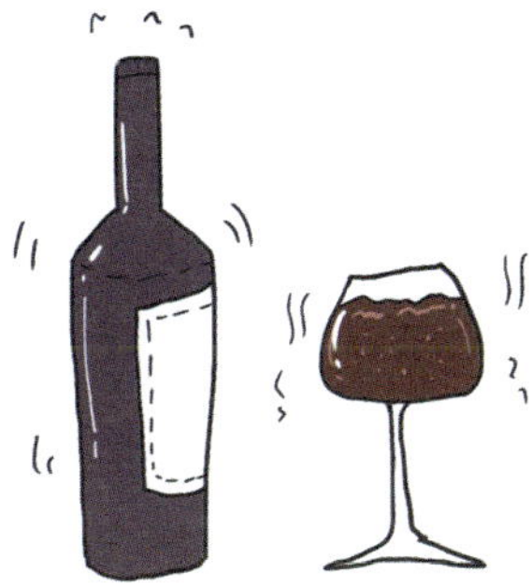

过量饮酒会增加交感神经系统兴奋性、增加心率与心脏排血量，继而升高血压。

所以一定要尽早戒烟戒酒，有助于预防高血压的发生。

（十三）血糖、血脂升高

高血压与高血脂：血脂升高会导致脂质在血管壁沉积，形成动脉粥样硬化，斑块阻塞血管导致管腔变窄，血流阻力就会增大。同时，高血脂也会增加血液的黏稠度，使血流阻力增大，从而加重高血压。

高血压与高血糖：高血糖会损伤血管内皮细胞，加速动脉粥样硬化进程，进一步加重高血压，甚至会增加冠心病、脑梗、脑出血等心脑血管疾病发病风险。

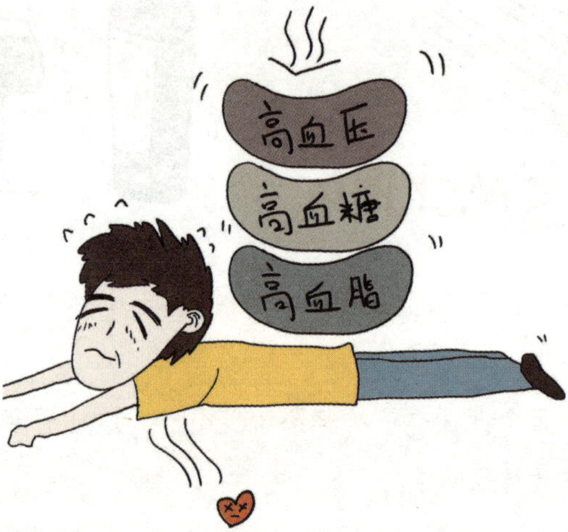

二、高血压的人群分布

（一）高血压的年轻化

高血压可不是中老年人的“专属”，随着时代的改变，高血压越来越年轻化。

由于现代年轻人工作和生活压力越来越大，长期的精神压力会导致交感神经兴奋和内分泌系统的失调，从而引发血压升高。再加上年轻人高脂肪、高热量的不良饮食习惯，以及熬夜、抽烟、缺乏运动等不健康的生活方式，都会导致高血压的发生。

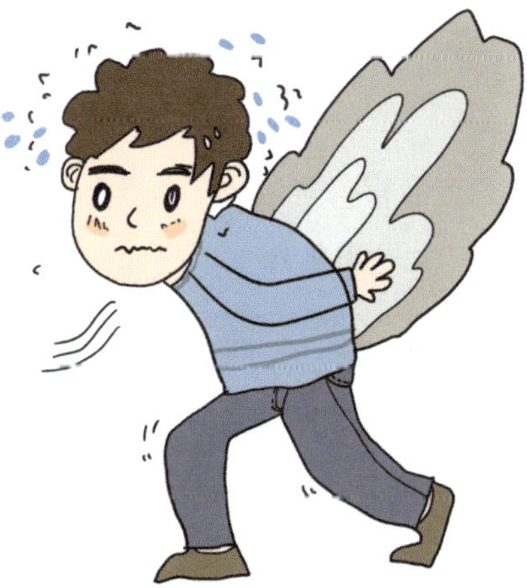

（二）被忽视的高血压-儿童青少年高血压

1.儿童青少年高血压是什么？如何进行测量？

儿童青少年高血压指年龄<18岁时发生的高血压。由于没有明显的不适症状，再加上父母对儿童青少年血压存在认知的盲区，儿童青少年高血压一般不易被发现。

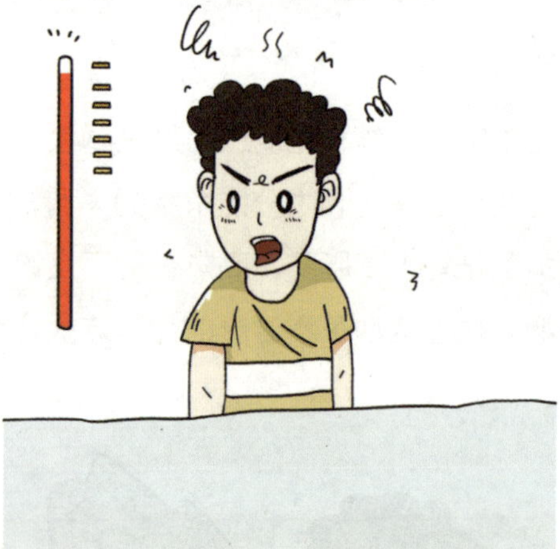

根据中国心血管病报告显示，儿童青少年高血压患病率呈上升趋势，2010年中国儿童青少年高血压患病率为14.5%，2015年上升到18.4%。

因为儿童青少年年龄和自身的特殊性，儿童青少年高血压诊断标准并不同于成年人，临床医生通常采用简化后的公式标准快速诊断高血压患儿：

中国3-17岁儿童青少年高血压查询的简化公式标准

性别	收缩压 (mmHg)	舒张压 (mmHg)
男	100 + 2 × 年龄	65 + 年龄
女	100 + 1.5 × 年龄	65 + 年龄

我们可以通过这个表格来粗略判断青少年儿童血压是否大致正常，如发现血压异常，应及时去医院，由儿童心血管专科医生进行详细检查和专业诊断。

2.导致儿童青少年高血压的原因?

儿童高血压分为原发性高血压和继发性高血压。

导致原发性高血压发生的诱因有：父母高血压史、精神压力、肥胖、早产、饮食不当、低出生体重、睡眠不足等，其中肥胖是与高血压发病最相关的危险因素。

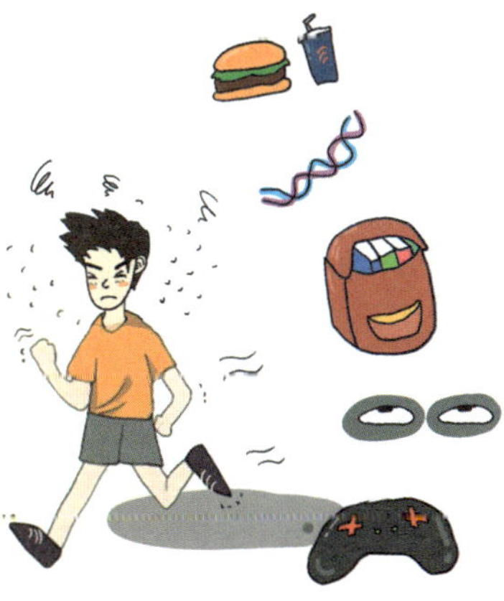

继发性高血压病因比较明确，常见病因有肾脏疾病、肾动脉狭窄、主动脉狭窄、内分泌系统疾病（原发性醛固酮增多症、先天性肾上腺皮质增生症、嗜铬细胞瘤和甲状腺功能亢进）等。

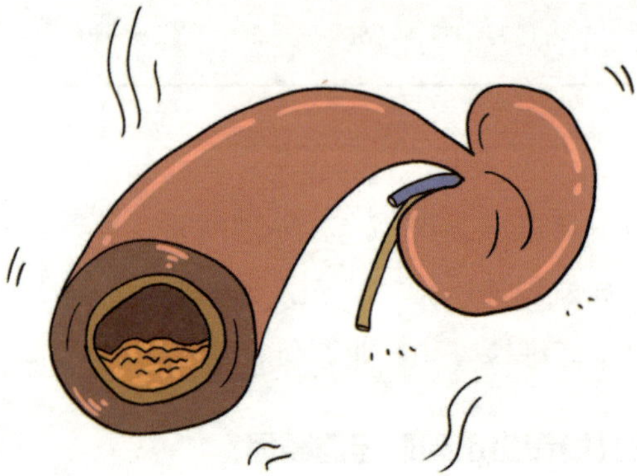

3.儿童青少年高血压有哪些危害?

原发性高血压常伴有头晕、头痛、鼻出血、晕厥、胸痛、心悸、食欲下降、恶心、呕吐、视物障碍、注意力不集中、学习成绩下降等表现，当血压升高到一定程度还会出现神志不清、抽搐、偏瘫、失语等高血压脑病表现。

继发性高血压除了有高血压的表现，还会有原发疾病的临床症状。例如肾源性高血压，可有蛋白尿、血尿、水肿等症状；心血管源性高血压，可有多汗、生长发育落后、活动耐量减低等异常。

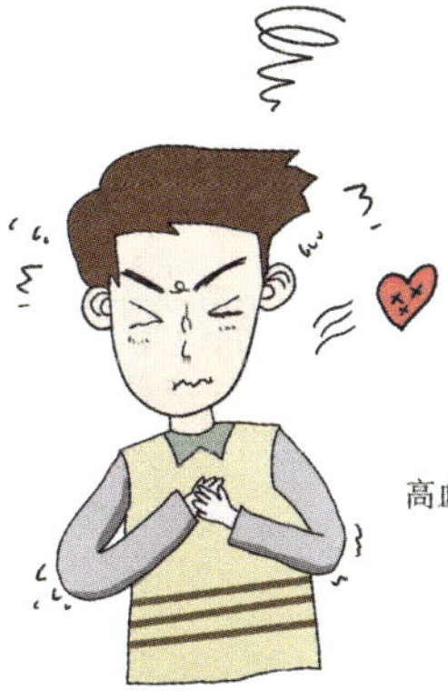

高血压

4.如何通过改善生活方式治疗儿童青少年高血压?

（1）生活方式干预

1）减盐、减油、减糖

儿童青少年应减少摄入含盐量高的食物或者零食，例如辣条、薯片、方便面等，多吃蔬菜和水果，养成健康饮食习惯。除此之外，建议不喝或少喝含糖饮料，含糖饮料不仅会引起超重和肥胖，还会增加患高血压的风险。

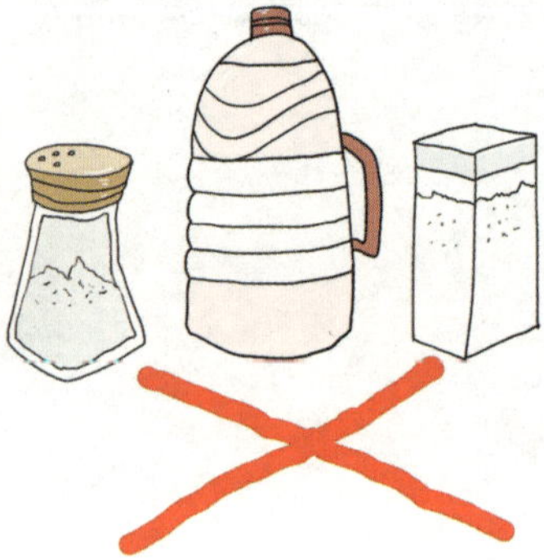

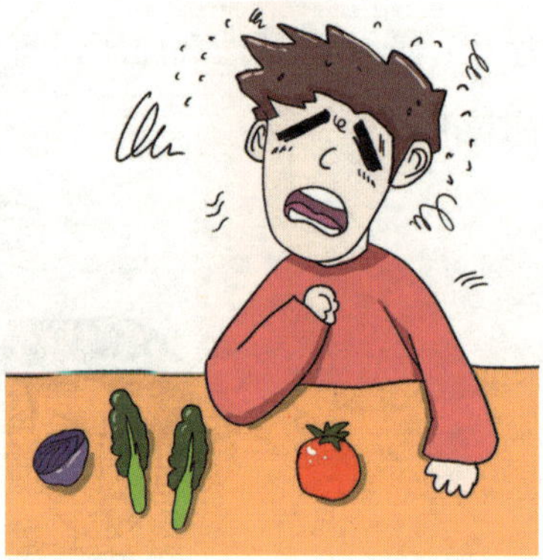

2）合理膳食

儿童青少年不应挑食偏食，每日应保证蔬菜水果、全谷物和奶制品的摄入量，少吃或不吃油腻的食物，多吃粗纤维食物。

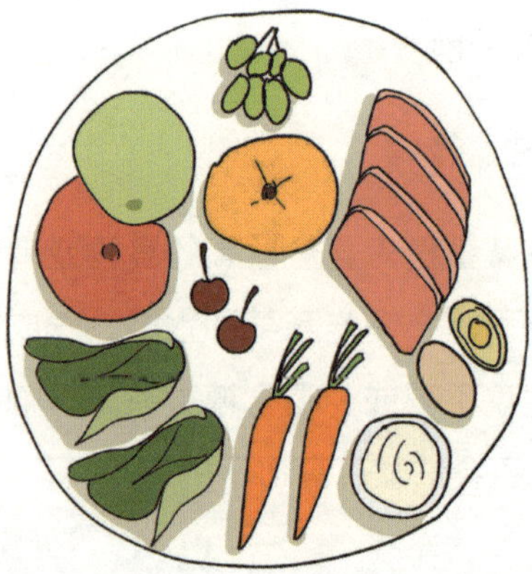

《中国居民膳食指南（2022）》建议，不同年龄段儿童青少年每天需要食用的蔬菜量为：

2～3岁：150～250克

4～6岁：200～300克

7～10岁：300～400克

11～13岁：400～450克

3）控制体重，多多运动

儿童青少年应该多进行户外运动，达到每天60分钟的中、高强度运动，避免久坐久站。不仅可以消耗体内过多的热量、减肥控制体重，还可以放松心情、提高自身的免疫力和抵抗力。

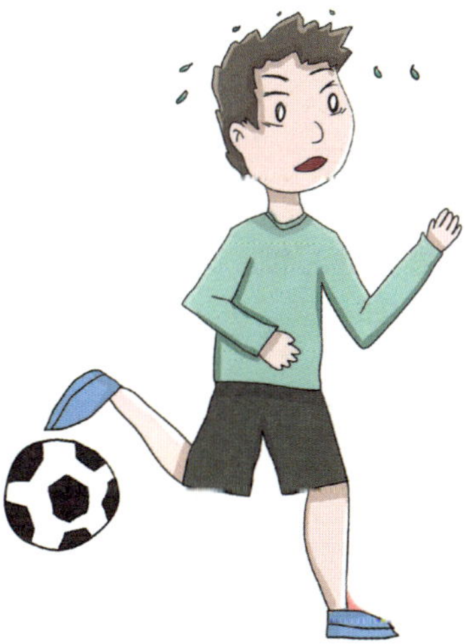

4）保证充足睡眠

充足的睡眠可以帮助血压的控制，儿童青少年应该合理地安排学习和休息时间，做好时间管理大师，养成规律作息的习惯，避免经常性熬夜。

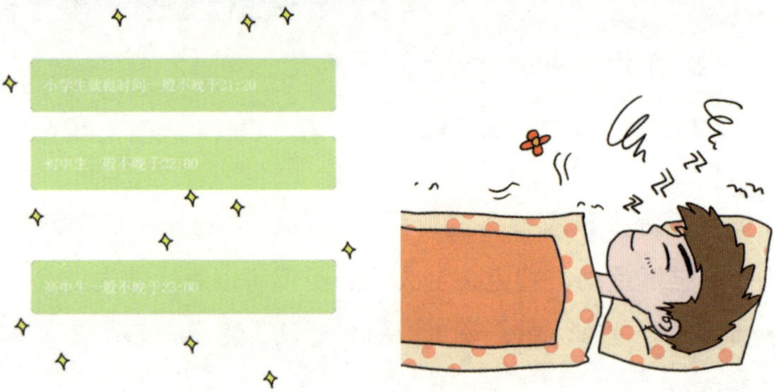

（2）定期测量血压

除了改善不良生活习惯，儿童青少年应该养成定期测量血压的习惯并做好记录，如果发现血压有偏高的迹象，要尽早去医院就诊。

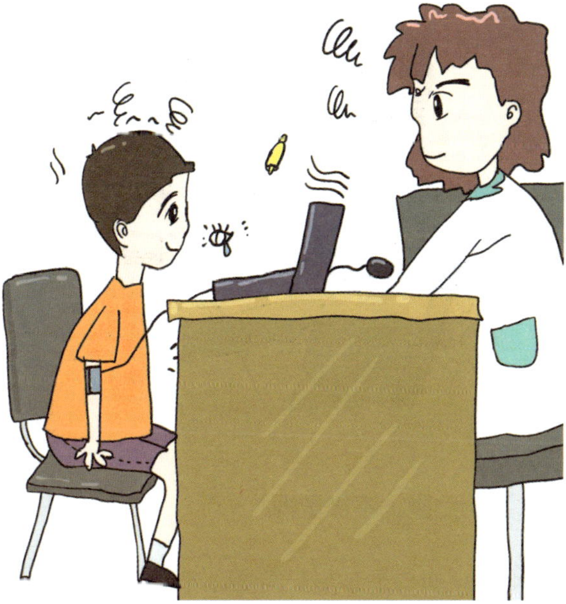

（三）中青年人与高血压

1.中青年人高血压的特点

（1）多以舒张压高为主

相较于老年人，中青年的动脉弹性较好，可以很好地缓解动脉壁压力，因此一般不影响收缩压。而精神紧张、肥胖少动、睡眠不足、抽烟饮酒等会引起外周血管阻力增大，从而导致舒张压升高。

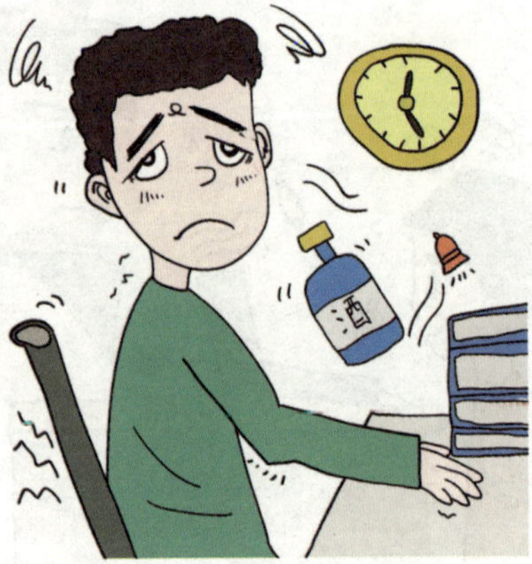

(2) **发病隐匿，不被重视**

中青年人高血压症状轻，或者没有任何症状，常常是体检时或偶然测量时发现。

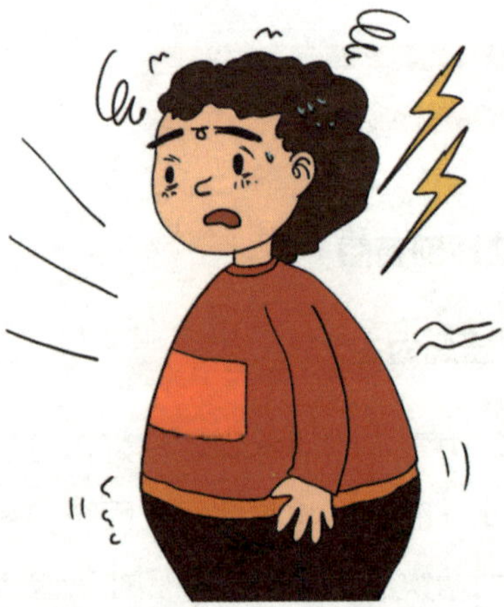

（3）多合并超重肥胖或代谢异常

中青年高血压超重比例多，另外多合并血脂、血糖、尿酸的升高。

（4）并发症严重

由于中青年高血压患者几乎没有症状，或者仅仅只是轻微头晕，再加上部分患者忙于工作，疏于健康管理，往往就诊的时候就已经出现了严重的并发症。

2.平时在生活中怎么预防高血压？

（1）重视健康体检

35岁前每两年体检一次，35岁以后每年都要体检，如果已经有高血压，最好在家中配备电子血压计，学会自己定期测量血压并记录。

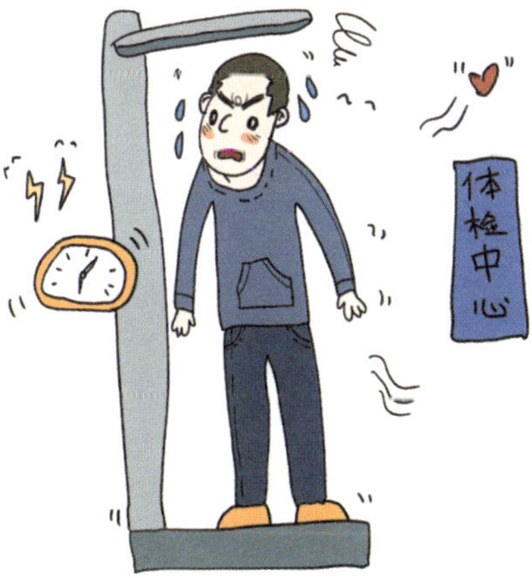

（2）提高健康意识，进行生活方式干预

生活方式干预包括减少钠盐摄入、增加钾摄入，合理膳食、食物多样，控制体重，戒烟，限酒，增加运动，管理睡眠。

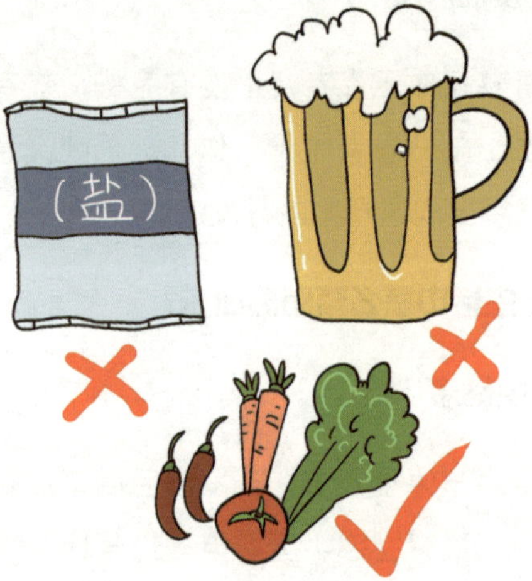

（四）老年人与高血压

1.什么是老年高血压？

老年人高血压是指年龄≥60岁，在未使用抗高血压药的情况下，血压持续或3次以上收缩压≥140mmHg和/或舒张压≥90mmHg。

2.老年高血压四大特点

（1）血压波动较大

老年人血压调节能力下降，所以血压容易受体位、进餐、情绪、季节或温度的影响而产生波动。最常见为清晨高血压、夜间低血压、直立性低血压、餐后低血压等。冬季表现为血压高，夏季表现为血压低。

（2）收缩压高，而舒张压不高，脉压增大

老年人收缩压越高，脉压越大，发生脑卒中和冠心病的危险越大。

（3）并发症多且严重

高龄老年高血压患者常多种疾病并存，例如合并高血糖、高血脂、冠心病、肾功能不全等。所以老年人用药种类和数量较多，不同药物之间相互作用，往往就会出现药物不良反应。

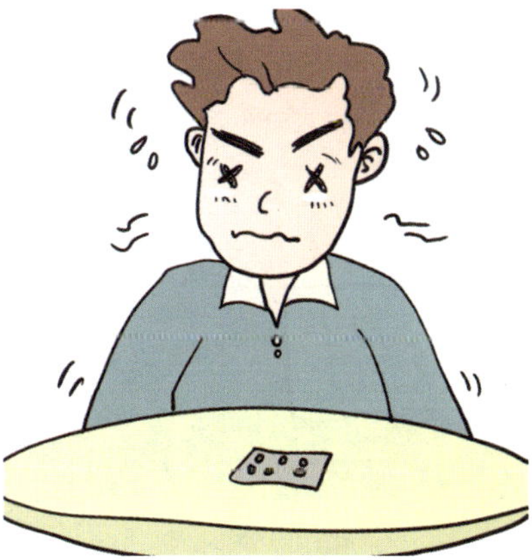

（4）假性高血压

当高血压患者出现服用降压药物无效或严重高血压而无靶器官损害时，要高度怀疑假性高血压。这种情况常常见于患有严重动脉硬化、尿毒症或糖尿病的老年高血压。

3.老年高血压的日常护理

（1）规律用药，出现不适及时就医

降压药物的服用需要长期坚持，不能随意减药或停药。服用降压药期间如果出现任何头晕、头痛、心跳加快、昏厥等不舒服症状，要及时就医，听从专业医生的指导。

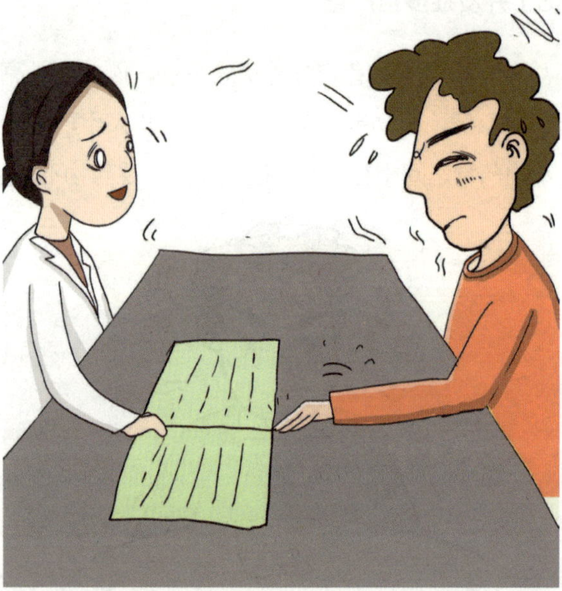

（2）保持心情平和

患上高血压之后，不要经常激动或生气，保持舒畅平和的心情，能让血压控制的更平稳，减少高血压并发症的发生。

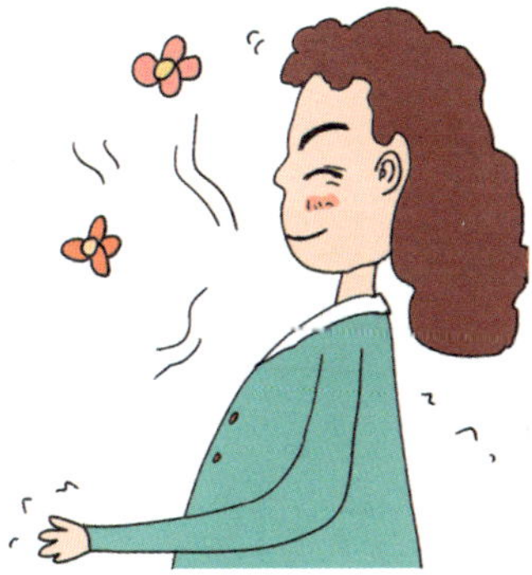

（3）注意保暖

老年人血压会随寒冷情况出现波动，建议老年高血压患者在天冷时注意保暖，适量增添衣物，保持室内温暖，天气突然变冷时尽量减少外出。

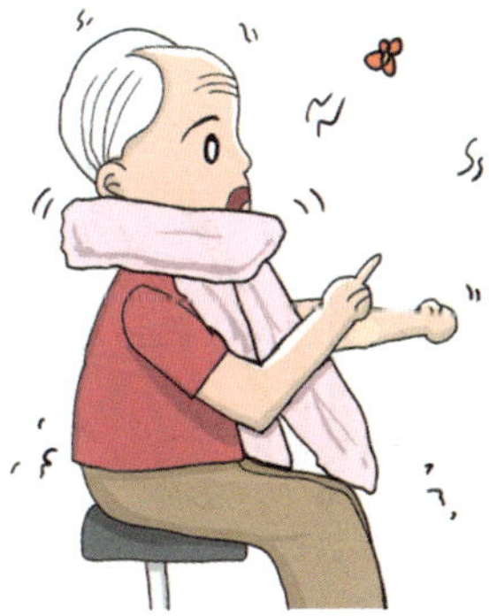

（4）保证充足的睡眠

建议老年人每天保证充足的睡眠和睡眠质量，睡眠时注意保持周围环境安静舒适，只有睡好了身体抵抗力才能更好。

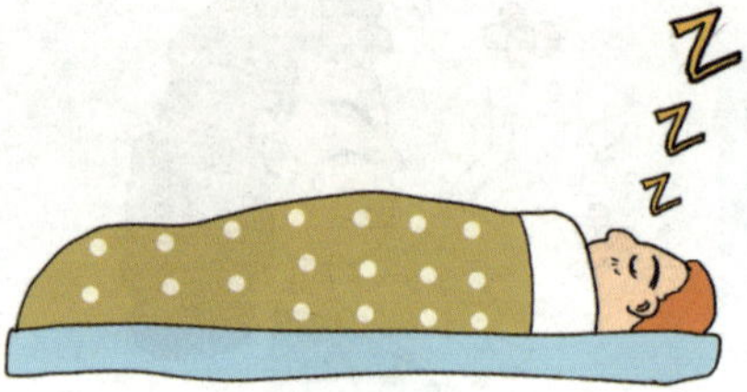

（5）吃有益心脏的食物

调整饮食习惯是降低血压的有效方法。建议老年高血压患者采用低钠饮食，多吃蔬菜、水果、低脂/脱脂奶制品、全谷物（五谷杂粮、全麦制品）、鱼类、豆制品及其他富含钾、钙、膳食纤维、多不饱和脂肪酸的食品。

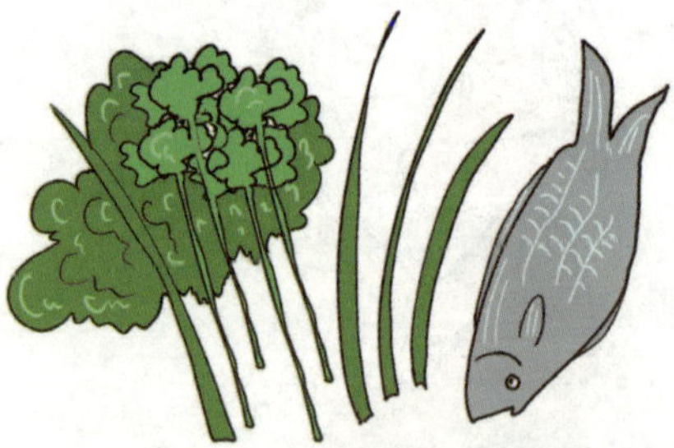

（6）规律运动

建议老年高血压患者适当运动，例如步行、慢跑、打太极拳、跳舞和游泳等。运动时要注意循序渐进，动作宜缓慢，以免发生体位性低血压。

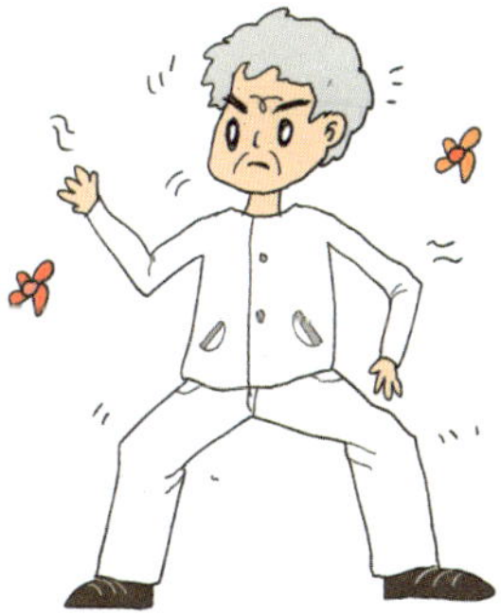

4.老年人群的控压要求

2019年《中国老年高血压管理指南》中建议：

对于≥65岁的老年高血压病患者且不合并基础疾病时，降压目标值为＜140/90mmHg，如果能够耐受，降至130/80mmHg以内。

对于合并有糖尿病、冠心病、脑卒中、慢性心衰等基础疾病患者，建议将血压控制在130/80mmHg以内。

对于≥80岁的老年高血压患者，应将血压降至150/90mmHg以内，如果能够耐受，降至140/90mmHg以内。

5.控制血压对老年人有什么好处？

因为持续的血压升高会损害心、脑、肾及全身血管等，控制血压可以降低脑卒中、急性心肌梗死、心力衰竭、肾衰竭、主动脉夹层等并发症的发生，提高生活质量，延长老年人寿命。

6.老年高血压患者日常应警惕的危险时刻

（1）天气寒冷时

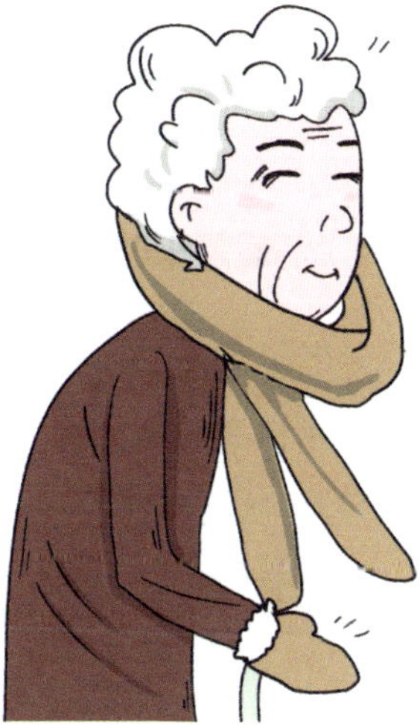

老年高血压患者，对外界环境变化的适应性降低，每当天气降温时，便是老年高血压患者心脏病、脑卒中的多发之日。因此，在寒冷天气高血压患者要做好防寒保暖措施。

（2）情绪波动大时

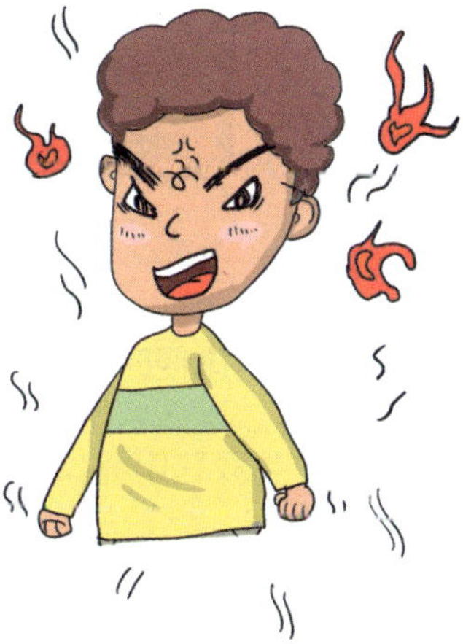

人在情绪激动时，血压会骤然升高，心率加速，容易诱发心脑血管疾病。因此，高血压患者要保持平和的心态，避免生气、着急。

(3) 夜间睡眠时

老年高血压患者的血压昼夜节律异常，甚至表现为夜间血压不降反升，大大增加了损害心、脑、肾等器官的危险性。

(4) 清晨醒来时

部分老年人高血压患者会有体位性低血压的特点，常常发生在服用抗高血压药时。体位从平卧到坐起，血压会突然降低，容易头晕、昏倒。

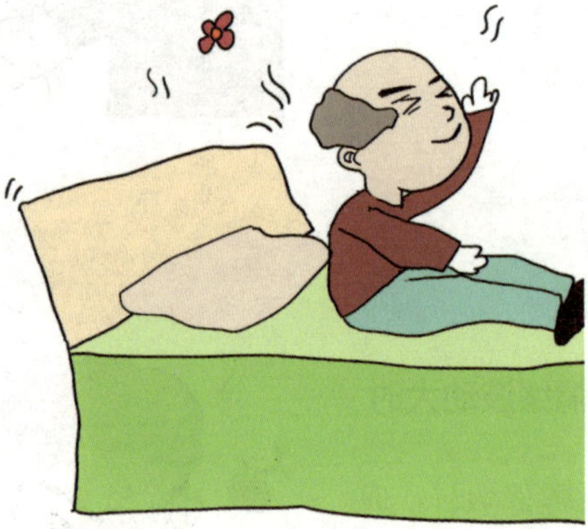

(5) 屏气排便时

老年人在屏气用力排便时，腹压加大，可使血压升高，严重者可能发生脑出血和心肌梗死。因此，老年高血压患者应多吃富含膳食纤维的食物，以保持大便通畅，同时要注意排便时不要用力过猛。

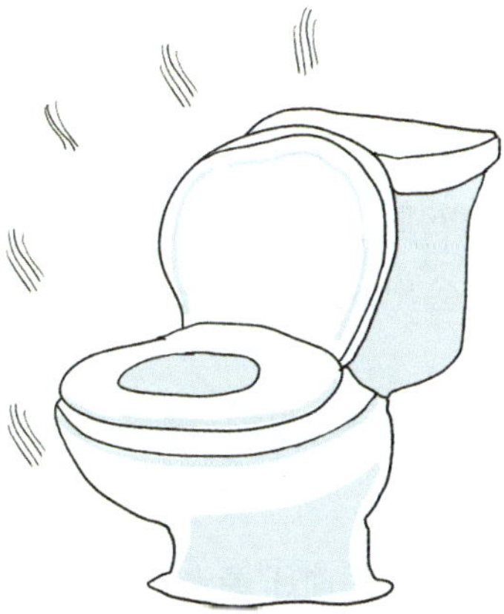

（6）洗澡时

老年人体温调节和血管舒张收缩功能较差，在冷水或热水的刺激下，血压易发生波动。因此，老年人洗热水澡时水温不能过高、时间不能过长。

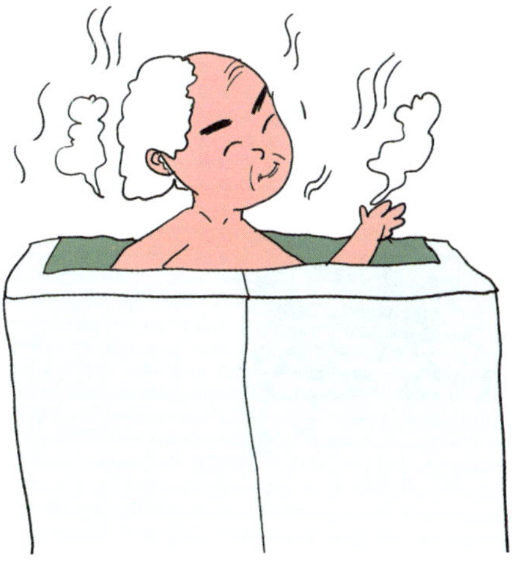

（7）餐后1~2小时

吃完饭后，我们的消化系统需要较大的供血量来运转，这时流向心脏和大脑的血液就会减少，再加上老年人血压调节功能比较弱，往往会出现一系列低血压症状，例如头晕、乏力、晕厥等。

（8）不规律服药时

被诊断为高血压后，高血压患者是需要靠药物来维持血压稳定的，突然停药或者不规律服药会导致血压波动大、血压突然升高，可能会诱发心脑血管意外的发生。

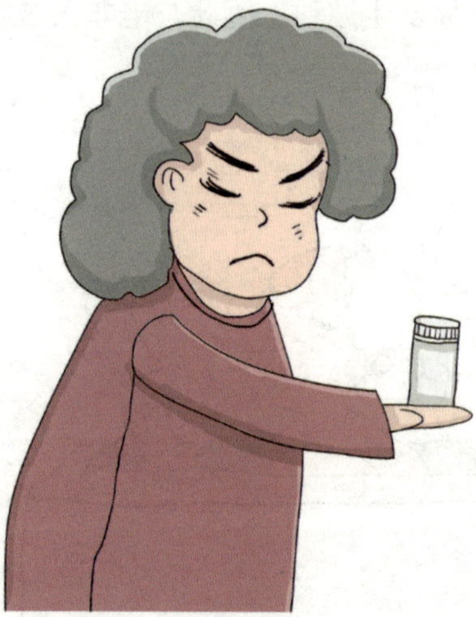

7.老年高血压患者血压突然升高怎么办?

如果老年人在家发现血压升高，可以先这样做:

(1)去除诱因，立刻休息

首先看看是什么原因引起的血压升高，例如情绪激动、生气、劳累等，去除诱因，找一个舒适的地方安静地坐着或者躺在床上。

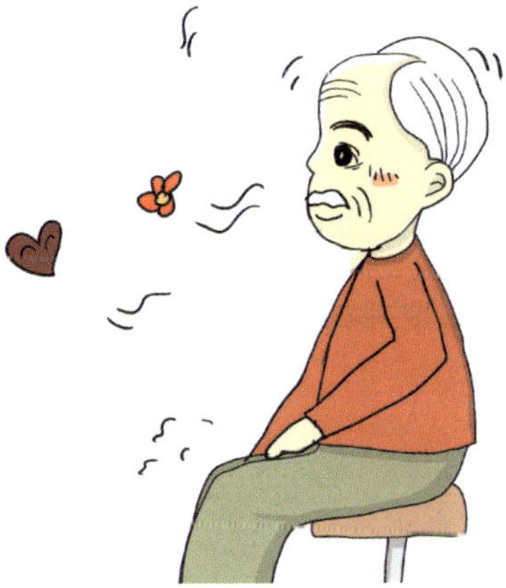

(2)紧急用药，及时就诊

患者可以口服临时短效降压药(如尼莫地平、卡托普利等)，需要按照医嘱服用，不可随意加药，以防血压下降过快。如果服用药物后效果不明显，应立即就医。

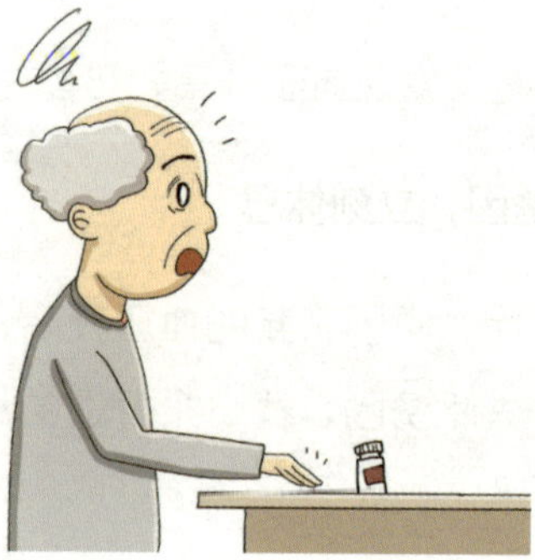

（3）监测血压

每间隔5～10分钟测量血压1次，一般需要测量2～3次，取平均值，如果血压有下降趋势，就不需要紧张。

如果患者血压持续升高或血压＞180/110mmHg，或出现了头痛、头晕、视物不清、恶心、呕吐、胸闷、胸痛、四肢无力、失语，甚至抽搐、昏迷等症状，一定要及时就诊，必要时立即拨打120急救电话。

8.老年人高血压七大误区，看看你躺枪了吗？

误区一：老年人血压高点正常，没有症状就没有问题

很多老年人认为年纪大了，血压高一点不要紧，没有症状就不用管。但实际上，由于老年人反馈机制迟缓、动脉硬化等因素，即使血压很高，可能也没有什么感觉。但是没有不适不代表高血压对身体没有危害。只要血压升高，具备用药指征，无论有没有症状都应该用药。

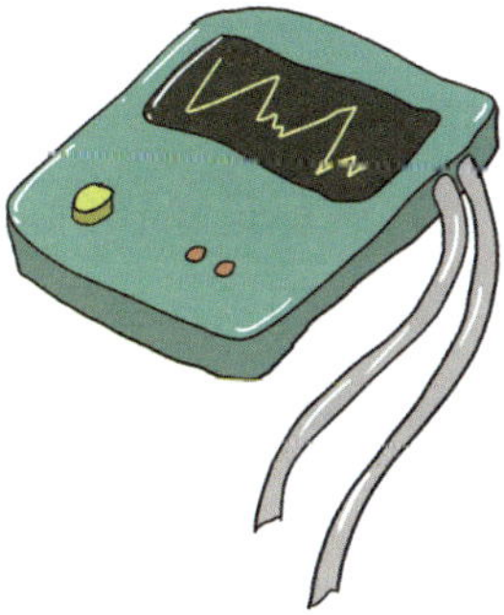

误区二：降压药伤肝伤肾，不能吃?

很多患者特别担心降压药会伤肝伤肾。实际上，只要在医师正确指导下服药，大多数药物不良反应都是轻微的，身体可耐受的。如果高血压病人不服用降压药，反而会出现心衰、肾衰等并发症。

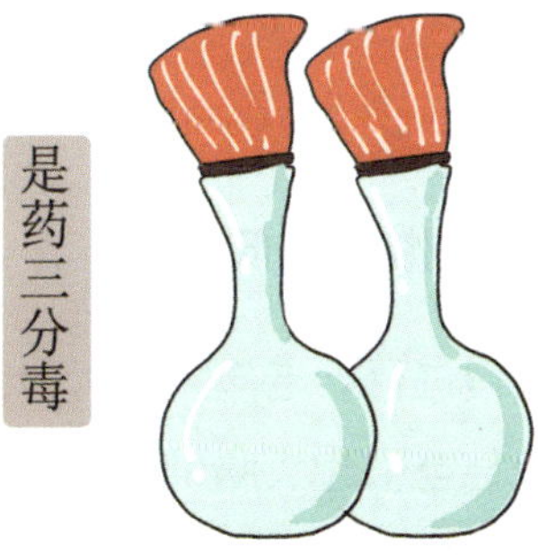

误区三：降压有“灵丹妙药”？

很多高血压患者认为西药副作用大，不想服用药物，反而盲目依赖一些没有科学依据的药物偏方、保健品、仪器来降压。实际上，这都是错误的。大多数保健品如天然保健食品、降压器具（降压枕头、降压床垫、降压手表以及降压鞋垫等），并不能够根治高血压，还是需要定期服用降压药来控制血压。

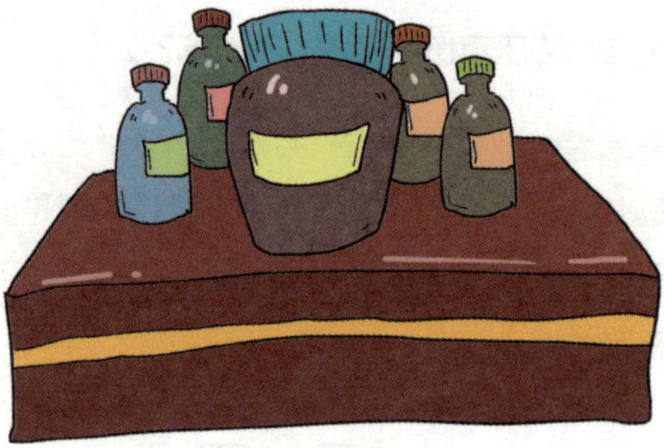

误区四：血压降得越快、越低越好

血压的控制应缓慢进行，老年人血管弹性差，过快的降压很容易引起头晕，甚至引起大脑供血不足，诱发脑卒中。所以对于老年人、病程较长患者或已有靶器官损害、并发症的患者，降压速度应适度缓慢。

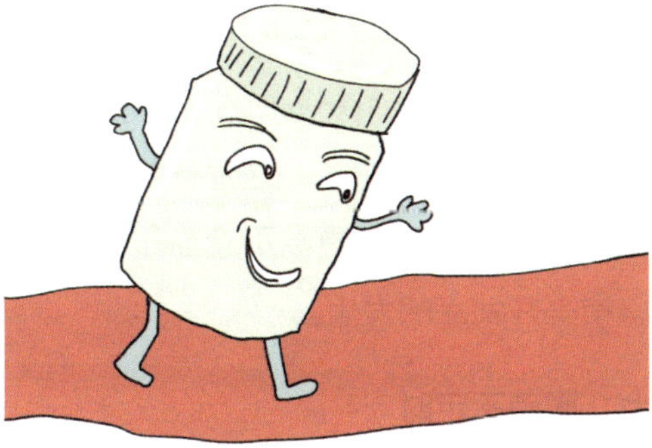

误区五：只知道吃药，不定期进行监测

很多高血压患者觉得每天测血压太麻烦了，于是就只用药物，而不管血压控制的情况，这种做法是不可取的。高血压是伴随终身的慢性疾病，绝大多数高血压患者需终生服药、定期检查，这样不仅可以评价降压药疗效，还可以防止出现脏器损害或并发症。

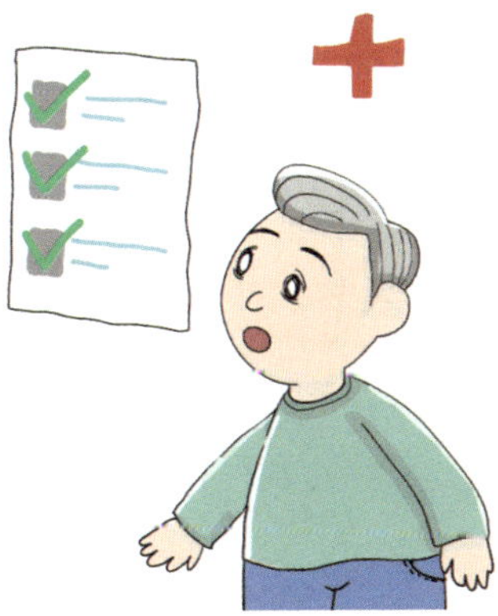

误区六：凭感觉来用药，血压正常就停药

有很多患者平时只有不舒服的时候才服用降压药，等到血压降至正常，就不继续吃了。这种行为很危险，血压在停药后会再次升高，间歇用药更易引起血压波动，这会大大增加心梗、脑梗等并发症的发生。

误区七：服药不定时

漏服或加倍服药会使血压波动异常，容易出现心血管意外。可以每日设置闹钟，在固定时间服用降压药。如果忘记服药，可咨询医生相关补救方案。即使漏服，也不可以一次性服用双倍药量。

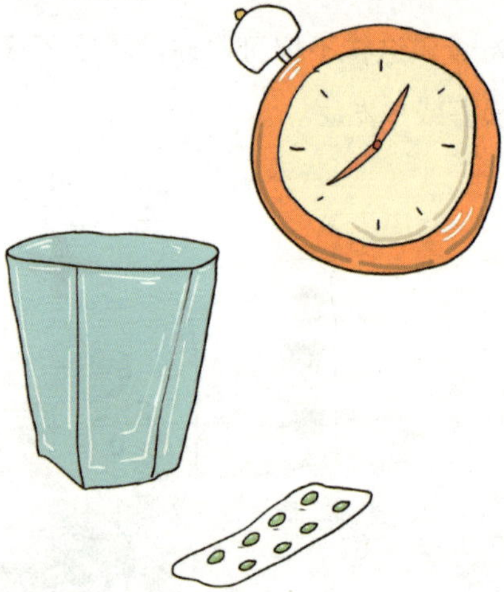

（五）女性与高血压

1.妊娠高血压

（1）什么是妊娠期高血压？

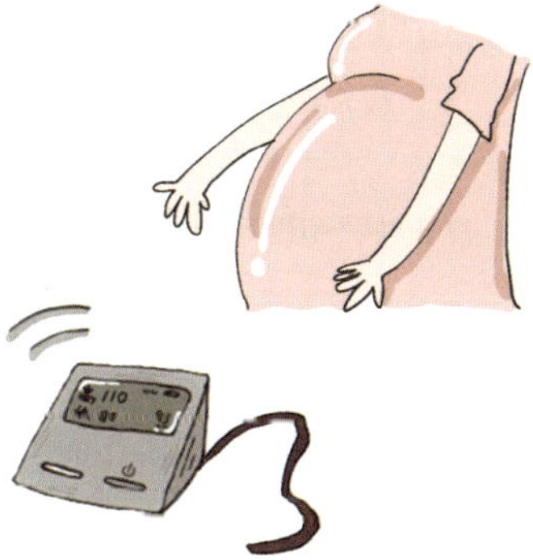

妊娠期高血压是指妊娠20周后出现的高血压，收缩压≥140mmHg和（或）舒张压≥90mmHg，但无蛋白尿。产后12周内可恢复至正常水平。

（2）妊娠期高血压的临床表现有哪些？

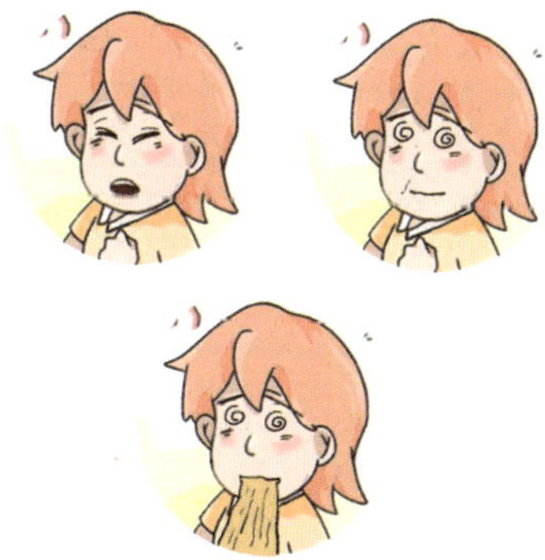

妊娠期高血压轻者一般没有明显症状或者表现为头晕、双下肢水肿、轻度蛋白尿；重者可表现为剧烈头痛、心悸、视力模糊、恶心、呕吐、上腹不适等，甚至昏迷、抽搐。

（3）这些孕妇更容易得妊娠期高血压

1）初产妇或妊娠间隔大于10年。

2）年龄过大(＞40岁)或年龄过小(≤18岁)。

3）双胎或多胎妊娠。

4）妊娠前就有高血压、慢性肾病、糖尿病等疾病。

5）有妊娠高血压病史及家族史。

6）超重(BMI≥28kg/m²)。

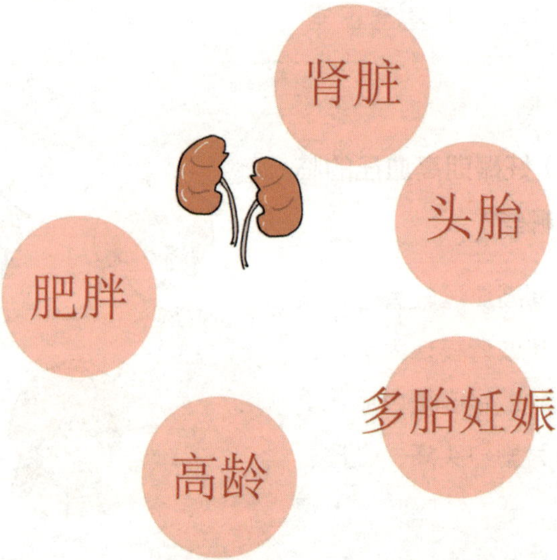

（4）妊娠期高血压对胎儿的影响？

1）宝宝生长发育受限

妊娠期高血压疾病会导致 孕妇全身小血管的痉挛，影响胎盘的供血，影响宝宝的供氧和营养物吸收，从而导致宝宝发育受限。

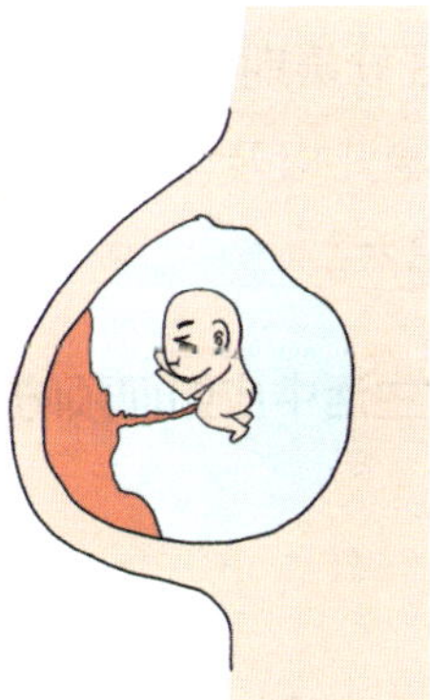

2）胎儿宫内窘迫或胎死宫内

妊娠期高血压还可能引起胎盘早剥（胎盘过早脱离子宫壁），如果不能及时发现并且终止妊娠的话，很有可能会导致胎儿出现宫内窘迫或者胎死宫内。

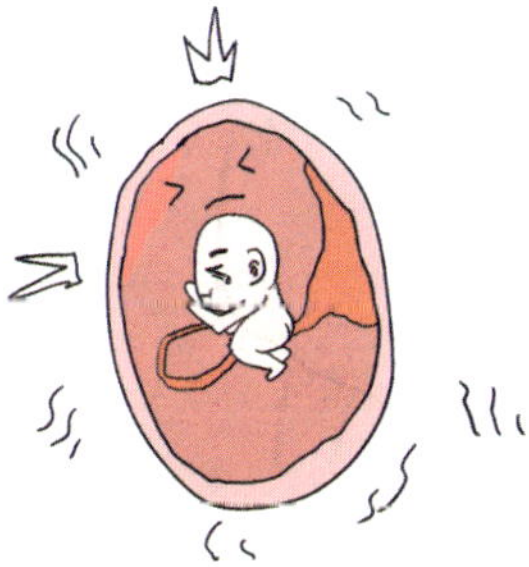

3）影响胎儿心功能

母体高血压会导致胎儿血压升高，增加胎儿心脏负担，可能导致心功能不全。

4）容易出现早产

如果孕妇在妊娠期未控制好血压，那么就有可能导致胎盘早剥，为了胎儿以及孕妇的安全，很有可能提前终止妊娠，造成胎儿早产。

（5）日常生活中应如何预防妊娠期高血压?

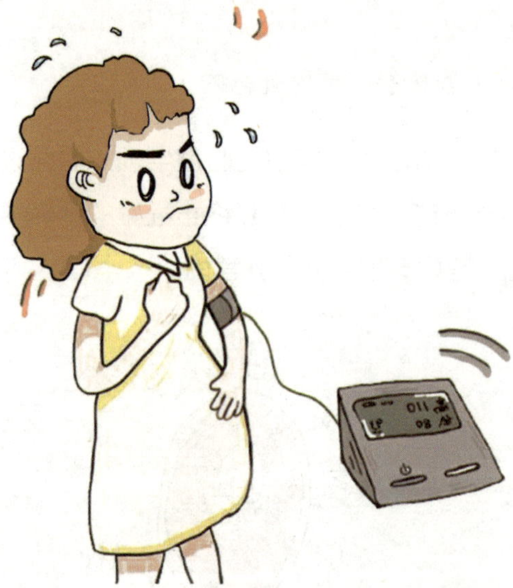

对于孕妈妈来说，日常生活中哪些措施可以预防妊娠期高血压的发生呢?

1）适度锻炼，保持充足的睡眠

建议准妈妈每天做适量运动，增强身体抵抗力。每日要保证8～10小时的休息时间，睡姿采取左侧卧位，可以改善子宫胎盘的血供，为胎儿提供充足的血液补给。

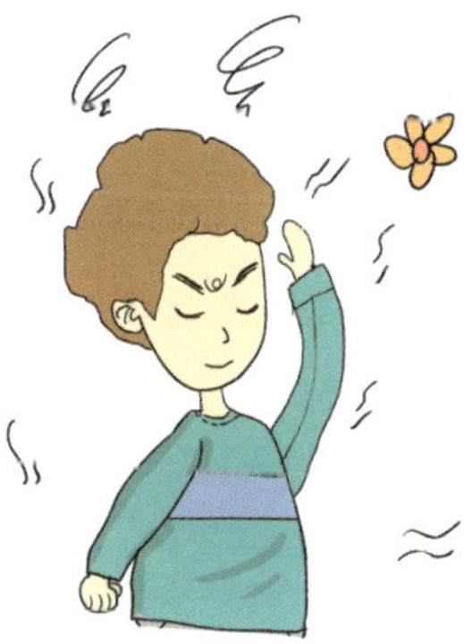

2）愉快的心情

孕妈妈们在孕期要保持愉悦的心情，避免情绪大起大落。

3）补钙

对于低钙摄入的孕妇（<600mg/d），建议补钙，每日口服钙剂>1g/天。钙不仅可以稳定血压或降压，还有助于胎儿的骨骼与牙床发育。含钙丰富的食品有：奶制品、豆制品、鱼虾、芝麻等。

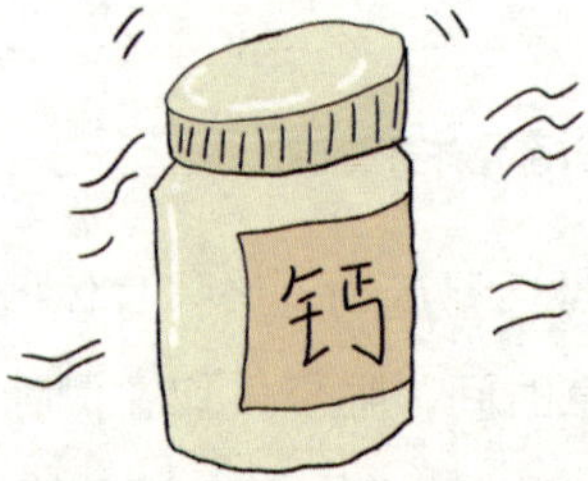

4）孕期饮食营养管理

孕妈妈们要摄入充足的蛋白质和高热量食物，如牛奶、鱼虾、鸡蛋等；多摄入膳食纤维含量丰富的新鲜水果和蔬菜，补充维生素、铁和钙剂等。

5）控制钠盐的摄入

建议妊高征的孕妈妈每日食盐量限制在3～5g。同时还要远离高“隐藏盐”的食物，例如腌制品、腊肠、咸菜等。

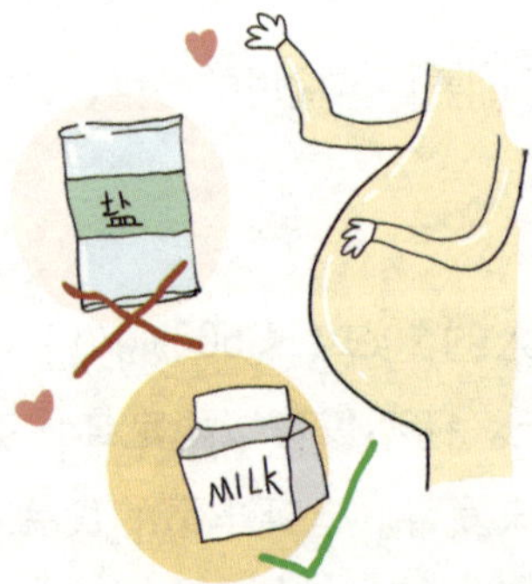

6）重点关注自己的体重、血压，定期产检

对于准妈妈来说，孕期内定期测量体重、监测血压、检查胎儿发育状况和胎盘功能非常重要。每一次产检都要做好记录，如果出现了体重增加明显、严重水肿、蛋白尿等情况，一定要高度警惕，及时就医。

（6）妊娠期高血压患者应进行哪些检查?

妊娠期高血压的孕妈妈除了要定期测量血压之外，还要定期进行以下常规检查:

1）尿常规：查看是否出现尿蛋白的情况。

2）血液相关检查：测血红蛋白、全血细胞计数、血液黏稠度、凝血功能等。

3）肝肾功能：谷丙转氨酶、血尿素氮、血肌酐及尿酸测定，判断孕妇有无肝肾等器官的损害。

4）眼底检查：观察孕妇是否出现视网膜水肿、眼底出血等情况。

5）心电图、超声心动图：评估孕妇心脏情况和心脏功能。

6）胎儿监测：定期行胎儿电子监护、监测胎盘功能、检查胎儿成熟度等。

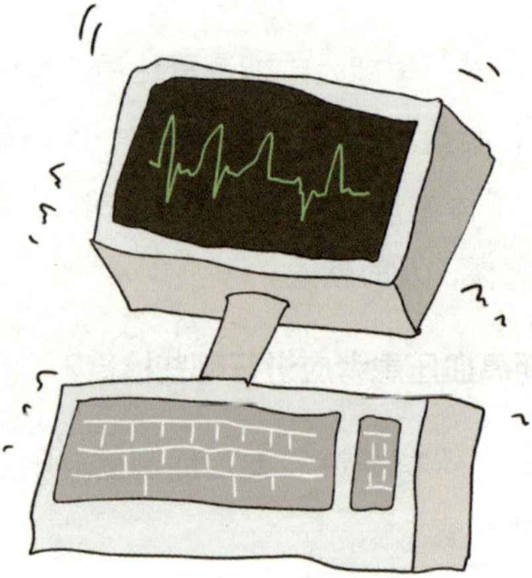

（7）妊娠期高血压患者的血压控制目标是多少?

1）当孕妇未发生器官功能损伤，血压应控制在130～155/80～105mmHg。

2）当孕妇发生器官功能损伤，比如重度子痫前期，血压应控制在130～139/80～89mmHg以下，且血压不可低于130/80mmHg，以保证子宫胎盘血流灌注充足。

（8）妊娠期高血压患者只能剖宫产吗?

妊娠期高血压并不是剖腹产的指征，患有妊高征的准妈妈采取哪种分娩方式，还需要结合血压水平、心功能情况以及脑供血情况来综合判断。

如果孕妈妈在怀孕期间血压控制良好，且不具有剖宫产指征，并不影响顺产。但如果在分娩过程中出现血压急剧升高、胎盘早剥、胎儿宫内窘迫等情况，则需在医生指导下及时终止顺产，选择剖宫产。

如果孕妇血压非常高，并且血压控制不理想、血压波动大，容易诱发急性心功能不全或脑供血不足等情况，需要考虑剖宫产，让产妇顺利安全地完成分娩。

所以孕妇在分娩前，需要完善相关检查，明确自身情况，在医生指导下选择合适的生产方式。

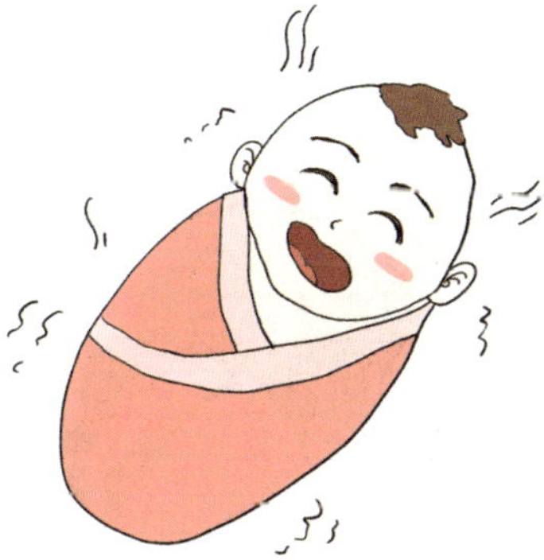

（9）妊娠期高血压患者产后不可掉以轻心!

患有妊娠期高血压的孕妈妈，在生完宝宝之后并不是就万事大吉了，这五大要点产后管理至关重要!

1）将产妇安置在安静病室休息，避免声、光刺激，保持产妇充足的休息和精神放松。

2）分娩后3~7天是血压波动的高峰期，因此在这段时间更要密切监测血压。

3）产后血压≥140/90mmHg者仍应继续降压治疗，避免突然停药导致血压反弹。

4）饮食方面以清淡为主，多食富含蛋白质、维生素、微量元素的食物，减少脂肪、食盐的摄入。

5）产后6周（42天）血压仍未恢复正常时，应于产后12周再次复查血压、尿常规、血脂和血糖，以排除慢性高血压。

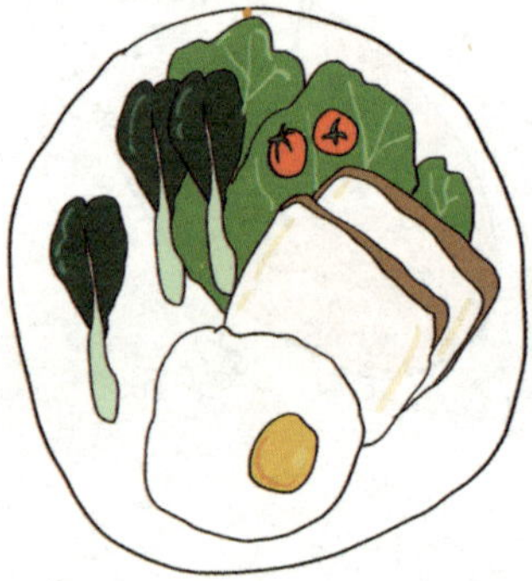

2.围绝经期高血压

（1）当围绝经期碰上高血压

围绝经期是指从卵巢功能开始衰退直至绝经后1年内的时期，也称为“更年期”。女性更年期卵巢退化，雌激素分泌减少，内分泌失调，从而出现高血压。其次，更年期女性容易出现情绪不稳定、失眠、烦躁等症状，也会引起血压升高。

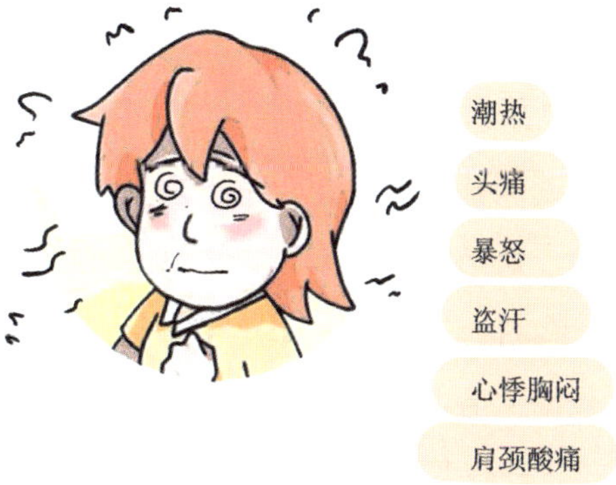

（2）围绝经期高血压的表现

围绝经期高血压以收缩压增加为主，舒张压不一定高。在这个特殊时期，女性的高血压常常表现为头昏、头痛、耳鸣、眼花、胸闷、心悸、健忘、睡眠不佳、乏力、情绪焦虑、注意力不集中等症状。

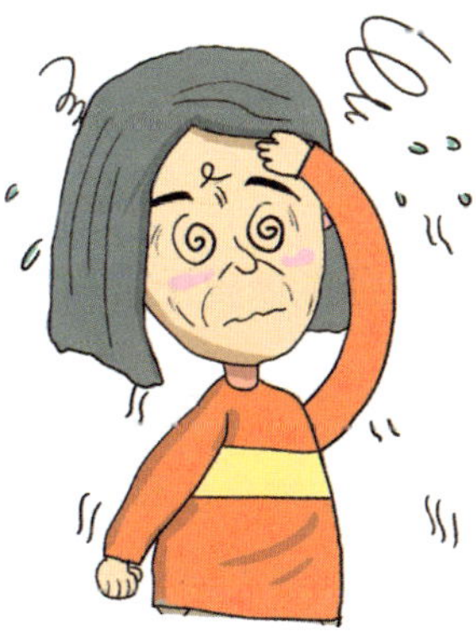

（3）围绝经期出现高血压千万别大意

当女性在围绝经期发现自己的血压升高时，千万不要大意，不要觉得过了更年期高血压就好了。

可以先尝试调整生活状态，进行适量的运动，还可以通过补充雌激素、调节内分泌和改善睡眠等缓解高血压，并进行定期的血压监测。

如果自我调适后，血压仍持续处于较高水平，一定要及时去医院就诊，并在专科医生的指导下服用降压药物。

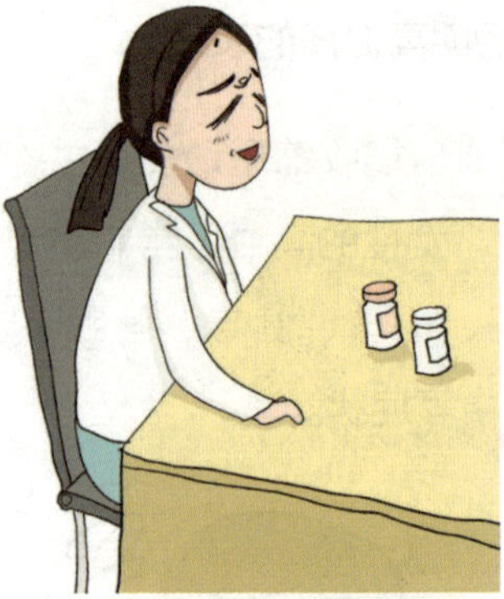

（4）围绝经期高血压能恢复正常吗？

如果围绝经期的女性在日常血压检测时都是正常的，在情绪激动、睡眠不好的时候才会出现血压升高的情况，这种大多是可以治愈或缓解的，顺利度过更年期后血压就会恢复正常。

但如果是因为人体衰老、动脉硬化引起的高血压，可能需要服用降压药物进行治疗。

（5）围绝经期高血压患者血压升高的危险因素是什么?

随着女性年龄的增长，每个女性都会进入一个重要的阶段——围绝经期。这个时期，女性体内雌孕激素下降，高血压患病率就会上升。此外，引起围绝经期女性血压升高的危险因素还有肥胖、血糖异常、高血脂、焦虑、吸烟、缺乏运动等。

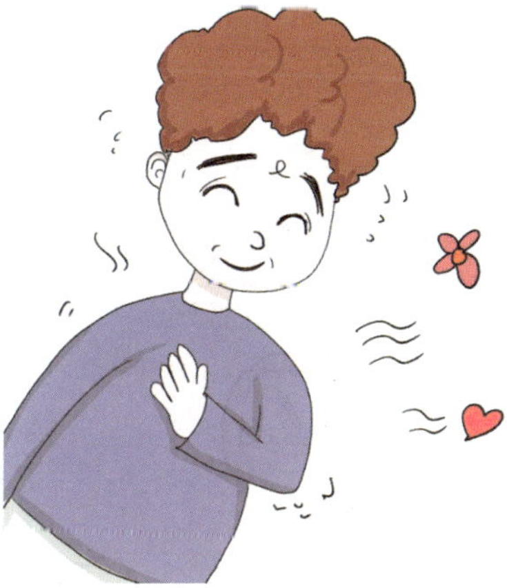

（6）生活中适合围绝经期高血压患者的“法宝”

1）适宜适当运动

建议每周坚持4～5天的中等强度运动，至少每天规律运动半个小时，锻炼身体不仅可以增强抵抗力，还能调节负面情绪。

2）保持作息规律和充足的睡眠

保持生活作息规律，不要熬夜，定时定点睡觉。

3）多样均衡的饮食

减少胆固醇、酒精、盐、糖等食物的摄入，多摄入含钾较高的蔬菜水果、含钙食物、谷类食物和豆制品等。

4）保持情绪稳定，充实生活内容

更年期女性要自我调节不良情绪，培养乐观、平和的心态对待不称心的人和事；同时还要丰富生活内容，多培养兴趣和爱好，如旅游、烹饪、种花、跳舞等。

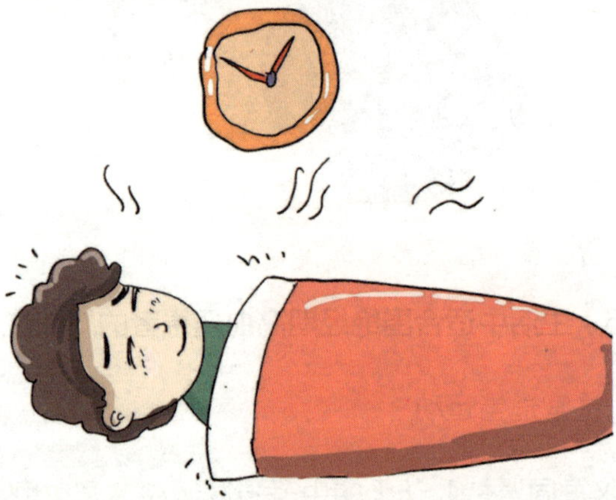

第六章 高血压的症状分类与临床表现

一、高血压有前兆，这些信号要警惕！

（一）头痛头晕

你有没有过这样的经历：早上起床或者突然站起时，感觉后脑勺和太阳穴一阵阵地疼，就像被人用力按住一样？又或者，眼前突然一阵眩晕，感觉世界都在旋转？这些啊，都是高血压在给你打“招呼”呢！

头痛头晕是高血压最常见的早期症状，尤其是早上起床6~10点及下午的16~18点，症状会更加明显，因为这两个时段的血压会升高。如果你在这两个时间段经常感觉到头痛，或出现持续性头晕，那你一定要警惕了，很有可能已经得了高血压。

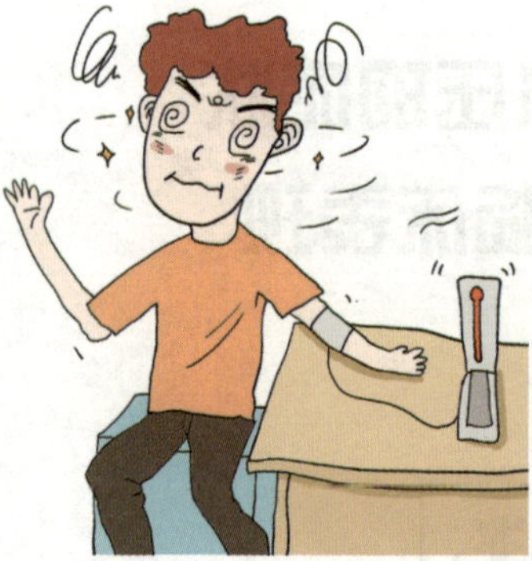

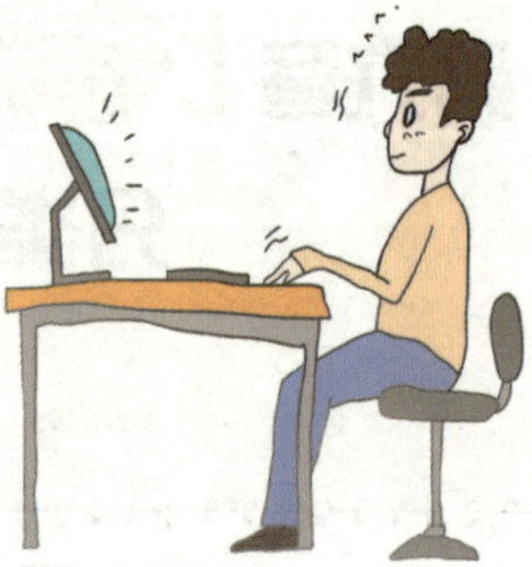

（二）耳鸣

你知道吗？有十分之一的高血压患者会出现耳鸣的症状。这是因为血压升高，导致耳朵里的血管也跟着“紧张”起来，影响了听神经的正常工作，听神经出现退行性改变，从而导致耳鸣。所以，如果你突然发现自己耳朵里嗡嗡作响，就像很多小虫子在叫一样，可别不当回事，赶紧测测血压吧！

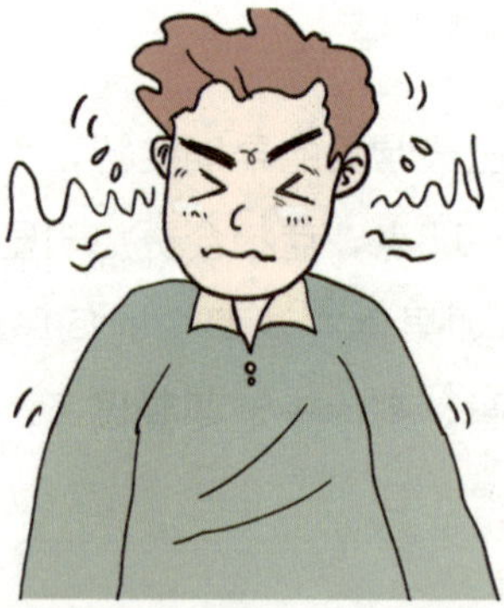

（三）打鼾

打鼾并不是睡得香的表现，相反，打鼾是健康的大敌。如果你睡觉时打鼾还憋气，很有可能是患上了睡眠呼吸暂停综合征（SAHS）。而SAHS和高血压可是“好哥们”，有研究表明，50%～60%的阻塞性睡眠呼吸暂停综合征患者会合并高血压。

这是因为长期在睡眠中呼吸不通畅，会导致体内缺氧的同时伴随着二氧化碳滞留。由于缺氧，身体的各个器官会得不到充分的休息，睡眠质量就会下降，心脏不得不加班加点地工作，血压自然就噌噌往上涨了。

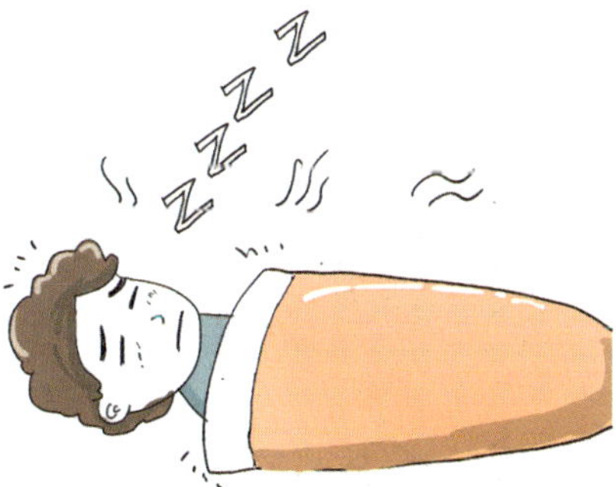

（四）视力下降

高血压还会影响我们的视力呢！这是因为血压升高会导致视网膜小动脉痉挛、狭窄甚至破裂出血，从而影响我们的视力。如果你发现自己看东西越来越模糊，或者有重影、变形、变色的情况出现，一定要及时去医院检查眼底和血压情况。

（五）乏力、容易疲劳

很多高血压患者的首发症状，就是疲劳、乏力。这是因为血压升高会引起血管痉挛，心脏负荷增加，从而导致身体各组织器官供血不足。如果你明明没干什么重活却总是觉得累得慌，那就要警惕是不是高血压在作祟了。

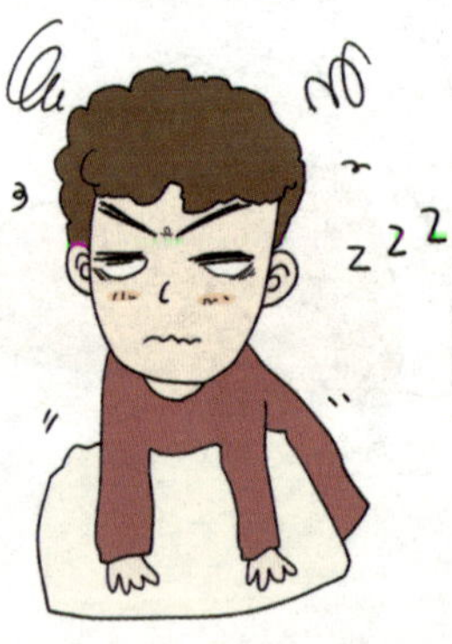

（六）失眠、健忘

高血压的前兆之一就是失眠。高血压会让我们的交感神经系统一直处于兴奋状态，导致我们入睡困难、多梦易醒。所以，如果你出现了毫无缘由的入睡困难和失眠等症状，甚至记忆力也大不如前了，不妨去测测血压吧！

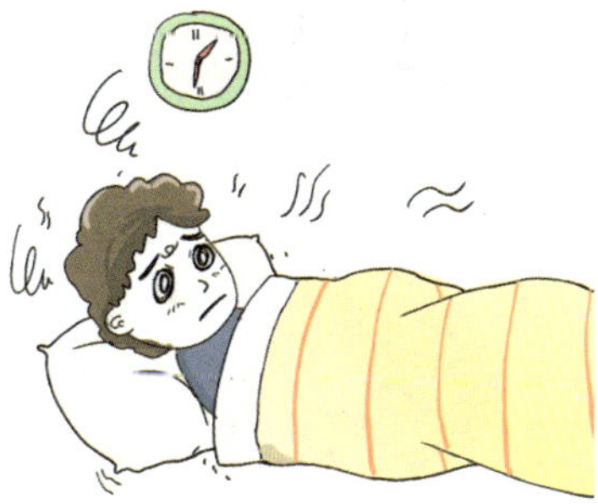

（七）胸痛和呼吸困难

长期高血压不控制的话，还会对我们的心脏造成损害。你会发现自己稍微活动一下就会气喘吁吁、胸口发闷甚至疼痛。这是因为高血压导致心脏结构和功能发生了改变，这个时候一定要警惕，去医院检查是否血压偏高并且已经损害到了心脏。

（八）胸闷、心悸、心慌

早期高血压可以导致胸闷、心悸和心慌等症状。这是因为在高血压初期，交感神经处于极兴奋状态，使得心脏收缩能力增强，心率加快，进而表现出心悸、心慌、胸闷等症状；在空气不流通、密闭的环境中这些症状会更加明显。

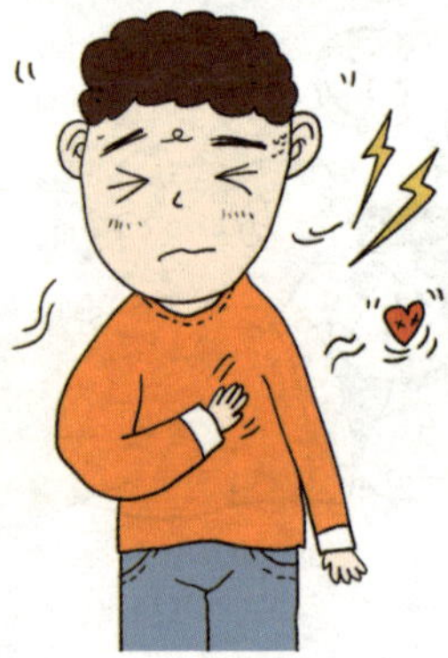

（九）鼻衄

鼻衄可能为高血压的早期信号。人体鼻腔血管本身就比较丰富，再加上高血压会导致血管壁变薄、变脆、容易破裂出血。所以，如果反复出现鼻出血情况，一定要重视，及时就医，监测血压。

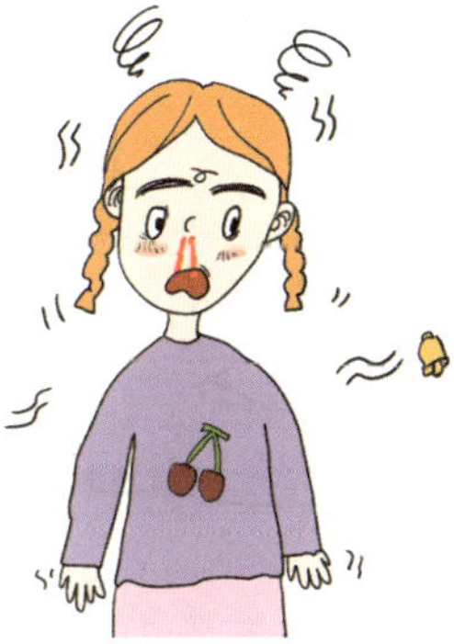

（十）泡沫尿或夜尿增多

高血压会引起肾脏功能损害，但是症状较为隐匿，我们可以通过观察尿液的情况判断高血压是否已经影响到了肾脏功能。

1.观察有无泡沫尿

高血压会引起肾小球毛细血管压力增高，从而导致尿液中微量白蛋白增多，就会形成泡沫尿。因此，如果在小便时发现尿液当中的泡沫增多，很有可能高血压已经损伤到了肾功能。

2.观察夜尿次数

高血压对肾脏损害也可以表现为夜尿增多，如果起夜频率较平常明显增多，建议及时测量一下血压，确定血压状态是否有点偏高。

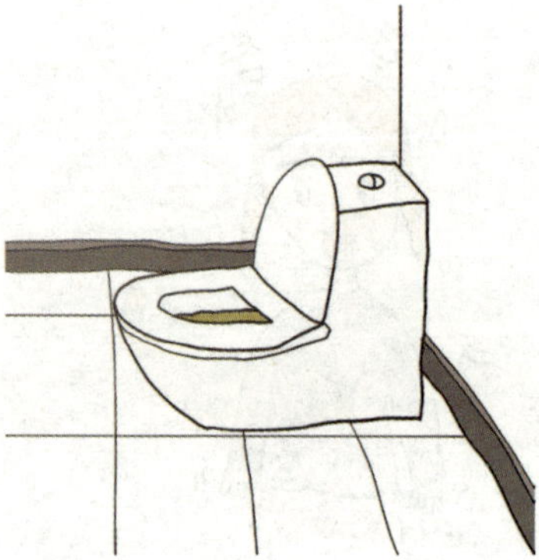

（十一）肢体麻木

高血压早期征兆之一就是肢体（手指或脚趾）麻木，皮肤有蚁行感，或者手指不灵活，这是因为高血压会影响血液的流动，影响肢体末端供血。如果存在肢体麻木的现象，且持续时间较长的话，应及时到医院就诊。

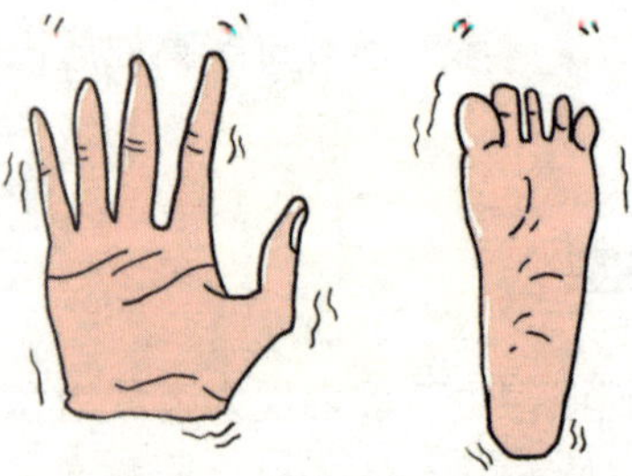

二、什么是高血压早期?

(一)高血压早期症状

说起高血压，很多人可能觉得它悄无声息地就来了。其实不然，高血压早期虽然没有明显症状，但还是会给我们一些“小提示”的，比如在精神紧张、情绪激动或劳累后感到头晕、头痛、眼花、耳鸣、乏力等症状。

(二)早期干预获益大

无论有没有出现明显的症状，长期血压升高都会对健康造成严重的影响。所以越早发现高血压，越早进行治疗，受益就越大，对心脑血管造成的损害就越少。

血压控制事关重要，有研究表明，收缩压每降低10mmHg，高血压患者冠心病风险就会降低17%，发生脑卒中的风险可以降低27%，心力衰竭的风险也能减少28%，这简直就是给心脏、大脑和肾脏都上了个保险啊!

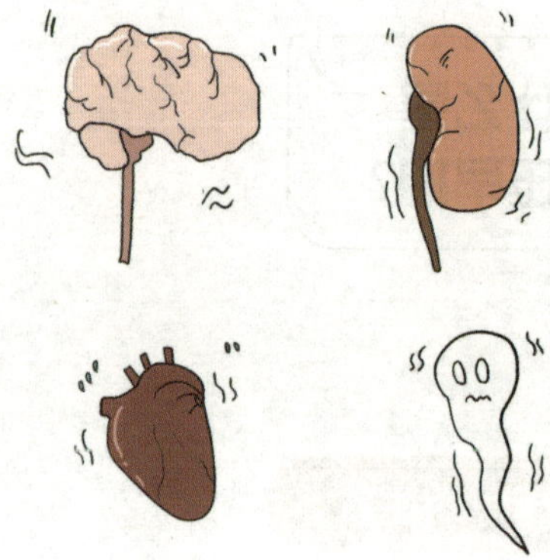

三、高血压的分类

高血压分为两种：原发性高血压和继发性高血压。

（一）原发性高血压

1.原发性高血压的特点

我们平常所说的高血压病就是指原发性高血压，占所有高血压患者的90%以上。这种高血压一般是由遗传、环境和生活方式等多种因素共同作用引起的，可以使用药物进行降压治疗。

（1）原发性高血压好发于长期不良嗜好人群：比如长期抽烟喝酒、作息不规律的人群，吃得太咸、太油腻的人群，超重和肥胖的人群等。

（2）原发性高血压来得慢，病程长，早期可能没有什么明显症状。

（3）一般中青年多以舒张压升高为主，老年人则以收缩压升高为主，且会出现脉压差大的情况。

（4）原发性高血压需要长时间吃药控制，但无法治愈。

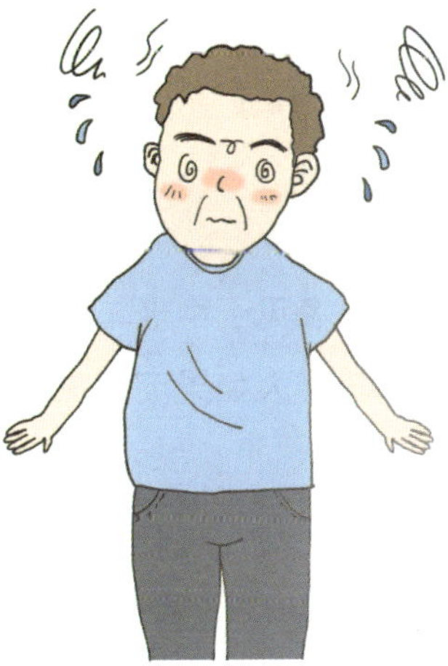

2.原发性高血压常见病因

原发性高血压在所有高血压患者中占90%，但具体的发病原因还不清楚，可能是遗传、饮食、生活习惯等多方面共同作用引起的。

（二）继发性高血压

继发性高血压就比较特别了，它不是独立出现的，而是由其他疾病或者情况引起的。换句话说，只要找到了“幕后黑手”，高血压问题就有可能迎刃而解。

1.继发性高血压的特点

（1）血压通常较高

这类高血压来得急，而且血压水平可能会非常高，动不动就超过180/110mmHg，属于重度高血压了。

（2）年轻人也会得

一般来说，高血压多见于中老年人，但继发性高血压可能在任何年龄出现。年轻人如果突然血压高了，要小心是不是继发性高血压。

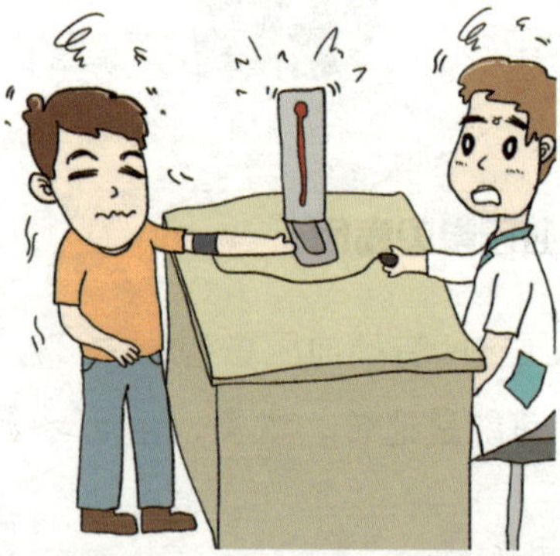

（3）普通降压药效果不好

普通的降压药对继发性高血压效果不大。有可能在服用了好几种药后，血压还是降不下来。那可能是根本病因在作怪，得找到原发病才能治好。

（4）伴随其他症状

继发性高血压通常会伴随一些其他的症状，比如肾病引起的尿液异常、水肿，或者阻塞性睡眠呼吸暂停综合征导致的打鼾、白天嗜睡等。如果你有这些症状，再加上高血压，那就要注意了。

2.继发性高血压常见病因

那么，哪些问题会引起继发性高血压呢？这里列举一些常见的原因。

（1）肾实质性高血压–你不可不知的“幕后黑手”

1）什么是肾实质性高血压？

简单来说，就是肾脏的“实质部分”（也就是肾脏的主要功能部分）出了问题导致的高血压。这个“实质部分”负责过滤血液、排出废物和调节体内的水盐平衡。比如说得了肾炎、糖尿性肾病或者多囊肾这样的病，就会影响肾脏的正常工作，血液中的液体量增加，血压自然就上去了。

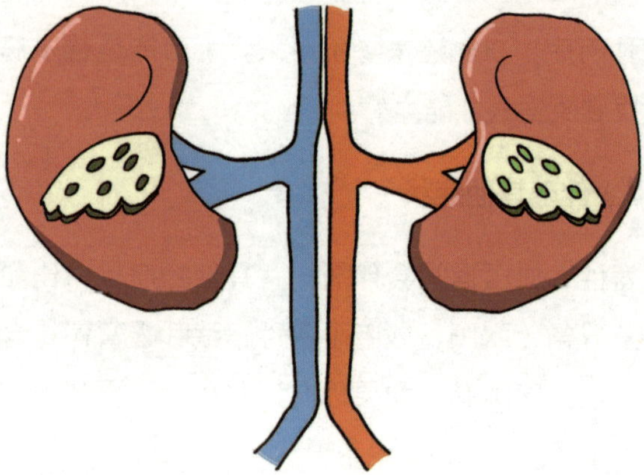

2）背后的机制

现在，让我们更深入一点，看看为什么肾脏实质病变会导致高血压。

①激素失衡：肾脏会分泌一些激素来帮忙调节血压，比如肾素。肾素可以触发一系列反应，最终导致血管收缩，从而提高血压。当肾实质受损时，肾素的分泌可能就会异常，血压就会上升。

②滤过功能下降：肾脏的另一个重要工作是过滤血液，把废物排出去。如果这个功能受损了，血液里的废物和多余的水分就排不出去，在体内积累，血压也就跟着“水涨船高”了。

3）病因大揭秘

那么哪些疾病会导致肾实质性高血压呢？以下是四个常见的疾病：

①慢性肾病：这是最常见的原因。随着病情的进展，肾脏功能逐渐受损，血压调节也会受影响。

②肾小球肾炎：这类疾病会直接影响肾小球的过滤功能，导致体内水、钠等物质潴留，血容量增加，血压自然也会上升。

③多囊肾：多囊肾患者的肾脏内会长出许多囊肿，这些囊肿会挤压正常的肾组织，导致肾功能下降，进而引发高血压。

④糖尿病肾病：长期的高血糖会损害肾脏，导致糖尿病肾病，从而引发高血压。

4）肾实质性高血压的信号

这五个信号可以帮助你识别肾脏实质性高血压：

①血压升高：如果你发现自己的血压突然升高，甚至超过普通的高血压病人，而且难以控制，可能要考虑肾脏问题。

②尿液异常：比如你出现了泡沫尿、血尿，或者夜尿增多，这些可能是肾脏在“呼救”。

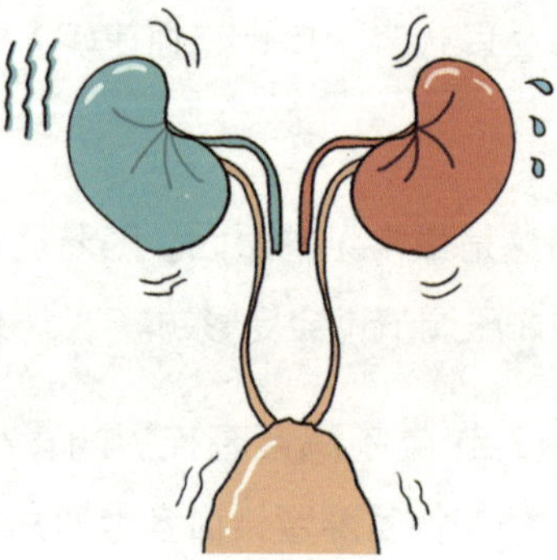

③疲劳和乏力：肾功能不好，人就容易觉得累，精力不济。

④水肿：肾脏功能不全会导致身体水钠潴留，出现脸部、手脚的浮肿。

⑤腰痛：特别是肾炎和多囊肾患者，可能会有腰痛的症状。

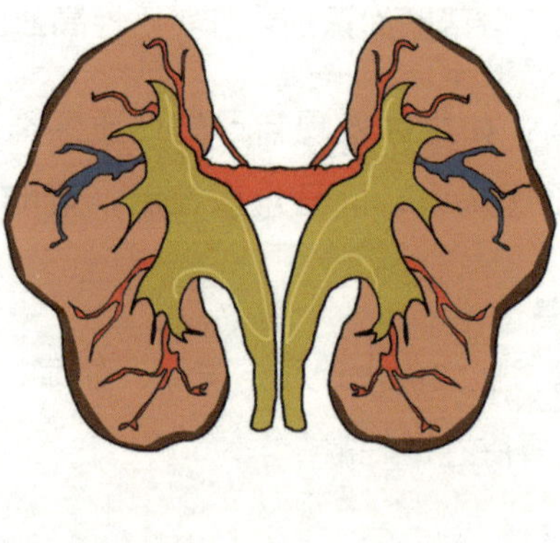

5）如何诊断肾实质性高血压

如果你怀疑自己有肾实质性高血压，最好去医院做个全面检查。例如血液和尿液的检查、肾脏影像检查（B超或者CT）、肾脏穿刺法检等。

（2）肾动脉狭窄性高血压

1）何为肾动脉狭窄性高血压

肾动脉是给肾脏供血的主要血管，如果肾动脉变窄了，肾脏供血不足，就会启发一系列机制，从而引起血压增高。

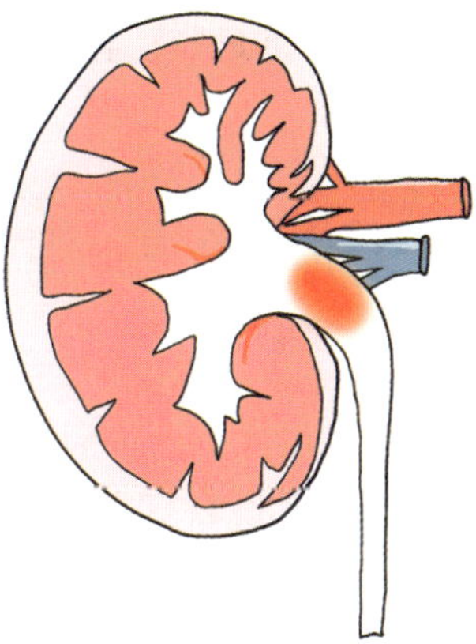

2）背后的机制

那么，肾动脉狭窄为什么会引发高血压呢？这背后有一个复杂的生理机制：

我们的肾脏内部有一个非常重要的调节系统，叫作“肾素-血管紧张素-醛固酮系统”。当肾脏动脉狭窄到一定程度时，肾脏缺血，它就会误以为身体缺血缺氧或者血压太低，就会拼命释放信号让血管收缩，造成血压上升。

3）病因大揭秘

引起肾动脉狭窄的原因有很多，其中最常见的是动脉粥样硬化。此外，纤维肌性发育不良、多发性大动脉炎等也是导致肾动脉狭窄的常见原因。

① 动脉粥样硬化：是指血管壁上积累了脂肪和胆固醇的斑块导致血管变窄，这是肾动脉狭窄最常见的原因，通常发生在中老年人群中。

② 纤维肌性发育不良：是一种先天性的血管病变，会引起肾动脉狭窄。

③ 大动脉炎：也会导致肾动脉狭窄，多见于青年女性，往往合并全身其他动脉狭窄。

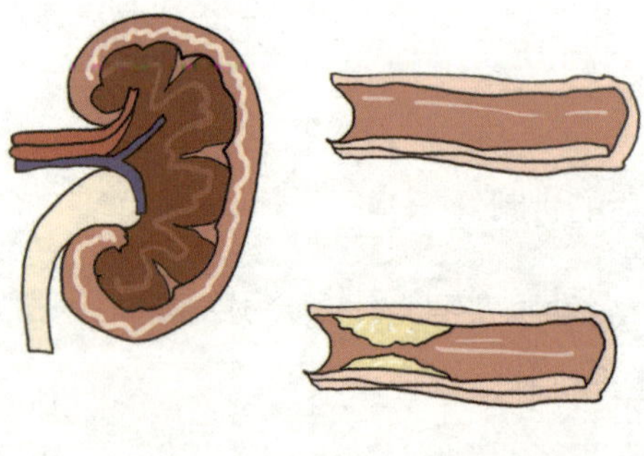

4）肾动脉狭窄的信号

要想知道自己是不是被肾动脉狭窄缠上了，有几个信号可得留意：

①吃了好几种降压药，血压仍然难以控制。

②血压突然升高，或者原有的高血压突然加重。

③伴随的肾功能异常：比如尿液中出现蛋白质，或者血肌酐水平升高。

④上腹部或腰部脊肋区听诊时可能听到血流的杂音。

5）如何诊断肾动脉狭窄性高血压

如果你发现自己有这些症状，别慌，赶紧去医院看医生。医生会给你做一系列检查，比如：

①血液和尿液的检查。

②肾脏影像检查：比如肾动脉彩超、CT血管成像、肾动脉造影（金标准）等。

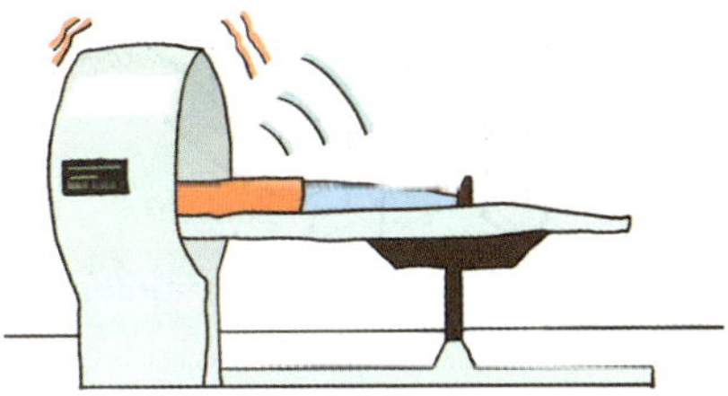

（3）原发性醛固酮增多症

1）什么是原发性醛固酮增多症

首先，我们得搞清楚什么是“醛固酮”。醛固酮是肾上腺分泌的一种激素，是负责调节钠、钾平衡和血压的“小管家”。正常情况下，醛固酮会帮助我们保存一些钠，同时排出钾。

如果肾上腺皮质出了点小故障，醛固酮分泌得太多了，就会保留更多的钠和水分，排出更多的钾。这样一来，血管里的液体量就会增加，血压就升高了，这就是原发性醛固酮增多症（简称原醛症）。

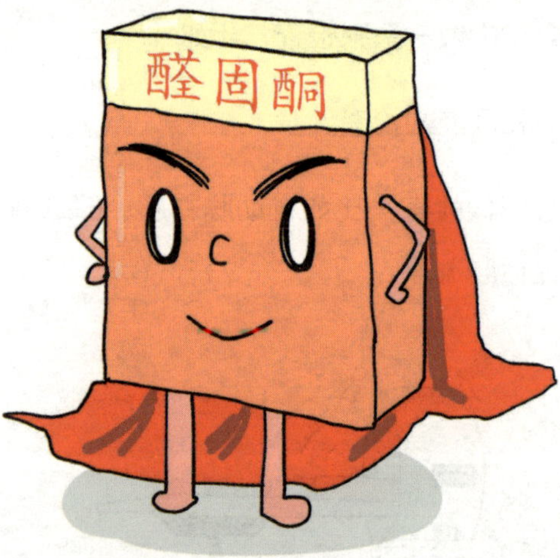

2）原醛症的常见病因

原醛症的病因多种多样，根据病因的不同可以分为六型：

常见病因一：醛固酮瘤（约占35%）

醛固酮瘤，简单来说，就是肾上腺上长了一个小肿瘤，“偷偷”地分泌大量醛固酮。醛固酮瘤大多数为单个腺瘤，而且左侧比右侧更常见。

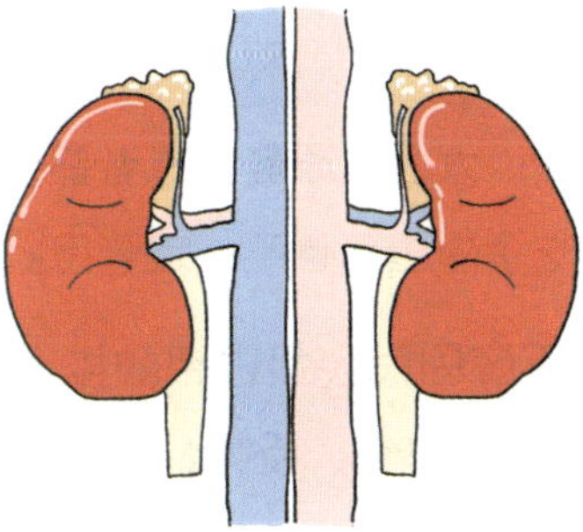

常见病因二：特发性醛固酮增多症（约占60%）

这个病因目前还不太清楚，但患者的肾上腺皮质会弥漫性增生，有时还会伴有结节，导致醛固酮分泌过多。

还有一些较为罕见的情况也可能导致原发性醛固酮增多症，比如：

①原发性肾上腺皮质增生：肾上腺皮质细胞异常增生也会导致醛固酮分泌过多。

②家族性醛固酮增多症：这是一种遗传性疾病，家族中可能有多人患病。

③醛固酮癌：醛固酮癌很罕见，但它是一种恶性肿瘤，病情往往较重，预后较差。

④异位醛固酮分泌瘤或癌：临床上极为罕见，指的是在肾上腺以外的部位长了能分泌醛固酮的肿瘤。

3）原醛症的症状

得了原醛症，身体会有这些反应：

①持续的高血压：大多数原醛症患者都会出现高血压，且血压往往较高，吃了降压药也不一定管用。

②低血钾：由于醛固酮会促进钾的排出，钾排得太多了，人就容易肌肉无力、痉挛、疲劳。

③多尿和口渴：由于长期低钾和高血压，患者还可能出现排尿增多、口渴、多饮等症状。

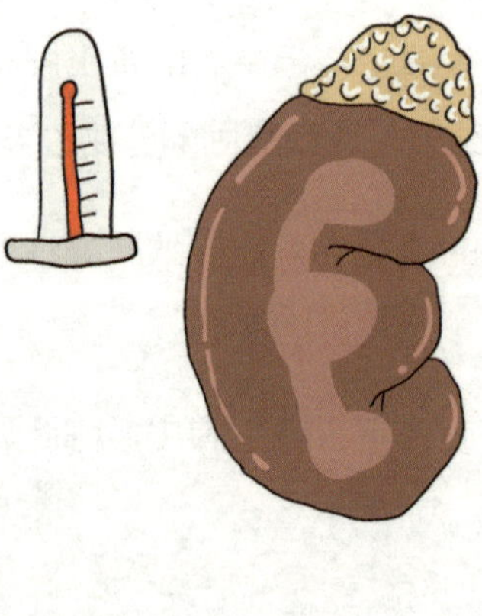

4）原醛症筛查对象

那么，哪些人需要特别注意并考虑原醛症的筛查呢？下面我们来详细说说：

①血压居高不下：尤其是血压持续性高于160/100mmHg的高血压患者。

②难治性高血压：吃了好几种降压药后，血压仍然控制不理想的高血压患者。

③低钾血症患者：血压高的同时还伴有低钾血症，很有可能是原醛症。

④合并肾上腺瘤：体检时发现肾上腺上有腺瘤的高血压患者。

⑤有早发性（<40岁）高血压家族史或早发性脑血管意外家族史的高血压患者。

⑥是原醛症患者的一级亲属，如父母、子女、兄弟姐妹。

⑦高血压还合并有睡眠呼吸暂停综合征的。

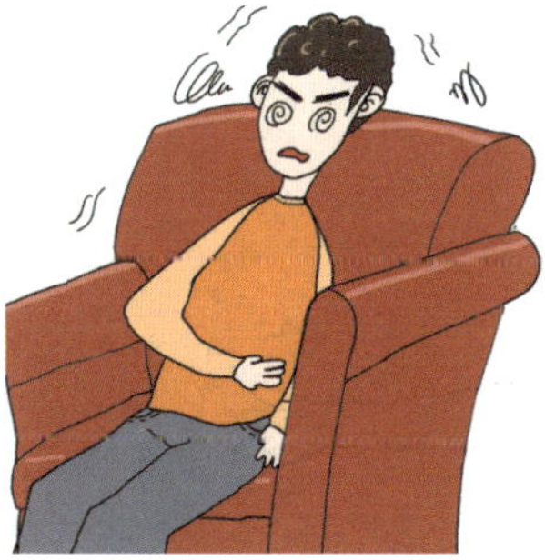

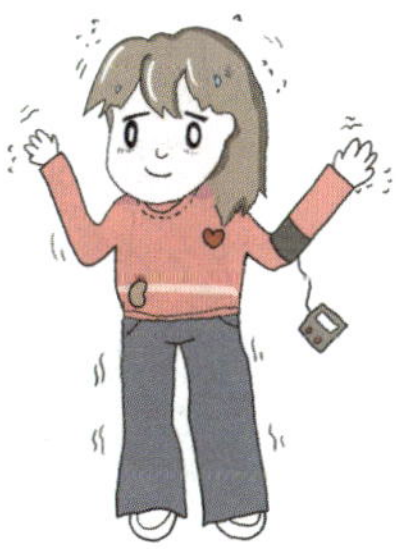

5）如何筛查原醛症？

通常医生为了确诊原醛症，会做一些特殊的血液和尿液测试，看看是否存在醛固酮水平异常。

①血液检测：看血液中的醛固酮和肾素水平。如果醛固酮高而肾素低，就要怀疑有原醛症的可能了。

②盐负荷试验：通过口服或静脉注射盐溶液，观察醛固酮如何变化。

③影像学检查：通过CT扫描或MRI，看看肾上腺有没有肿瘤或增生。

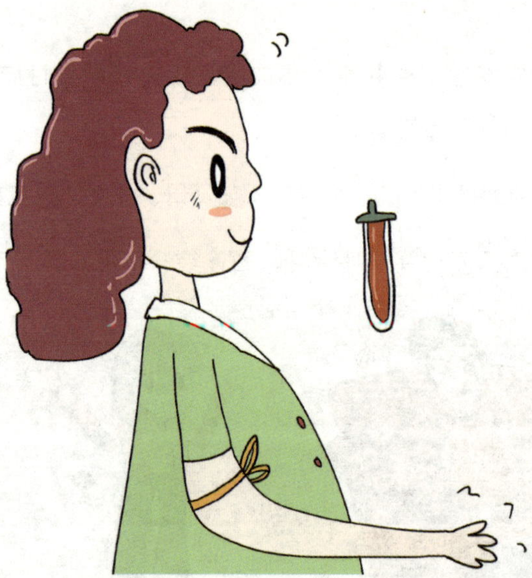

（4）嗜铬细胞瘤——产生“救命药”的杀手

1）什么是嗜铬细胞瘤?

首先，我们要知道这里的“救命药”指的是儿茶酚胺，它可以让休克的患者血压恢复正常，也可以让正常血压“飙升”。

嗜铬细胞瘤主要起源于肾上腺髓质的嗜铬细胞。正常情况下，这些细胞会根据我们的身体需要来产生适量的儿茶酚胺。然而，一旦嗜铬细胞过度增生变成肿瘤，它们就会“疯狂”地分泌大量儿茶酚胺，引起患者血压升高。

2）嗜铬细胞瘤的特征

这个瘤子可不好惹，症状多又复杂：

①高血压：这是最常见的症状，嗜铬细胞瘤发作时会持续释放儿茶酚胺，患者往往表现为持续性高血压；有时候则是阵发性的，患者的血压犹如“过山车”一样忽高忽低。

②头痛、心悸、多汗三联症：高血压一来，这三样也跟着凑热闹，严重时还会导致心脑血管意外。

③代谢紊乱：儿茶酚胺分泌太多，会让人体代谢亢进，患者会出现发热、消瘦、高血糖、低血钾等症状。

④其他表现：长期高浓度的儿茶酚胺还会让肠蠕动减弱，患者就会便秘。

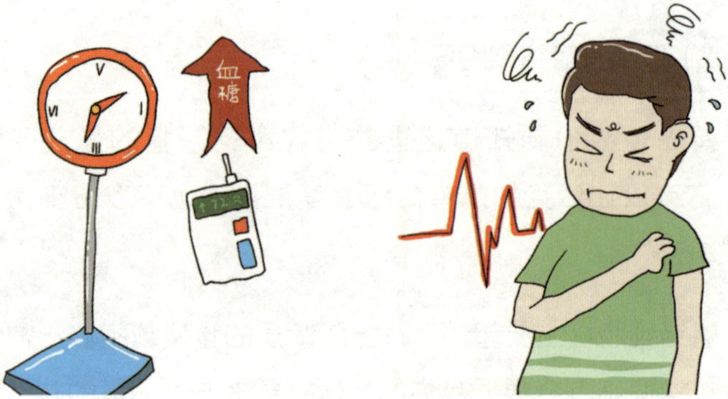

3）如何诊断嗜铬细胞瘤

如果你有以上这些典型症状，建议到内分泌科做一些筛查，由医生来判断你是否得了嗜铬细胞瘤，常见的诊断方法包括：

①尿液和血液检查：检测尿液和血液中的儿茶酚胺及其代谢产物是否水平过高。

②影像学检查：如CT、MRI等，可以帮助医生看到肾上腺是否有肿瘤存在。

③核医学检查：如MIBG扫描，可以更准确地定位肿瘤。

④遗传咨询及相关基因检测：如果有嗜铬细胞瘤的家族史，应做遗传咨询及相关基因检测。

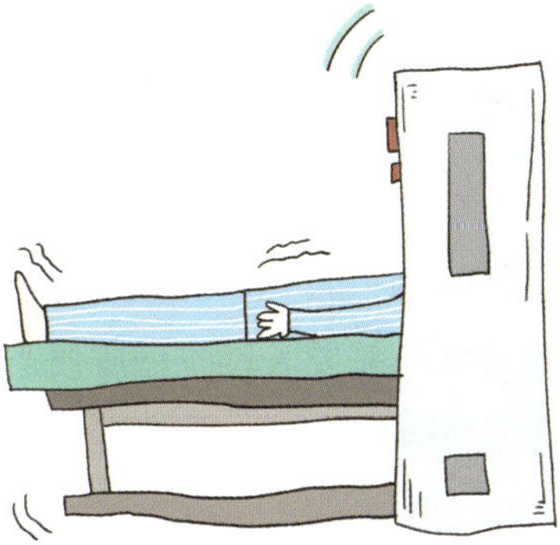

（5）Cushing综合征——“甜蜜”的危机

1）什么是库欣综合征

简单来说，就是咱们身体里的肾上腺皮质这家伙，它分泌了一种叫作糖皮质激素的“小东西”，结果分泌得太多了，就像身体里多了份“甜蜜的毒药”，给咱们带来了一堆健康问题。

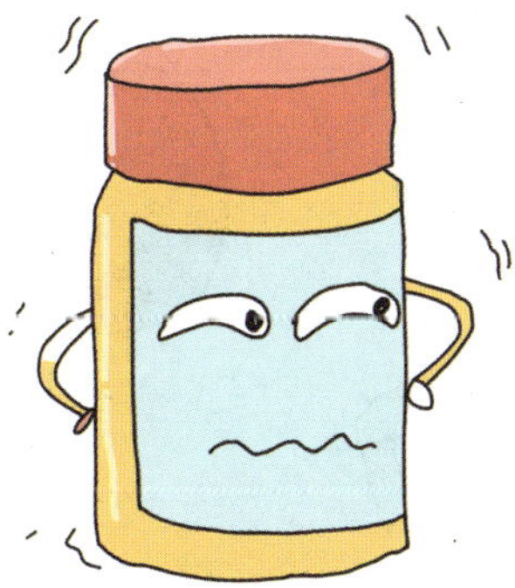

2）库欣综合征的病因

那么，为什么我们体内的皮质醇会过多呢？这背后有几个常见的原因：

①长期吃药惹的祸：有些人因为要治疗哮喘、类风湿性关节炎这些慢性疾病，需要长期吃糖皮质激素。但吃多了，体内皮质醇就容易超标。

②肾上腺增生或肿瘤：如果肾上腺增生或上面长了肿瘤，它们就会自主地分泌大量的皮质醇。

③垂体腺瘤：我们的大脑中有一个叫作垂体的“小指挥官”，它管着激素的分泌。如果垂体腺上长了肿瘤，它就会不停地发号施令，让肾上腺分泌更多的糖皮质激素。

④异位ACTH综合征：有些癌症，比如肺癌，会分泌促肾上腺皮质激素（ACTH），这种情况下，肾上腺也会被刺激过度，导致皮质醇水平升高。

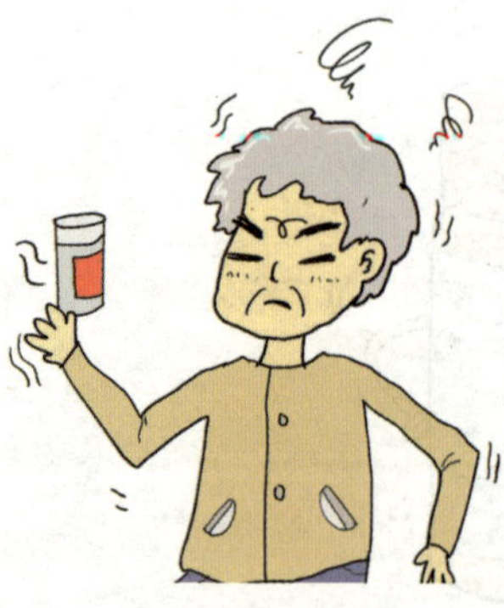

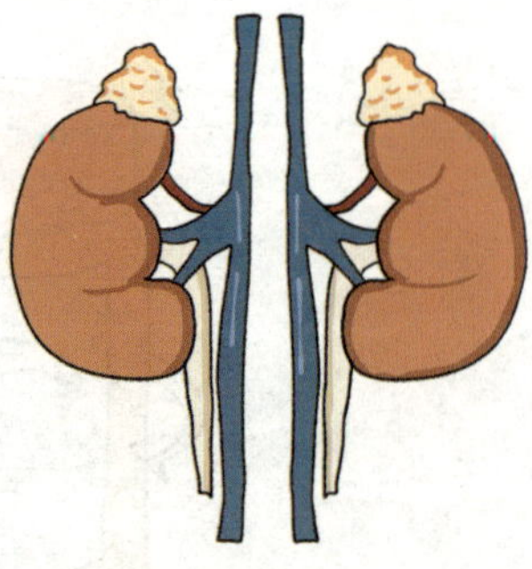

3）库欣综合征的症状

得了库欣综合征，身体会有哪些变化呢?

①满月脸、水牛背：过多的糖皮质激素导致身体内脂肪重新分布，患者的面部、腹部和背部明显变胖，也就是“满月脸，水牛背”，而四肢却相对较细。

②皮肤表现：患者脸上、胸部会长痘痘，皮肤变薄，还容易出现紫纹和瘀斑，特别是在腋下、腹部、大腿内侧这些地方。

③骨质疏松：皮质醇过多会影响钙的吸收，导致骨质疏松，患者很容易骨折。

④高血压：由于糖皮质激素具有类醛固酮效应，并可以增加升压激素的效应，所以库欣综合征患者往往伴有高血压。

⑤高血糖：皮质醇具有抵抗胰岛素的作用，会减少外周组织对葡萄糖的利用，从而引起血糖升高。

⑥生殖系统变化：女性患者可能会出现月经不调、不孕、多毛（面部和身体毛发增多）等症状；男性患者会出现性欲减退，阴茎和睾丸都变小、变软等症状。

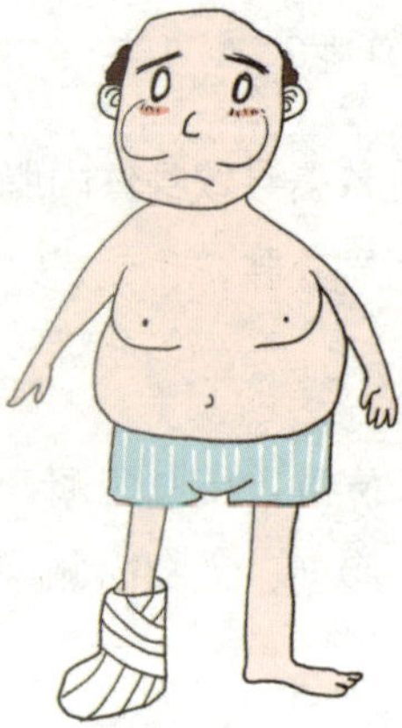

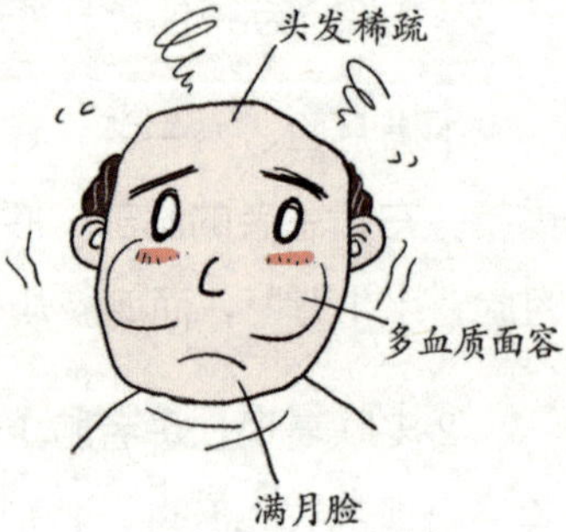

4）如何诊断库欣综合征

如果你出现了以上这些症状，应该尽快去内分泌科瞧瞧。医生会根据你的症状和体检结果，做一系列检查来确诊：

①血/尿皮质醇测定：可以检测血液或尿液中的皮质醇水平是否增高。

②地塞米松抑制试验：这是一种常用的筛查试验。给患者吃一点地塞米松，如果不能抑制皮质醇的分泌，那可能就是库欣综合征了。

③影像学检查：如CT扫描或MRI，以检查肾上腺和垂体腺是否有肿瘤。

（6）阻塞性睡眠呼吸暂停综合征——打呼噜背后的健康危机

你有没有在睡觉时，被身边人震耳欲聋的呼噜声吵醒？或者睡了一夜，醒来后依旧疲惫不堪？这些现象看似平常却危害不小，很可能与一种名为“阻塞性睡眠呼吸暂停综合征”（简称OSAS）的疾病有关。

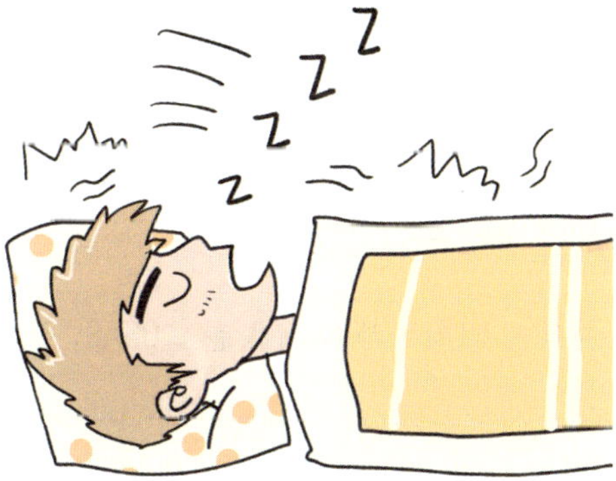

1）什么是阻塞性睡眠呼吸暂停综合征

阻塞性睡眠呼吸暂停综合征不仅仅是打呼噜这么简单，而是一种严重的睡眠障碍，患者在睡眠中会出现呼吸反复暂停或浅呼吸的现象。每次呼吸暂停可以持续几秒到几十秒，一晚上可以发生几十次甚至上百次，严重影响睡眠质量和身体健康。

2）阻塞性睡眠呼吸暂停综合征的病因

那么为什么会发生呼吸暂停呢？主要包括以下几个方面：

①肥胖：过多的脂肪堆积在颈部和咽喉部位，会压迫上呼吸道，影响呼吸通畅。

②解剖结构异常：有些人的上呼吸道天生狭窄，或者有扁桃体肥大、鼻息肉、舌头过大等情况，这些都会增加OSAS的风险。

③年龄和性别：中老年人更易患OSAS，且男性发病率高于女性，但女性在更年期后风险会增加。

④吸烟和饮酒：长期吸烟、饮酒、服用镇静催眠药物等，都会增加呼吸暂停的可能性。

⑤遗传因素：如果家族中有人患有OSAS，你的风险也会增加。

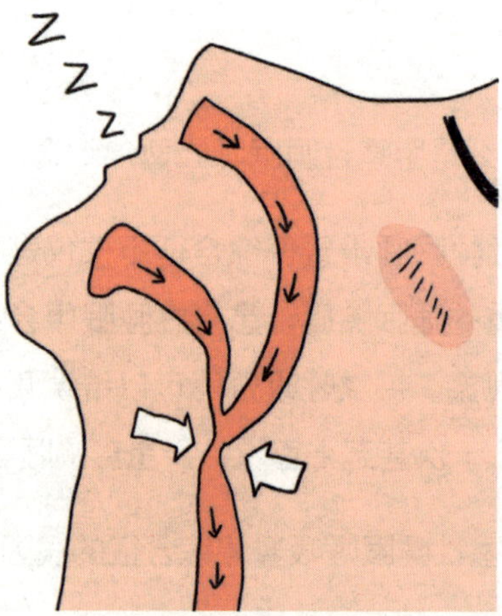

3）阻塞性睡眠呼吸综合征的症状

OSAS患者的症状有时不容易被察觉，因为它主要发生在睡眠中。不过，有一些明显的信号可以帮助你识别：

①打呼噜：这是最常见的症状，与普通的打呼噜不同，患者打呼噜的声音大且不规则，时而高亢，时而低沉，甚至完全中断，给人一种“憋气”的感觉。

②睡眠中呼吸暂停：患者会出现夜间憋醒、频繁翻身、睡眠不安稳等症状。

③高血压：夜间睡眠呼吸暂停会导致氧气供应不足，引起交感神经兴奋，时间久了还会损伤血管内皮细胞，促进动脉粥样硬化的形成，进而引起血压升高。

④白天嗜睡：因为夜间睡眠质量下降，患者白天可能会感到极度困倦、乏力，导致工作效率下降，甚至增加交通事故的风险。

⑤注意力不集中和记忆力下降：长期睡眠不足会影响大脑功能，导致注意力不集中和记忆力下降。

⑥晨起头痛：夜间缺氧和睡眠不足可能导致早晨醒来时头晕、头痛、口干等

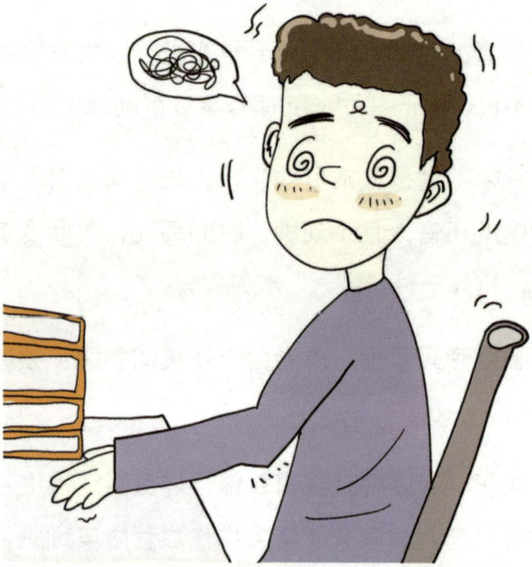

4）如何诊断阻塞性睡眠呼吸暂停综合征

如果你的伴侣告诉你，你在睡觉时呼吸不规律，或者自己注意到上述症状，那么最好去看医生进行评估，常见的诊断方法包括：

①多导睡眠图（PSG）：你需要在专业的睡眠中心过夜，患者在睡眠时会佩戴多种监测设备，这些设备会记录你的睡眠模式、呼吸、心率和血氧水平。通过这些数据，医生可以判断你是否有OSAS，以及病情的严重程度。

②便携式睡眠监测仪：如果你不方便去睡眠中心，可以在家使用便携式设备进行睡眠监测。

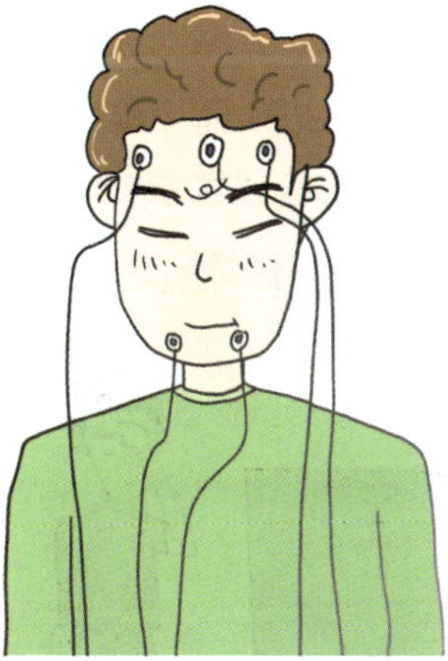

（7）甲状腺病变——一场不可忽视的健康警报

你可能听说过高血压，也可能听说过甲状腺疾病，但你知道吗？这两者之间其实有着密切的联系。

1）甲状腺病变与高血压微妙的联系

我们脖子上那个小小的甲状腺，就像是一个精密的“激素工厂”，每天都在勤勤恳恳地生产甲状腺激素。当这个工厂的生产线出现故障时，就会出现两种情况：要么生产过多（甲亢），要么生产不足（甲减）。而这两种极端情况，都有可能让血压飙升，导致继发性高血压。

2）甲亢性高血压–心跳加速的幕后推手

当甲状腺激素分泌过多时，身体就像被按下了“加速键”。心脏会变得更加有力，跳得更快。这种心脏的高动力状态，会导致收缩压（也就是我们常说的高压）明显升高。

不仅如此，甲亢患者还会感到焦虑、紧张，手脚容易出汗，眼球也可能因为眼压增高而显得突出。更糟糕的是，明明甲亢患者吃得很多，体重却不明原因地下降。这些症状，都是甲亢性高血压的“警报信号”。

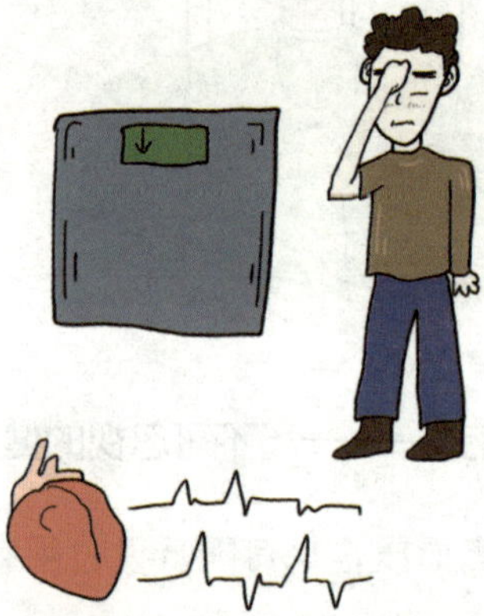

3）甲减性高血压——血管硬化的隐形杀手

与甲亢相反，甲减则是甲状腺激素分泌不足。这时候，身体的新陈代谢会变得缓慢，心率也会减慢。但别以为这样血压就会低下去哦。恰恰相反，甲减患者血管壁容易发生动脉粥样硬化，血管弹性变差，舒张压（也就是我们常说的低压）反而会升高。

此外，甲减患者还常常感到疲倦无力，体重莫名其妙地增加，还特别怕冷，皮肤也变得干燥粗糙。这些都是甲减性高血压的“隐藏面孔”。

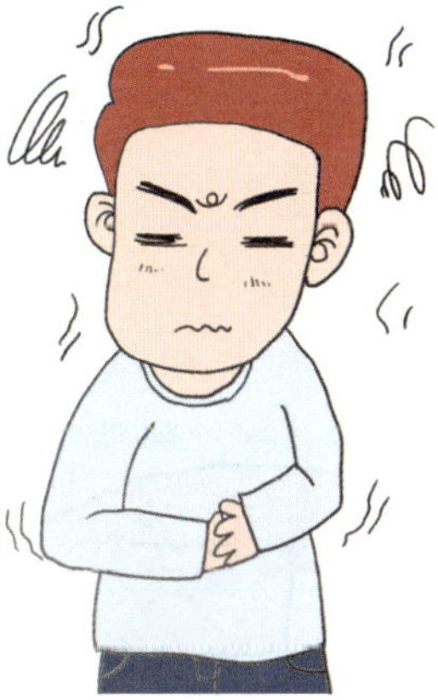

4）继发性高血压的蛛丝马迹

甲状腺病变引起的继发性高血压，不只是表现为血压升高那么简单。它还会伴随着一系列甲状腺功能异常的症状。如果你发现自己不仅有高血压，还伴有上述的甲亢或甲减症状，那么就要高度警惕了，这很可能就是甲状腺病变在作祟。

5）如何诊断甲状腺病变引起的继发性高血压

一旦发现这些症状，我们首先要做的就是及时就医。医生会通过你的症状、体检结果和实验室检查来找出病因。以下是一些常见的诊断方法：

①血液检查：通过测量血液中的甲状腺激素和促甲状腺激素水平，来评估甲状腺功能是否正常。

②电解质和肾功能检查：排除其他可能影响血压的因素。

③影像学检查：如甲状腺超声，可以评估甲状腺的大小、形态和有无结节。

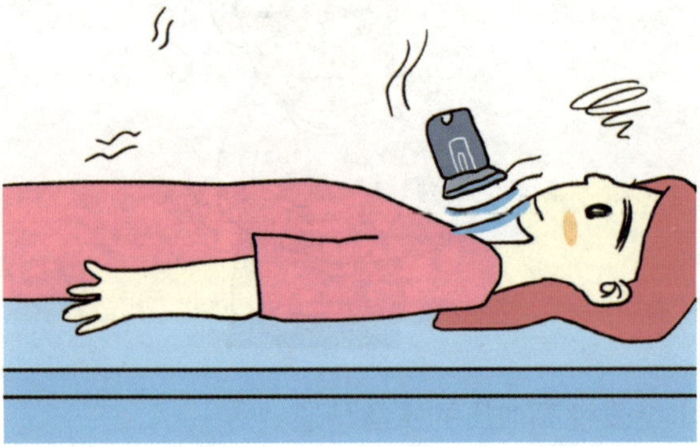

确诊后，治疗方法就会因人而异了。甲亢的话，可能需要吃药抑制甲状腺激素，或者通过手术、放射性碘治疗等方法来减少甲状腺激素的分泌。而甲减患者，则需要补充人造的甲状腺激素来帮忙。

（8）药物性高血压——“无声”的血压推手

提到高血压，大家总会想到遗传、生活习惯这些老生常谈的原因。但你有没有想过，有时候，你每天吃的药，也可能是让血压悄悄上升的“罪魁祸首”？

1）什么是药物性高血压

简单来说，药物性高血压就是你吃了某些药后，血压莫名其妙地就高了。这些药可能是你为了治病不得不吃的，但它们就像双刃剑，一边治病一边悄悄给你血压加“buff”，让你的血管变紧，身体留住更多水分和盐，结果血压就噌噌往上涨了。

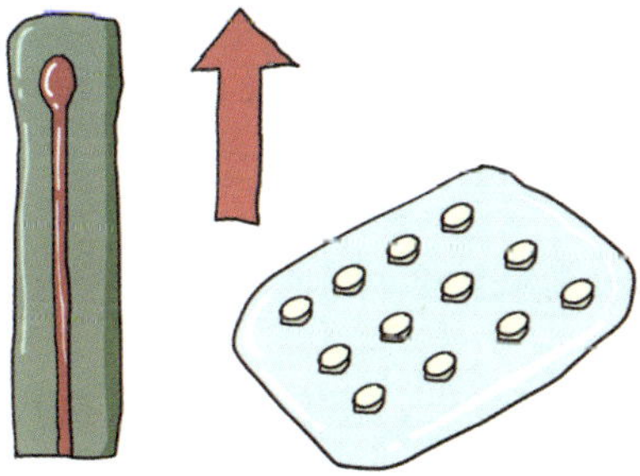

2）哪些药物可能是“嫌疑犯”呢

①激素类药物

激素类药物是药物性高血压的一大“元凶”，比如泼尼松、地塞米松这些，它们是治疗炎症和自身免疫病的好手，但长期使用可能会让你的身体水钠潴留，血压自然就高了。

②非甾体抗炎药（NSAIDs）

像布洛芬、阿司匹林这些止痛药、消炎药，家里小药箱里常备的吧？但它们也可能让你身体里的水和盐“赖着不走”，血压就跟着上来了。

③某些抗抑郁药和安眠药

有些抗抑郁药，比如阿米替林、丙咪嗪，还有安眠药比如地西泮、氯硝西泮，它们可能会搅乱你身体的神经系统，包括调节血压的神经通路，结果血压就不听话了。

④口服避孕药

对于女生来说，吃避孕药得注意，里面含有的雌激素和孕激素可能会让血压也跟着波动。

⑤其他药物

除了上述几类药物外，还有一些杂七杂八的药，比如某些抗生素（如红霉素、四环素等）、免疫抑制剂、抗肿瘤药，也可能让你血压高起来。

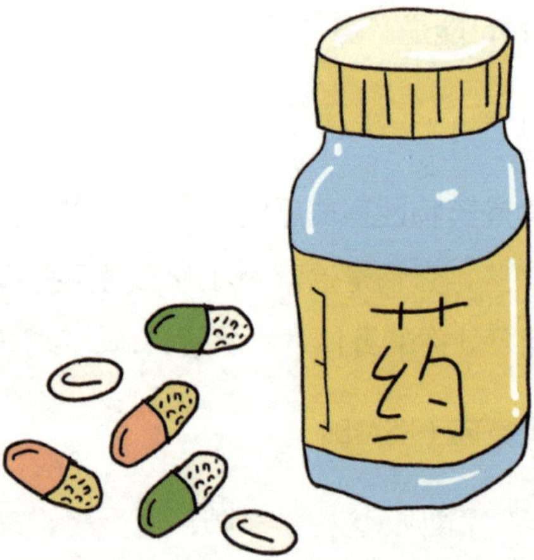

3）药物性高血压有啥症状

药物性高血压的症状其实与普通高血压相似，包括头痛、头晕、心慌、视力模糊和胸痛等。但由于它是药物引起的，可能还会伴随一些药物特有的副作用。如果在服用药物期间出现了这些不适症状，应该立即就医检查。

4）那咋办呢？直接停药吗

现在你可能会想，“那我是不是应该立刻停止服用这些药物？”答案是：别冲动！别自己随便停药。担心药物性血压，最好的办法是找医生聊聊，医生会帮你权衡利弊，看看是换药、减量还是采取其他措施。

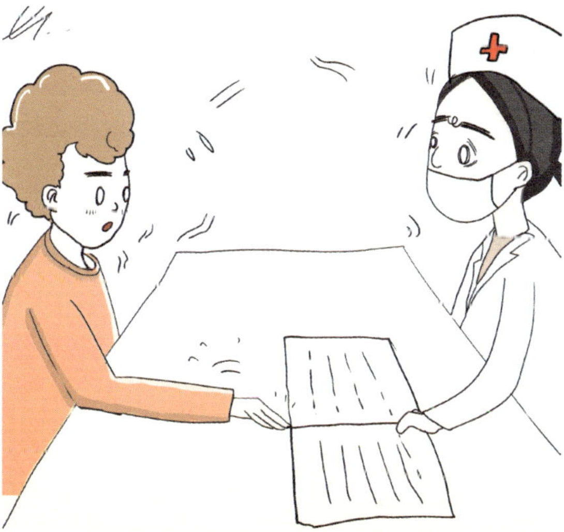

5）如何诊断药物性高血压

医生会根据你的病史、体检结果和实验室检查来诊断药物性高血压。以下是一些常见的诊断方法：

①病史询问

医生会详细询问你吃的什么药、吃了多久，以及你是否有高血压的家族史。

②血压监测

通过多次测量血压，评估血压的变化情况。

③血液和尿液检查

评估电解质水平、肾功能和其他可能影响血压的因素。

④影像学检查

医生还会安排心脏超声、肾脏超声等检查，以进行综合的判断，确保找到真凶。

这样一解释，是不是觉得药物性高血压也没那么神秘了？关键是，吃药的时候一定要多留意身体反应。

（9）高黏血症——血压升高的隐忧

你知道吗？我们的血液有时候也会变得“懒洋洋”，就像浓稠的蜂蜜一样，流动得不那么顺畅了。这就是我们今天要说的高黏血症，它可是个能悄悄推高你血压的“幕后黑手”哦！

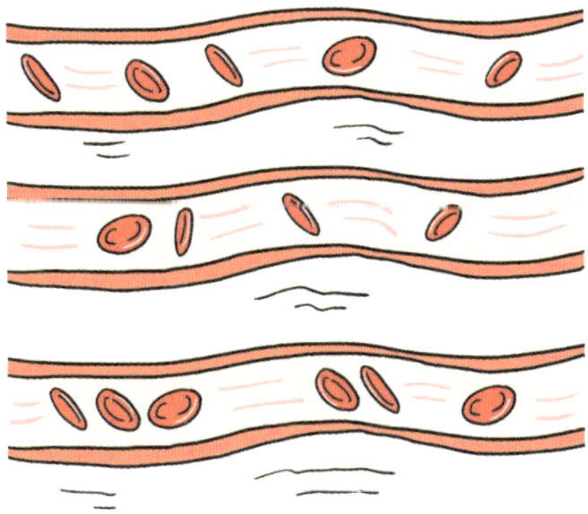

1）什么是高黏血症

首先，我们要搞清楚什么是高黏血症。简单来说，就是咱们的血太“黏稠”了。高黏血症的原因多种多样，比如血脂太高，特别是甘油三酯和胆固醇多得不行；血液中红细胞、白细胞、血小板或者蛋白质过多。

2）高黏血症如何引起高血压

那么，高黏血症是怎么引起高血压的呢？正常情况下，血液就像一条顺畅流淌的小溪，各种血液成分在血浆中自由穿梭，互不干扰。一旦血液变得过于黏稠，流动速度变慢，你的心脏需要更用力地泵血，这样一来，血压就会噌噌往上涨了！

而且，高黏血症还可能导致血管内壁受损，形成血栓或动脉硬化。这些都会让血管变得更加狭窄，最终形成继发性高血压。

3）高黏血症的原因

那么，是什么导致血液变得这么“黏”呢？原因可不少！

①红细胞增多症

这种情况是由于红细胞数量过多，导致血液变得黏稠。

②白血病

某些类型的白血病会导致白细胞数量异常增多，增加血液黏稠度。

③多发性骨髓

这种癌症会导致血液中的蛋白质水平升高，增加血液黏稠度。

④脱水

当身体严重脱水时，血液中的水分少了，血液自然就变得更黏稠了。

⑤高脂血症

血液中的脂肪（如胆固醇和甘油三酯）过多，也会增加血液的黏稠度。

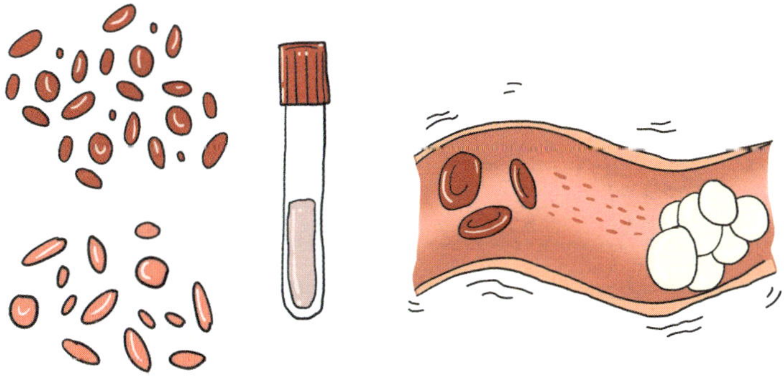

4）高黏血症的症状

虽然高黏血症的临床症状不太明显，但我们还是可以在生活中发现它的“蛛丝马迹”：

①手脚有时麻麻的，像是蚂蚁在爬。

②早晨醒来头晕，思维迟钝，一般要持续到早餐后，头脑才逐渐恢复清醒。

③午餐后犯困，需要进行午睡，否则整个下午无精打采。相反，晚餐后精神状态很好。

④无法蹲着干活，或者蹲着干活时，没一会就出现胸闷气喘、呼吸困难等症状。

⑤不定时会出现看东西模糊。

如果你有这些“不对劲”的地方，可得小心了，你很有可能已经成为心脑血管疾病的“预备军”。

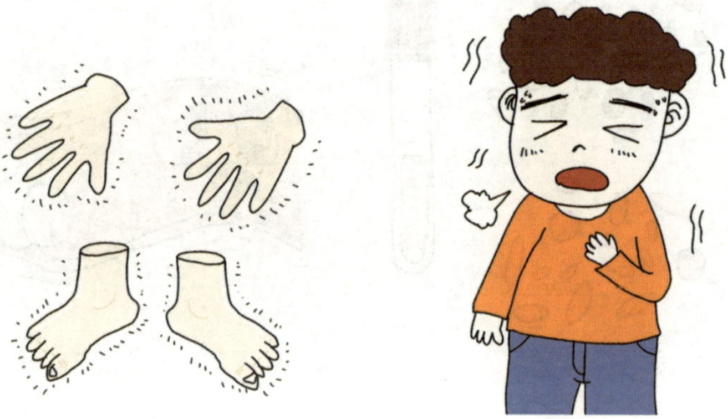

5）如何诊断高黏血症

诊断高黏血症和继发性高血压需要医生进行一系列检查。以下是一些常见的诊断方法：

①血液检查

通过血液检查，医生可以评估血细胞的数量和类型，以及血液的黏稠度。

②血压监测

多次测量血压，评估血压的变化情况。

③影像学检查

为了更清楚了解情况，医生还会让你做心脏超声、肾脏超声等检查，以排除其他可能的病因。

④病史询问

医生会详细询问你的病史，包括你是否有高黏血症的家族史，以及你是否有其他可能导致高黏血症的疾病。

（10）大动脉炎——神奇的“东方美女病”

1）什么是大动脉炎

首先，我们来搞清楚什么是大动脉炎。大动脉炎是一种相对罕见的血管炎症性疾病，主要影响身体的大血管，特别是主动脉及其主要分支。这炎症一来，血管壁就会变厚、变硬，甚至变窄，就像水管里长了水垢，水流就不那么顺畅了。

大动脉炎最常见于亚洲地区，如日本、中国、印度、东南亚地区。主要“偏爱”年轻女性，尤其是30岁以下的姑娘们，所以它也被称为“东方美女病”。

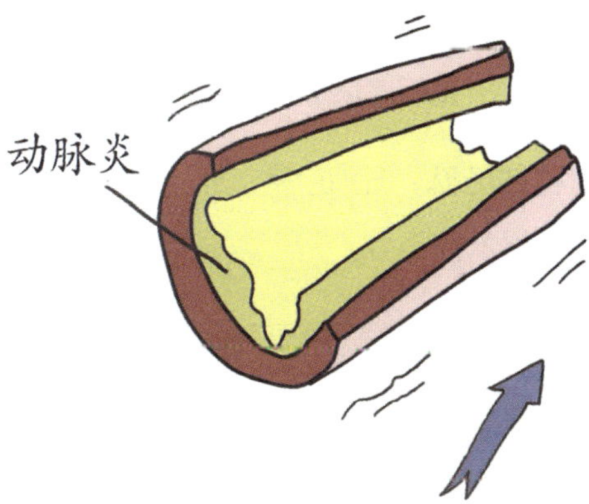

2）大动脉炎如何引起高血压

那么，大动脉炎是怎么和高血压扯上关系的呢？咱们知道，血压是血液在血管里流动时对血管壁产生的压力。当大动脉及其分支因为炎症变窄了，要想血液顺利通过，心脏不得不更加努力地泵血，这样一来，血管壁受到的压力自然就增大了，血压也就随之升高了。

更糟糕的是，大动脉炎还可能让血管的弹性变差，就像橡皮筋失去了弹性，这样一来，血管就不能正常地通过扩张和收缩来调节血压了，血压就更容易居高不下，形成继发性高血压。

3）大动脉炎的高危人群：你中招了吗

说到这，你可能要问了："那我怎么知道自己是不是大动脉炎的高危人群呢？"别急，咱们来一一盘点：

①40岁以下不明原因的高血压的患者：如果你年纪轻轻就血压高，还找不到明显的原因，可得留个心眼。

②脉搏不对称或无脉：比如上肢动脉的搏动不正常，一边强一边弱，或者根本摸不到。

③血管杂音：在颈动脉、锁骨下动脉、股动脉这些地方，医生用听诊器能听到杂音。

④伴原因不明的发热、颈痛、胸腹痛：这些症状可能是炎症在作祟。

⑤血沉(ESR)和C-反应蛋白(CRP)等炎症指标的升高可能提示炎症性疾病。

⑥不明原因的肾萎缩，或两侧肾脏不对称。

⑦难治性或高血压急症：血压特别难控制，或者突然飙升。

⑧免疫系统异常者：大动脉炎和免疫系统关系密切，免疫系统出问题的人更容易中招。

⑨居住环境不佳者：长期居住在过冷或潮湿的地方，可能会诱发大动脉炎。

⑩感染因素：特别是早期有上呼吸道、肺部或其他脏器感染的人，感染可能是大动脉炎的导火索。

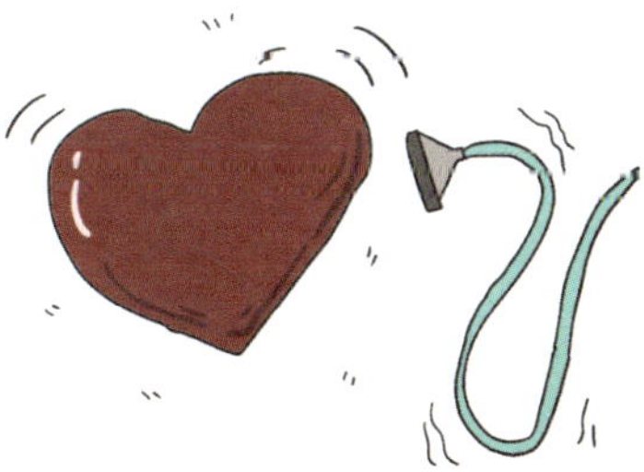

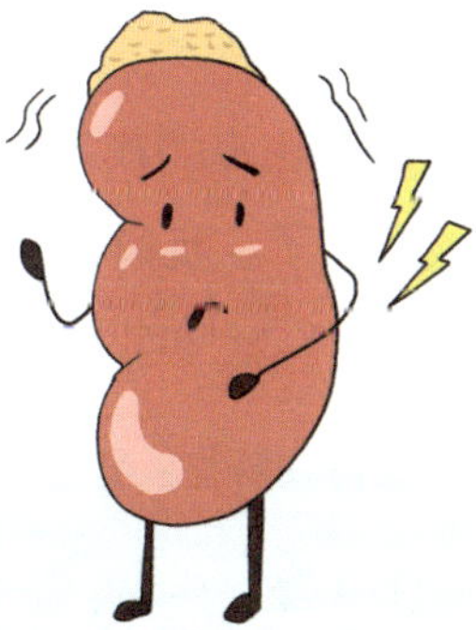

4）大动脉炎的原因

那么，你可能会想：“大动脉炎听起来很严重啊，它是怎么回事呢？”这个问题很有意思。大动脉炎可能由多种原因引起：

①自身免疫反应：大动脉炎被认为是一种自身免疫性疾病，也就是说，身体的免疫系统错误地攻击了自身的血管。

②感染：某些感染可能触发免疫系统的异常反应，导致大动脉炎。

③遗传因素：如果你的家族里有人得过大动脉炎，那你也得小心。

④环境因素：某些环境因素，如吸烟和空气污染，可能增加大动脉炎的风险。

5）大动脉炎的主要症状

大动脉炎的症状五花八门，主要是因为不同的血管被“攻击”了。我们根据受累的血管位置，把大动脉炎分成了四种类型，就像四个“家族”一样。

头臂动脉型：这种类型主要影响的是头部和手臂的动脉。

①头晕、头痛、记忆力减退：这是因为颈动脉受累，脑部血液供应减少。

②视力模糊：眼部缺血时，患者会看不清东西或视野有缺损。

③脉搏减弱或消失：一侧或双侧颈动脉脉搏减弱或消失。

④上肢无力、疼痛：上肢缺血时手臂会变得无力、酸痛、麻木，甚至肌肉萎缩。

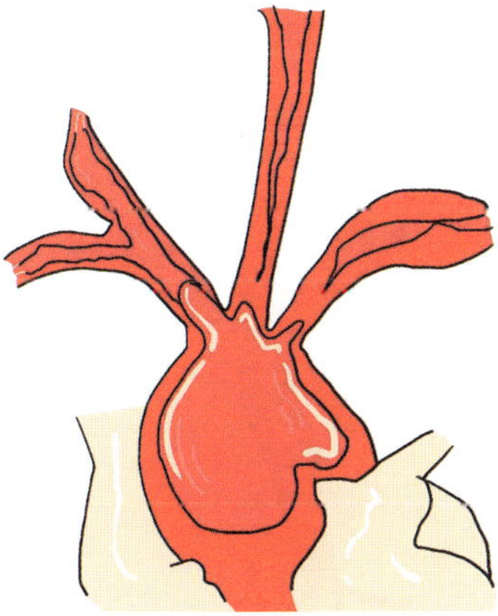

胸、腹主动脉型：病变主要是在胸降主动脉和腹主动脉。

①胸痛：胸主动脉受累可能导致胸痛，类似心绞痛。

②高血压：如果胸降主动脉严重狭窄了，会有更多的血液流向头颈部和上肢，患者的上半身（尤其是头部和手臂）血压就会升高。

③腹痛：肠道缺血时，患者可能会出现腹痛、腹泻、便血、肠功能紊乱。

④体重减轻：由于消化系统血供不足，患者体重会减轻。

⑤下肢疼痛：由于缺血，患者下肢血压下降的同时，还会有下肢无力、疼痛、麻木和间歇性跛行等症状，尤其是髂血管受累时症状更加明显。

⑥肾功能异常：如果肾动脉也遭殃了，那就更糟糕了，患者可能会得肾血管性高血压。

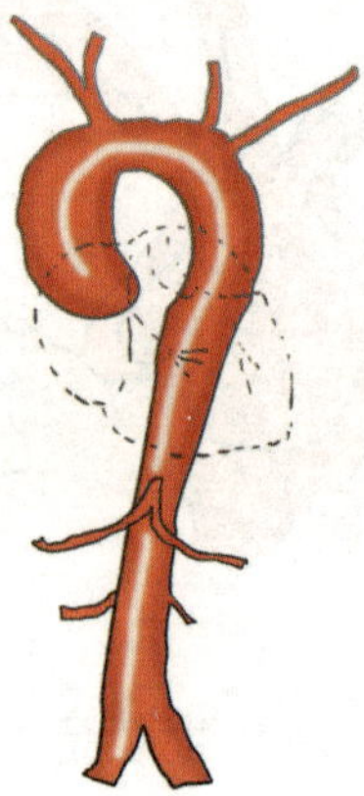

广泛型：这种类型最“贪心”，既有头臂动脉型的症状，又有胸、腹主动脉型的症状，所以患者的病情一般都比较重。

肺动脉型：主要累及单侧或双侧肺叶动脉或肺段动脉，患者表现为活动后心悸、气短、乏力，偶有胸痛、咯血、干咳等症状。

6）如何诊断大动脉炎

诊断大动脉炎需要医生进行一系列检查。以下是一些常见的诊断方法：

①实验室检查

包括血常规、血沉、C反应蛋白等炎症指标的检测。

②体格检查

通过触诊、听诊等手法，检查患者四肢的脉搏、血压以及有无血管杂音等异常表现。

③影像学检查

如核磁共振血管成像（MRA）、电子计算机断层扫描血管成像（CTA）等，它们可以直观地显示血管的形态、结构和血流情况，帮助医生确定病变的部位和程度。

④血管造影

这是一种有创检查，通过在血管内注射造影剂，然后进行X射线成像，可以详细显示血管的病变情况，是评估血管狭窄或闭塞的金标准。

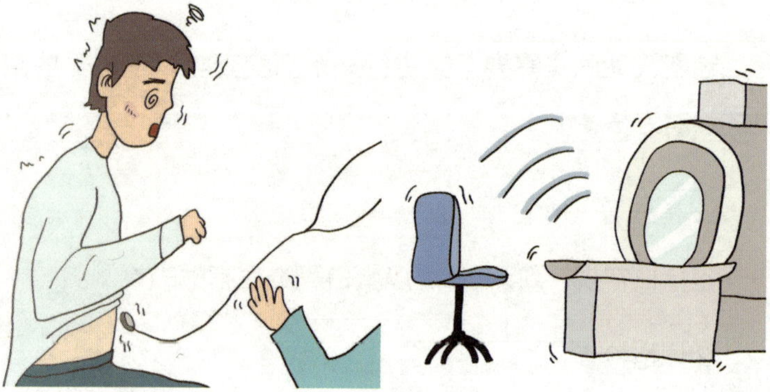

（11）颈椎病——揭开颈椎病背后“升压”的秘密

在快节奏的现代生活中，颈椎病仿佛成了“标配”，但你可知道，它还能让你的血压也跟着“凑热闹”吗?

1）什么是颈椎病

首先，我们先了解一下什么是颈椎，颈椎就是我们脖子里的那一串串的小骨头，它们一个一个叠在一起，稳稳地支撑起我们的脑袋，还可以让我们灵活地转头、低头。

如果这些骨头出现了问题，比如长期低头玩手机、工作，坐姿不正，或者颈椎部位的骨头、关节、椎间盘等出现了老化，颈椎病就会找上门来。轻则颈部疼痛、僵硬，重则手麻、手痛，甚至影响日常生活。

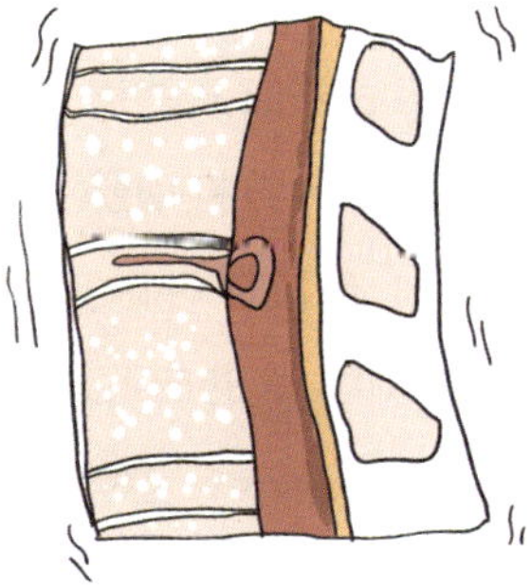

2）颈椎病怎么会引起高血压

这可能听起来有点奇怪，颈椎病怎么会和高血压扯上关系呢？别急，这其中的关系可复杂着呢！咱们一一来看：

①交感神经受压

颈椎周围布满了交感神经这个“敏感神经”。要是颈椎出了问题，比如椎间盘突出、骨质增生，很容易就压到它。交感神经一旦受到压迫，就会变得异常兴奋，结果呢？血管收缩，血压升高。这种高血压，咱们称之为“交感神经型高血压”。

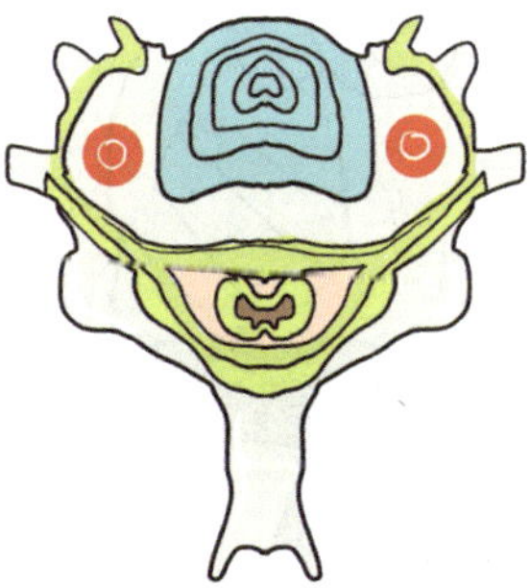

②椎动脉受压

椎动脉是供应大脑后部血液的重要血管，它从颈椎的横突孔穿过。如果颈椎病变导致椎动脉受压或狭窄，就会影响大脑的血液供应。为了补偿这种缺血状态，身体会自动调节，让血压升高，来增加大脑的血液灌注量。

③颈部肌肉痉挛

颈椎病常导致颈部肌肉紧张、痉挛。这种紧张状态不仅会加重颈椎的负担，还会影响血管的正常舒缩功能。时间一长，血管壁弹性变差，血压自然就高了。

④疼痛与应激反应

颈椎病带来的疼痛和不适，让人焦虑不安。这种情绪上的波动，会通过神经内分泌系统引发应激反应，导致肾上腺素等激素分泌增加，进一步促使血管收缩，血压升高。

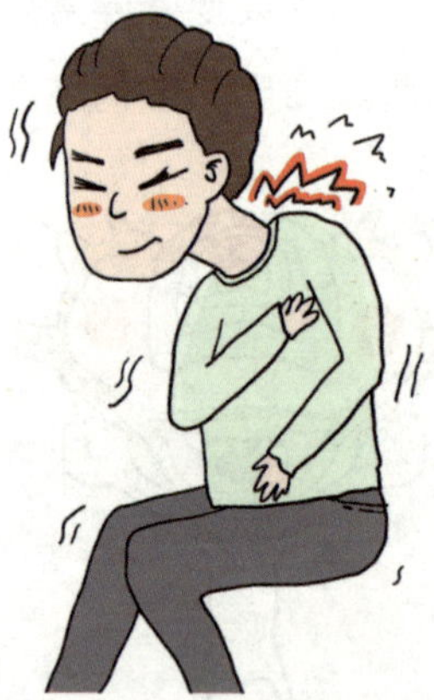

3）颈椎病引起的高血压有哪些症状

说到这，你可能会问："那我怎么知道我的高血压是不是颈椎病引起的呢？"其实，由颈椎病引发的高血压的症状和普通高血压有点像，比如头晕、头痛、心悸等。但有几个症状可能更明显，比如：

①颈部疼痛：这是颈椎病最常见的症状，尤其是在长时间低头或者保持一个姿势不变的时候。

②头晕和眩晕：特别是在突然转头或者仰头的时候，感觉天旋地转。

③手麻和无力：颈椎病会导致手臂和手指麻木、无力，甚至感觉异常。

④视觉和听觉问题：有些人可能会出现视力模糊、耳鸣等症状。

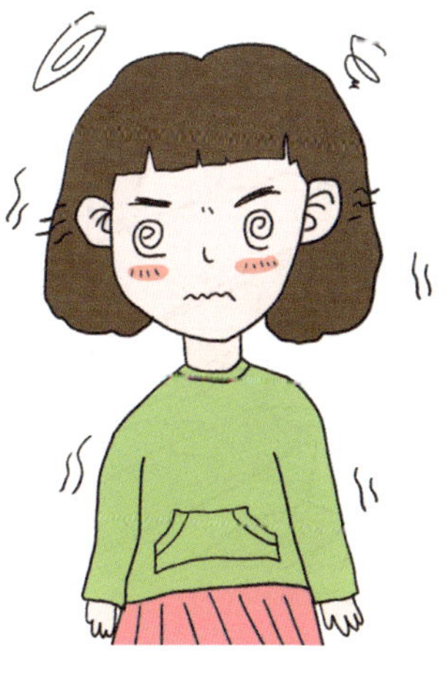

4）如何诊断颈椎病引起的高血压

如果你有颈椎病，又发现血压升高，那么你可能需要去医院做一些检查，医生一般会通过以下几种方法来诊断：

①病史询问和体格检查：医生会详细询问你的症状、病史，并检查你的颈椎，看看有没有颈椎病的表现。

②影像学检查；例如X光、CT或者MRI，这些设备可以帮助医生看到颈椎的具体情况，比如有没有骨质增生、椎间盘突出等问题。

③血压监测：医生会通过多次测量血压，观察你的血压变化情况，判断是否存在高血压。

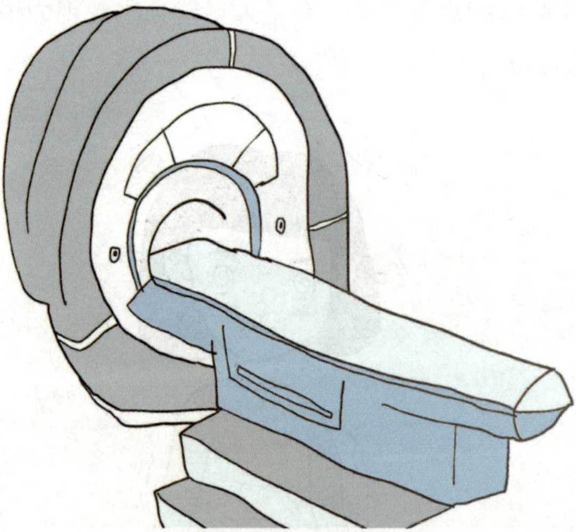

5）预防颈椎病引起的高血压

预防胜于治疗！要想避免颈椎病引起的高血压，你得注意以下几点：

①保持良好的姿势：无论是坐着、站着还是走路，都要抬头挺胸，避免长时间低头。

②颈部保暖：特别是在寒冷的季节，记得给脖子围条围巾，别让它受凉。

③适量运动：多做颈部的伸展运动，让颈椎放松一下。

④合理使用电子设备：减少手机、电脑等电子设备的使用时间，每隔一段时间就起来活动一下。

⑤定期体检：特别是有颈椎病史的人，要定期去医院检查颈椎。

希望大家都能重视颈椎健康，别让颈椎病成为继发性高血压的“导火索”。如果你或身边的人有类似症状，记得及时就医哦！

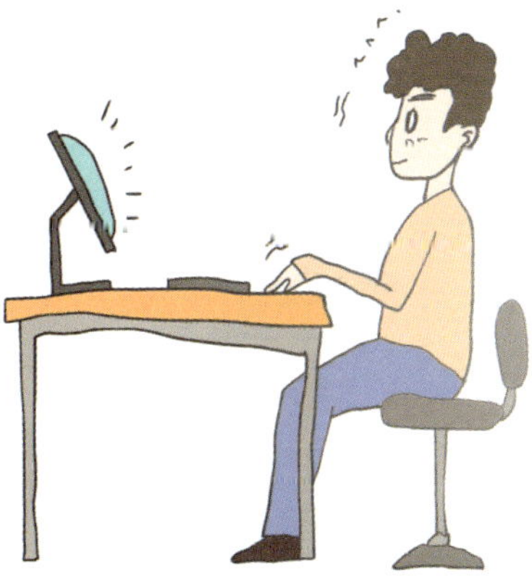

第七章 其他特殊类型高血压

一、单纯收缩期高血压和单纯舒张期高血压

（一）什么是单纯收缩期高血压？

当我们在测量血压时，如果收缩压（高压）≥140mmHg，而舒张压（低压）<90mmHg，这种情况就被称为单纯收缩期高血压。它常见于老年人群体，因此也被称为老年人单纯性收缩期高血压。

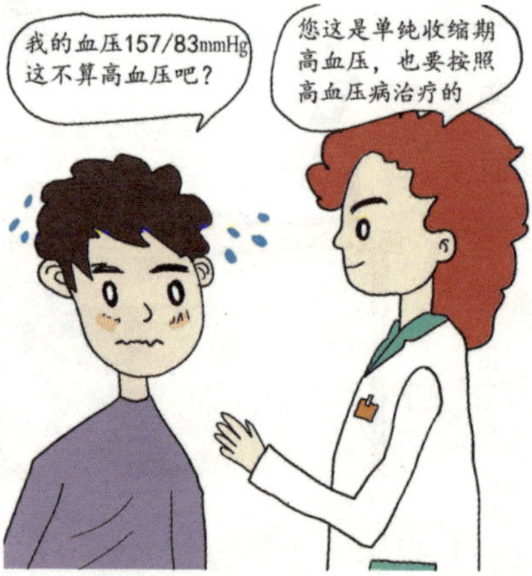

（二）为什么老年人容易出现单纯收缩期高血压?

老年人之所以容易出现单纯收缩期高血压，主要与以下几个因素密切相关：

（1）动脉硬化：随着年龄的增长，动脉壁逐渐硬化，弹性降低。这会导致心脏收缩时，血液对动脉壁产生的压力增大，从而导致收缩压升高。动脉硬化是老年人单纯收缩期高血压的主要原因。

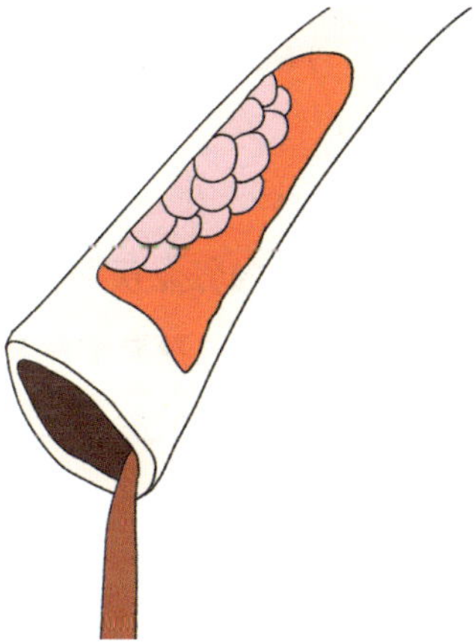

（2）遗传因素：如果家族中有高血压病史，个体患单纯收缩高血压的风险也会相应增加。

（3）生活方式因素：不健康的生活习惯，如缺乏运动、不良的饮食习惯（如高盐和高脂饮食）、吸烟和过量饮酒等，都可能增加患单纯收缩期高血压的风险。

（4）肥胖：体重过重或肥胖会增加心脏的负担，使心脏需要更多的力量来泵血，从而导致收缩压升高。

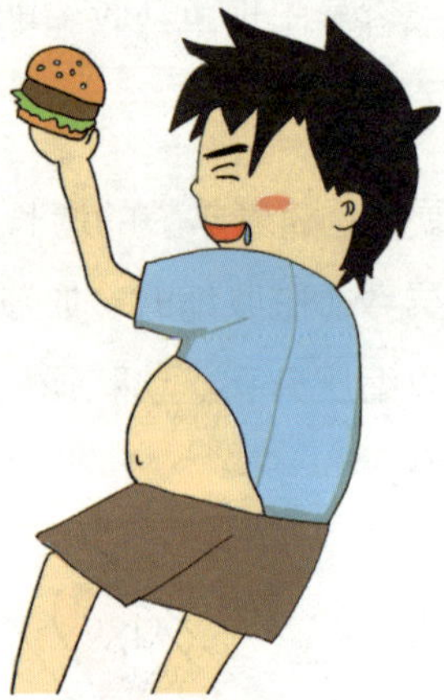

（5）内分泌因素：某些内分泌疾病，如甲状腺功能亢进和肾上腺功能异常，会导致体内激素水平异常，进而影响血压调节机制，导致单纯收缩期高血压。

★（三）什么是单纯舒张期高血压？

单纯舒张期高血压，就是当我们在测量血压时，发现舒张压（低压）≥90mmHg，而收缩压（高压）<140mmHg的一种高血压状态。这种类型的高血压在中青年人群中较为常见，尤其是35～49岁年龄段的人群。

（四）单纯舒张期高血压的成因

（1）心率快：当心率加快时，心脏舒张期的时间会相对缩短，血液在血管内的滞留时间增加，从而推高了舒张压。

（2）外周血管阻力增加：血管壁增厚、管腔狭窄等因素会导致外周血管阻力增大。在心脏舒张期，为了克服这种增大的阻力，心脏需要更强的收缩力才能将血液推向外周，这也导致了舒张压的升高。

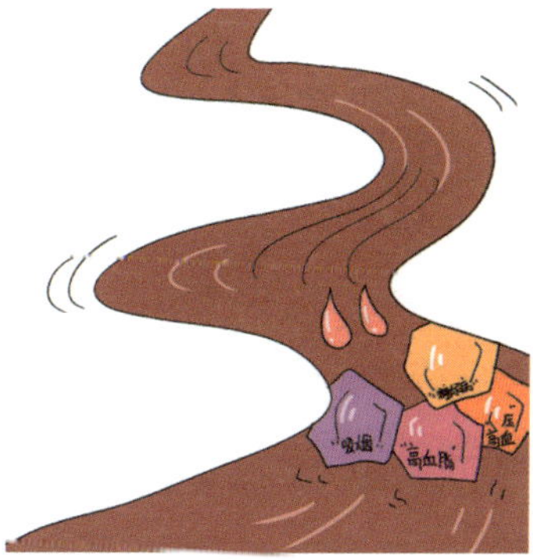

（3）不良生活习惯：肥胖、吸烟、酗酒、熬夜、高盐高脂饮食人群和高尿酸血症人群都是单纯舒张压升高的高危人群。

（4）精神压力：工作压力大、精神紧张、焦虑的状态，可通过神经-内分泌系统影响血压调节，导致舒张压升高。

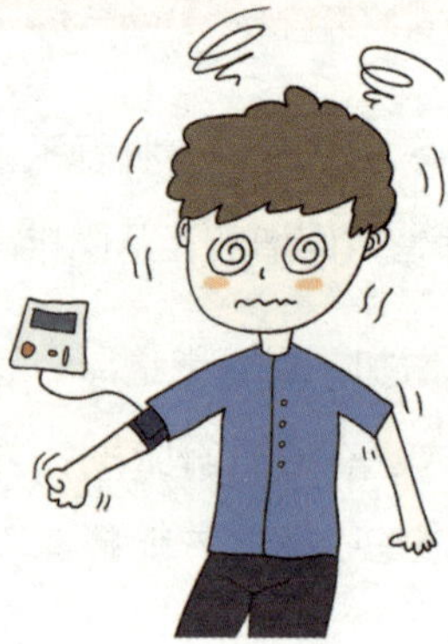

（5）遗传因素：高血压具有一定的遗传倾向，如果家族中有高血压患者，个体患单纯舒张期高血压的风险也会增加。

（五）单纯收缩期高血压和单纯舒张期高血压的诊断

诊断单纯收缩期高血压和单纯舒张期高血压主要依赖于血压测量，我们可以通过这三种方式进行诊断：

（1）诊室血压测量：在医院或诊所，由专业医护人员使用血压计进行测量。为确保准确性，往往需要多次测量并取平均值。

（2）家庭血压监测：我们可以在家中使用电子血压计进行自我监测，并记录测量结果提供给医生参考。这种方式可以帮助我们发现隐蔽性高血压和“白大衣高血压”。

（3）24小时动态血压监测：佩戴动态血压监测仪可以连续24小时监测血压变化，为医生提供更全面的血压数据，可以帮助我们识别晨峰高血压等特殊情况。

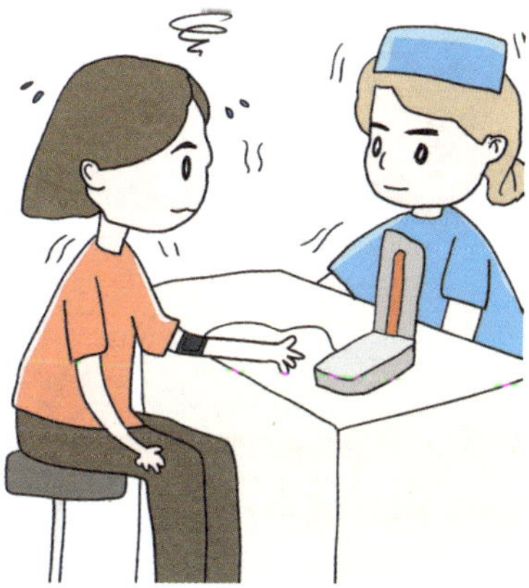

二、H型高血压

（一）H型高血压？其实不难懂

你有没有听说过“H型高血压”呢？这个“H”代表的是同型半胱氨酸（Homocysteine，简称HCY）。简单来说，如果你血压高，同时血液里的同型半胱氨酸水平也超标了（一般是≥10μmol/L），那你就被归类为H型高血压的“大军”里的一员了。

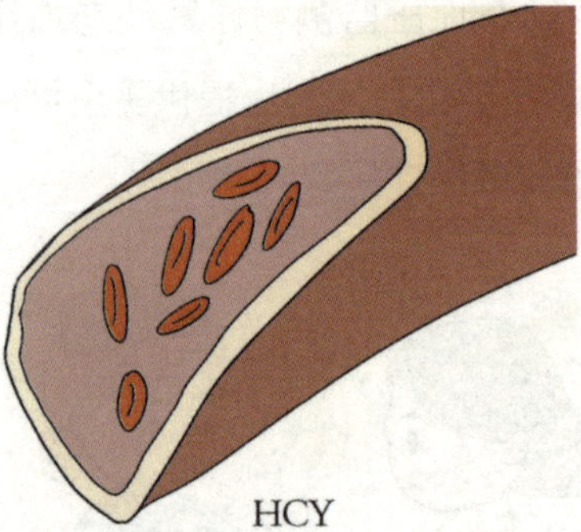

★（二）为什么会得H型高血压?

这原因可多了，主要包括遗传因素、饮食因素、不良生活方式以及其他疾病的影响。

（1）遗传因素：有些人天生就带着容易让同型半胱氨酸升高的“基因密码”。比如，叶酸代谢过程中的某个关键酶基因变异了，就会导致同型半胱氨酸水平升高。

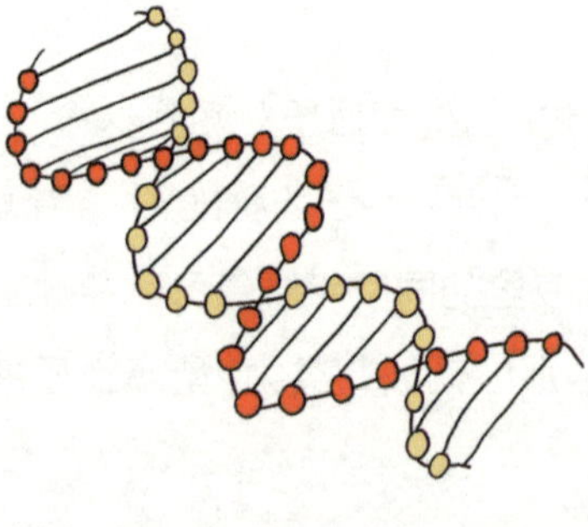

（2）饮食因素：维生素B_6、维生素B_{12}和叶酸是控制同型半胱氨酸水平的重要“调节器”。但这些营养素主要存在于动物肝脏、绿叶蔬菜和豆类里。然而，我们的饮食习惯和烹饪方式让它们流失了不少，比如煮菜时叶酸就会大量流失，这就使得我们很难从日常饮食中获取足够的叶酸。这样一来，体内这些营养素不够，同型半胱氨酸自然就升高了。

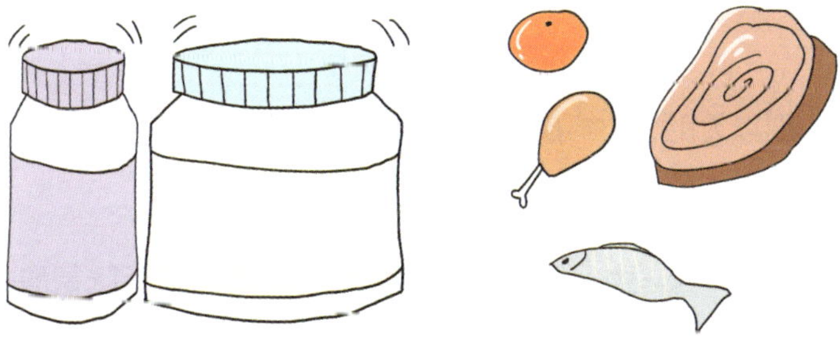

（3）不良生活方式：现代人存在着许多不良的生活方式都会让同型半胱氨酸水平飙升。比如，过量饮酒、吸烟、大鱼大肉、缺乏运动等，会直接影响体内脂质代谢，从而加剧同型半胱氨酸血症的病情。

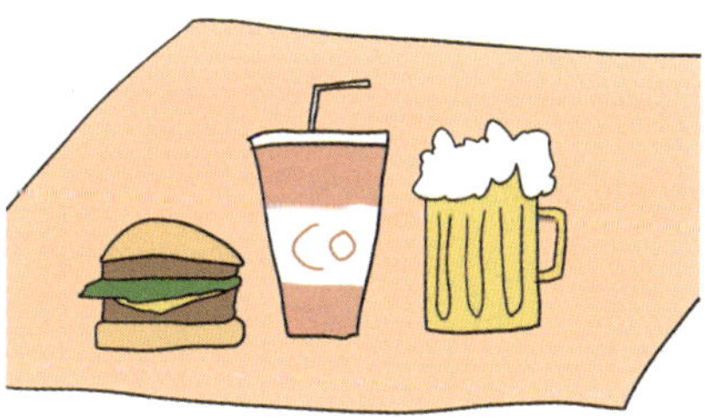

（4）其他疾病和药物：有些病，比如肾功能不全、甲减、贫血和恶性肿瘤，都会影响叶酸的吸收和代谢。还有一些药物，比如抗癫痫药、利尿剂等，也会影响叶酸在体内的吸收、消化、储存和代谢。这样一来，同型半胱氨酸自然就更“猖狂”了。

（三）H型高血压，危害比你想的大得多

别以为H型高血压只是多了个“H”那么简单，它的危害可是超乎你的想象。

（1）脑卒中风险飙升：研究显示，高同型半胱氨酸的人脑卒中风险增加了87%，复发率也高了31%，这可不是闹着玩的，一不小心就可能偏瘫甚至危及生命。

（2）心血管疾病的温床：H型高血压会损伤血管内皮，导致血管更容易出现动脉硬化和斑块，这样一来，冠心病、动脉粥样硬化等心血管疾病就找上门来了。

（3）死亡率的“助推器”：高血压和高同型半胱氨酸同时发生时，对心脑血管的损害作用不是1+1=2，而是远远大于2。

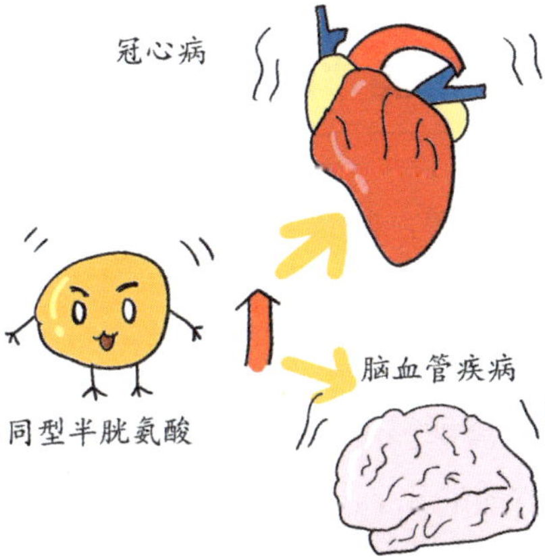

（四）怎么知道自己是不是H型高血压，简单两步走

诊断H型高血压并不复杂，跟着这两步，轻松搞定：

（1）测量血压：首先，你得知道自己的血压情况。如果收缩压≥140mmHg和/或舒张压≥90mmHg，或者你已经在吃降压药了，那也就意味着你已经是高血压“大家庭”里的一员了。

（2）检测同型半胱氨酸水平：在空腹状态下，前往医院抽取血液样本进行同型半胱氨酸的检测。如果血HCY水平≥10μmol/L，或者正在接受降HCY治疗，那么就可以确诊为H型高血压。

三、直立性高血压——站起来也能“高”？

首先，我们得知道，血压这个东西，是随时在变的。你坐着、站着、躺着，血压都可能不一样。通常，当你从躺姿或者坐姿变成直立时，身体会自动调节血管的紧张度和心脏的输出，以确保大脑能够得到充足的血液供应。如果这个过程中出现了“小插曲”，那就可能会引发一个“神秘嘉宾”——直立性高血压。

（一）什么是直立性高血压？

直立性高血压，简单来说，就是指当你从坐或躺的姿势变成站立姿势时，血压上升的现象。它并不像普通高血压那样“张扬”，很多人都是在体检时偶然发现它的存在，或者是在某些特定情况下，比如早上起床时突然感到头晕、心悸，才意识到可能是血压在捣鬼。

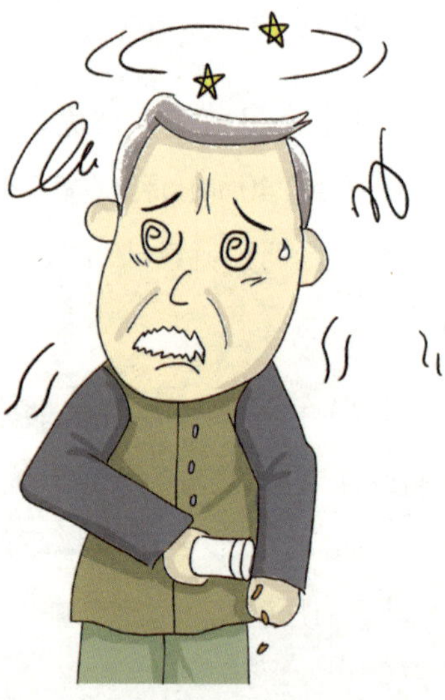

（二）直立性高血压的发病机制

那么，直立性高血压到底是怎么一回事呢？这里面的故事涉及多个生理系统的“恩怨情仇”。

（1）重力影响与血液分布

通常，当你站起来时，地心引力会让血液往下流，身体下部的静脉和静脉窦会扩张，这些地方会储存更多的血液。这样一来，回流到心脏的血液量就减少了，心脏的排血量也相应降低。这就会导致交感神经系统的兴奋，你的身体会通过收缩血管和加快心跳来维持血压，确保大脑有足够的血液供应。对于那些自主神经功能不太好的朋友来说，这一连串的反应就可能导致直立性高血压的发生。

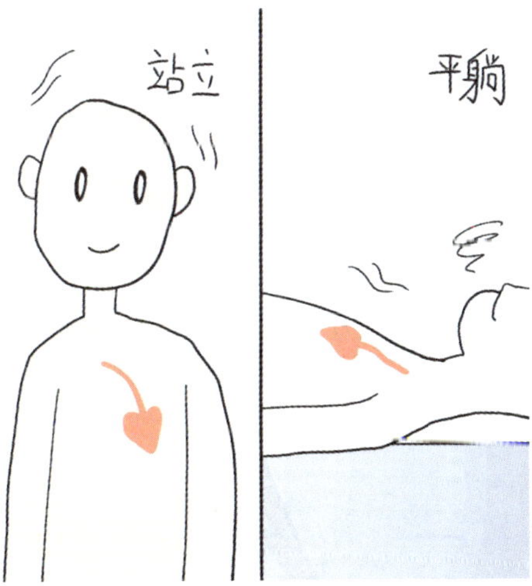

（2）神经体液调节异常

交感神经一兴奋，全身的小血管就开始收缩，尤其是小动脉，长期处于紧张状态，血压自然就升上去了。而且，肾素-血管紧张素-醛固酮系统也会被激活，进一步促进血管收缩和血压升高。在直立性高血压患者中，这个系统的活性比正常人还要高！

（3）压力感受器反射异常

我们的身体里有一种叫作压力感受器的“小侦探”，它们会时刻关注血压的变化，并通过调整外周血管阻力和心输出量来维持血压的稳定。但在直立性高血压患者中，压力感受器可能出现了异常，导致血压调节失衡。

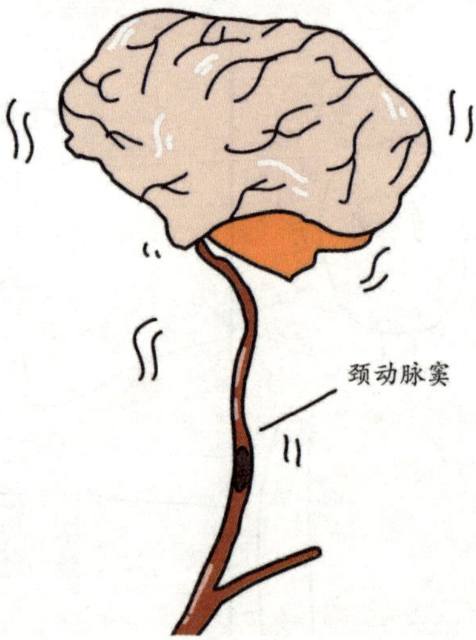

★（三）直立性高血压的症状：低调却不容忽视

直立性高血压的症状可能不太明显，有些人甚至没有任何感觉。但有些患者会存在头晕、心悸、胸闷，甚至恶心和疲劳。这些症状在站立时尤为明显，坐下或者躺下后会有所缓解。如果你发现自己有这些症状，而且和体位变化有关系，那就得警惕起来了。

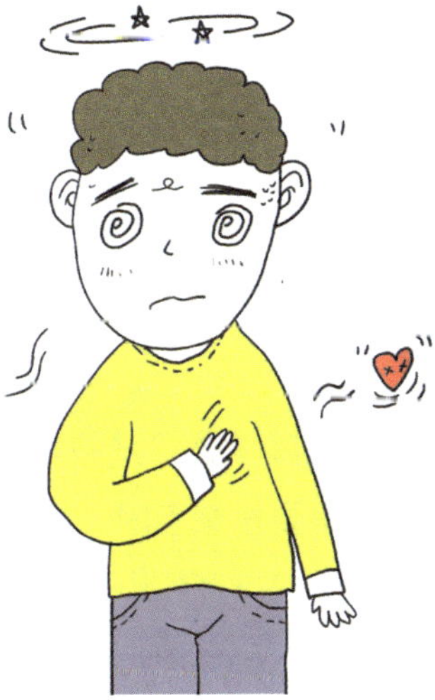

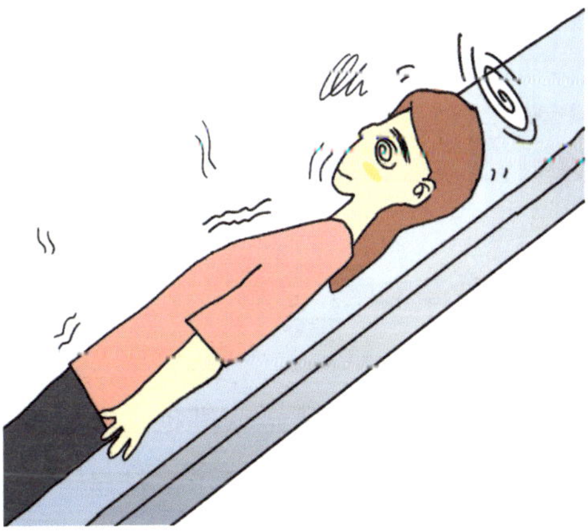

★（四）如何发现直立性高血压？

想要揪出直立性高血压这个“隐形杀手”，可不是件容易的事。不过，我们有一个好帮手——立卧位血压检测。临床医生可以通过模拟体位变化的过程，观察患者血压和心率的变化情况。如果你在试验中从仰卧位变为直立位后，收缩压持续升高20mmHg，那就可以基本确定你是直立性高血压的“受害者”了。

当然啦，除了这个试验之外，定期监测血压也是非常重要的。特别是要注意不同体位下的血压变化情况哦！

四、“白大衣”高血压

★（一）啥是“白大衣”高血压？

你知道吗？有种高血压，它有个很逗的名字—“白大衣”高血压。简单来说，就是指一些人在医生面前测血压时，血压就噌噌往上升，而在家里或其他没有医生在场的环境下测量时，血压却是正常的。说白了，就是“一见医生就紧张”导致的高血压。

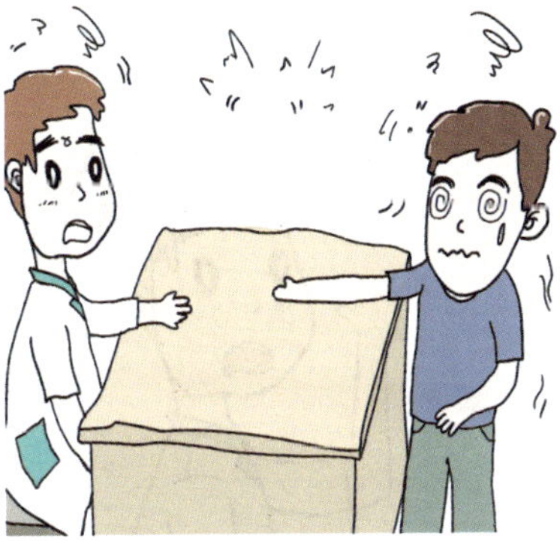

★（二）为啥会出现“白大衣”高血压?

说到这，你可能会问，为啥会出现这种奇怪的现象呢?这其实涉及很多个因素:

（1）紧张情绪：医院是一个让人紧张的地方，这种紧张、焦虑、不安的情绪会兴奋你的交感神经系统，释放出肾上腺素和去甲肾上腺素，让你心跳加快，血管收缩，血压自然就上去了。

（2）心理原因：有些人可能对医疗环境和医务人员特别敏感，或者以前有过不愉快的医疗经历，很容易出现过度紧张、精神压力增加，导致血压升高。

（3）其他因素：女性比男性更容易得“白大衣”高血压，还有一些人爱喝酒、不运动、饮食不合理，或者有家族遗传因素，也容易发生白大衣高血压。

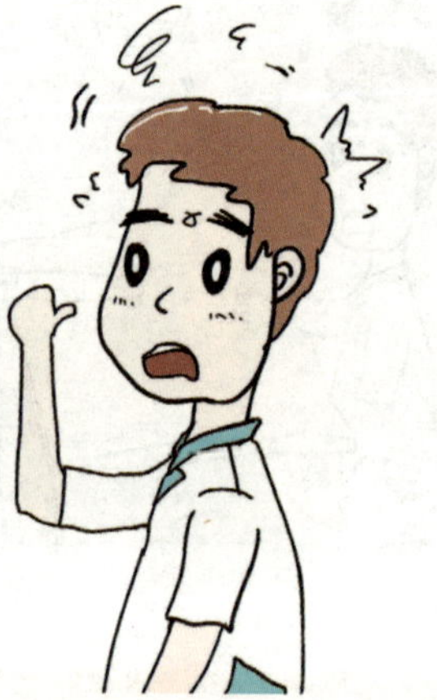

（三）“白大衣”高血压有啥危害吗？

那么，“白大衣”高血压到底有什么危害呢？这个还是需要看具体情况：

（1）暂时性现象：对于大多数人来说，“白大衣”高血压只是一种暂时性的现象。离开医院那个让人紧张的环境后，血压就会慢慢恢复正常。这种情况下，它并不会对身体造成太大的危害。

（2）警示信号：如果你本身就有高血压的风险因素，比如年龄大了、家族里有高血压病史、体重超标等，那“白大衣”高血压可就不能忽视了。它可能是一个警示信号，提醒你平时要注意监测血压，别让真正的高血压找上门来。

（3）误诊风险："白大衣"高血压还可能导致误诊。如果医生只根据你在医院测的血压来判断你的健康状况，可能会误以为你有高血压，给你开降压药。这样一来可能会对你的身体健康造成影响。

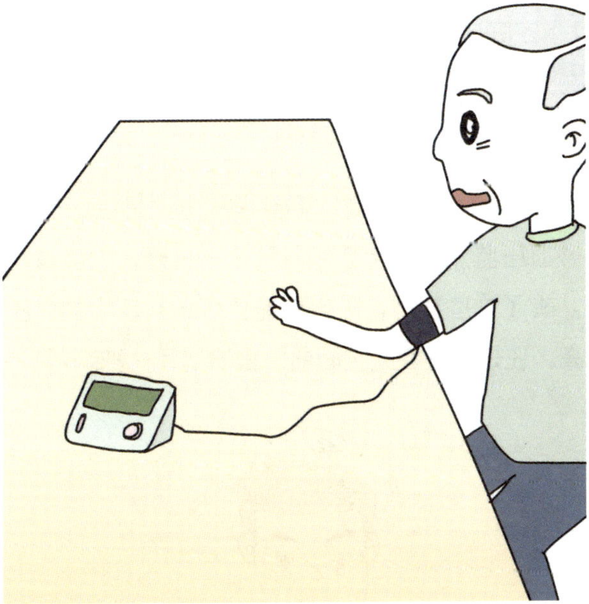

（4）长期影响：虽然大多数"白大衣"高血压是暂时的，但也不能完全掉以轻心。因为长期的紧张、焦虑情绪，加上不良的生活习惯，可能会发展成持续性高血压。这样一来，心脑血管疾病的风险就大大增加了。

（四）怎么知道自己是不是“白大衣”高血压?

想知道自己是不是“白大衣”高血压？很简单！我们可以这样做：

（1）家庭自测：最简单的方法就是在家里自己测血压，看看和在医院里测的结果有没有大差别。如果在家里的血压正常，一到医院就高，那很可能就是“白大衣”高血压了。

（2）24小时动态监测：更科学的方法是去医院做个24小时动态血压监测。医生会给你戴个小仪器，它会自动定时测血压。有了这些数据，医生就能更好地判断你的血压是否真的过高，还是只是在医生面前“表演”了一把。

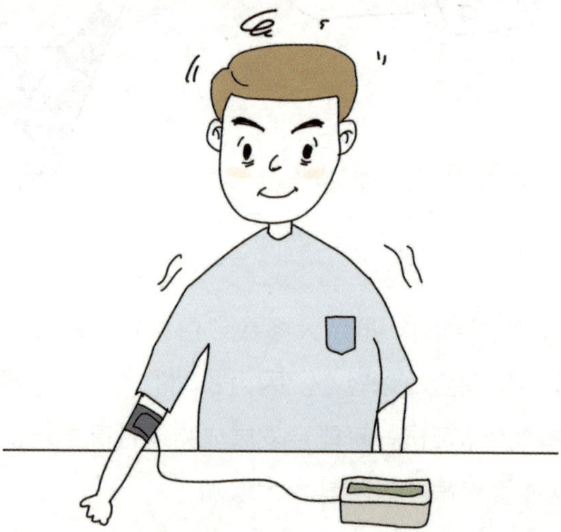

（五）白大衣高血压需要吃药吗？

是否用药还需要根据患者自身的健康情况来综合分析，看看你属于哪一类人群吧：

（1）单纯白大衣高血压人群

如果没有危险因素，如高血脂、高血糖、超重肥胖等，暂时不用吃药，但你需要定期去检查，同时改善生活方式，比如少盐、多运动、戒烟限酒等。

（2）合并危险因素的人群

比如合并高血脂、高血糖等情况，需要针对这些合并症进行降糖、降脂等药物治疗。

（3）没有症状，但有其他器官损害的人群

虽然没有症状，但如果有心、脑、肾等重要器官受损，那就需要服药以保护心、脑、肾等重要器官的功能。

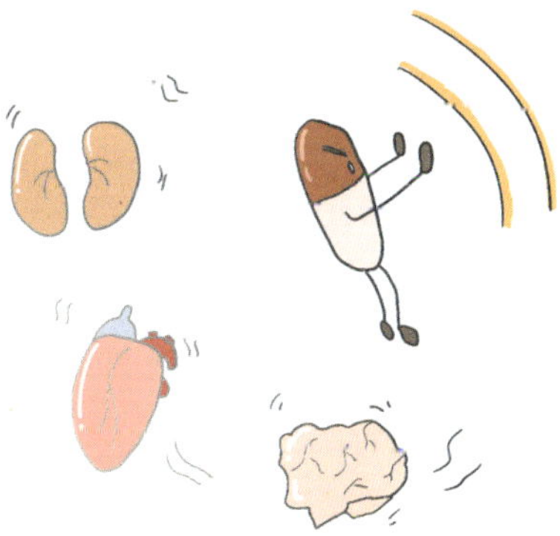

五、神经源性高血压

（一）什么是神经源性高血压?

神经源性高血压，简单来说，就是由于神经系统调节出了问题导致的高血压。这种高血压跟神经系统的功能紊乱密切相关。想象一下，我们的身体就像一个精密的机器，神经系统就是控制这台机器运转的“指挥官”。当“指挥官”出了问题，比如神经受损、发炎或者长了肿瘤，血压可能就会“乱套”了。

（二）为什么会得神经源性高血压?

（1）自主神经功能紊乱：自主神经分交感神经和副交感神经，它们俩得配合默契才能维持血压稳定。要是交感神经过于兴奋，或者副交感神经不给力，血管就会收缩，心跳加快，就会导致血压升高。

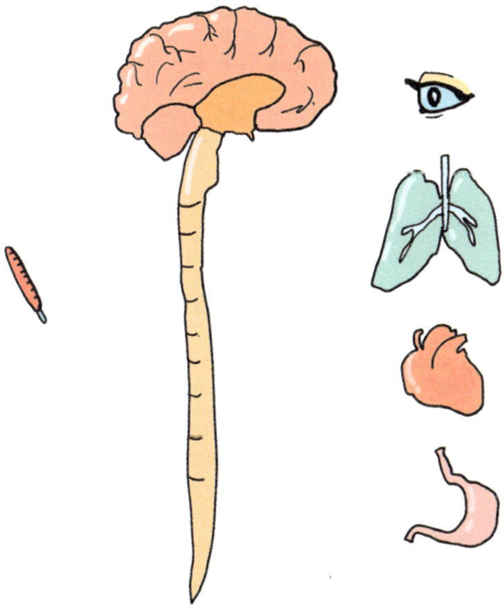

（2）神经递质失衡：神经递质就像是神经系统里的“信使”，传递着各种信息。如果去甲肾上腺素、多巴胺这些“信使”出了问题，会直接影响血压水平。

（3）中枢神经系统病变：中枢神经系统病变也是元凶之一。比如脑出血、脑梗死这些脑部疾病，会直接或间接影响血压调节中枢，让血压飙升。

（4）精神心理因素：长期精神紧张、焦虑、抑郁，还有工作压力大、生活习惯不好，都可能通过影响神经系统功能，诱发高血压。

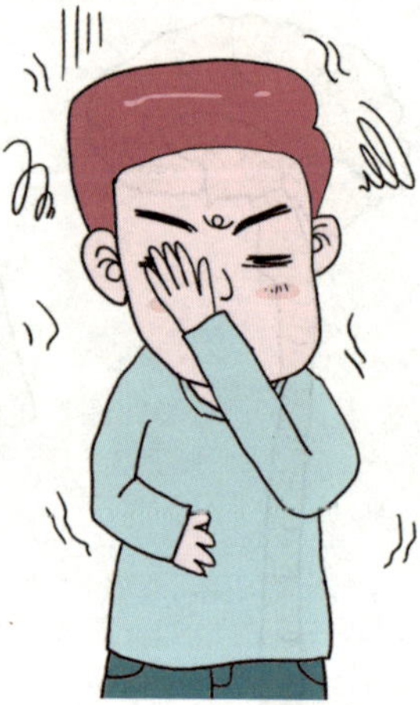

★（三）如何诊断神经源性高血压？

诊断这病可不简单，医生需要更为详细的检查来综合考虑是不是神经源性高血压，比如：

（1）神经系统检查：可以判断是否有神经系统的异常，比如神经受损、炎症或者肿瘤等。

（2）影像学检查：通过CT、MRI等影像学检查，可以更直观地看到神经系统的情况。

（3）血液检查：通过血液检查可以判断是否有炎症、感染等。

（4）特殊检查：在一些特殊情况下，还可能需要做神经电生理检查、脑脊液检查等特殊检查。

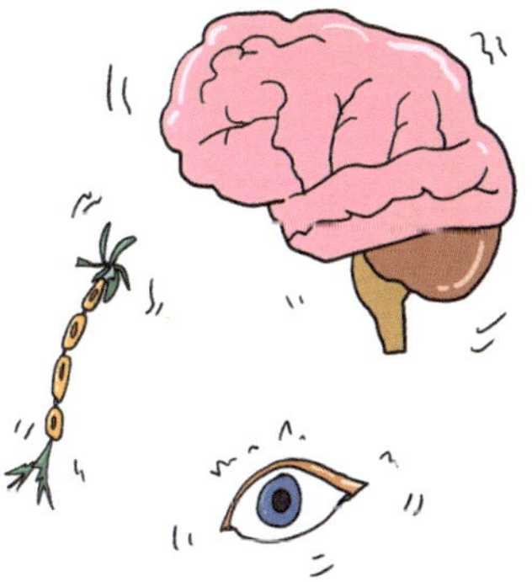

★（四）怎么管理神经源性高血压？

管理神经源性高血压需要综合考量，既要控制血压，还要治疗引起高血压的神经系统疾病：

（1）首先，得用药物控制血压，常用的降压药有利尿剂、β受体阻滞剂、钙通道阻滞剂等。

（2）其次，如果高血压是由神经系统疾病引起的，比如肿瘤、炎症，那还得积极治疗这些原发病，从根本上解决问题。

（3）还有，生活方式调整也很重要。戒烟限酒、适量运动、保持体重在正常范围内，这些都有利于更好地管理血压。

（4）最后，心理调节很重要。保持良好的心理状态对控制血压也有帮助。可以通过心理咨询、放松训练等方法来调节心理状态。

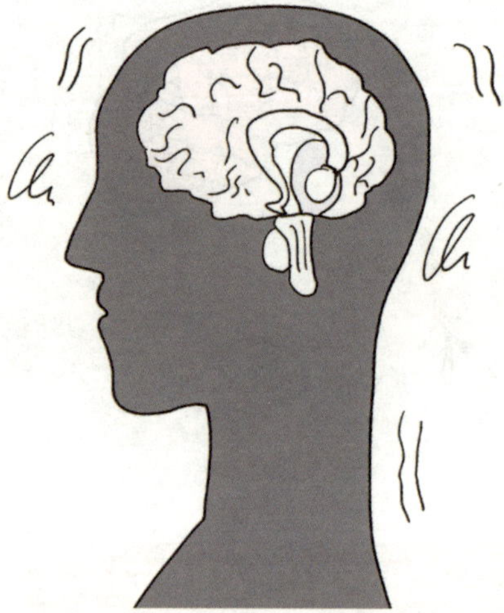

六、肺动脉高压

（一）什么是肺动脉高压？

我们的心脏有个重要的任务，就是要把血液送到肺部去交换氧气和二氧化碳，而连接心脏和右肺的那条大血管叫作肺动脉。正常情况下，肺动脉的压力是比较低的。但如果肺动脉出现了问题，比如血管壁增厚、管腔变窄或者里面形成了血栓，那么血液流过去就会受阻，压力就会升高，这就是肺动脉高压。

（二）为什么会得肺动脉高压?

肺动脉高压的病因有很多，涉及遗传、环境、药物、疾病等多个方面，比如：

（1）特发性肺动脉高压：这是一种原因不明的肺动脉高压，可能与遗传、免疫异常有关系。

（2）左心疾病：像左心功能不全、二尖瓣狭窄等左心疾病也会引起肺动脉高压。

（3）缺氧和肺部疾病：例如慢性阻塞性肺疾病（COPD）、间质性肺病、睡眠呼吸暂停等，因为长期缺氧，也会让肺动脉压力升高。

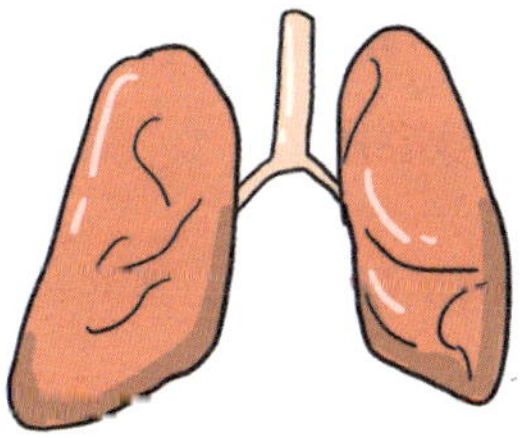

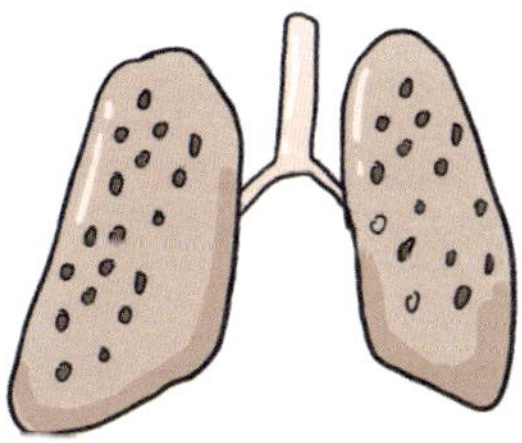

（4）血栓：肺动脉里如果长了血栓，会堵得血液过不去，也会导致肺动脉压力升高。

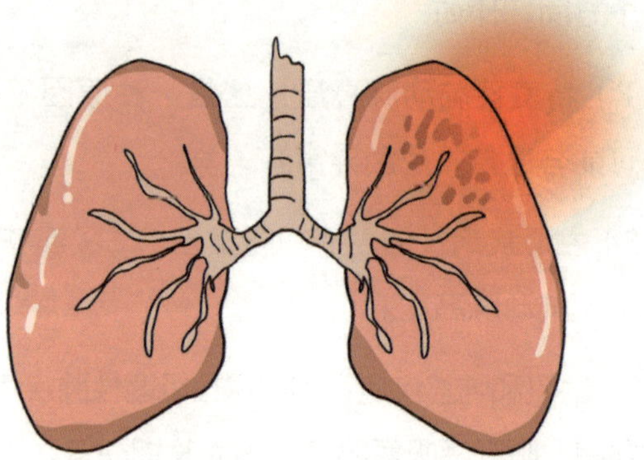

（5）自身免疫病：比如系统性红斑狼疮、硬皮病这些，也会影响到肺部的血管，引起肺动脉高压。

（6）环境和药物：长期接触污染的空气、某些药物和毒素也会损伤肺血管。

（三）肺动脉高压有哪些症状？

（1）呼吸困难：这是由于患者肺动脉压力升高，右心室负荷加重。患者稍微活动一下就会气喘，需要停下来休息。

（2）乏力：由于心脏泵血功能受限，患者常感到全身无力，做一些简单的日常活动也费劲。

（3）胸痛或胸闷：肺动脉压力过高会损伤到肺部血管内膜，患者会感觉到胸部不适。

（4）咯血：肺动脉压力过高可导致肺毛细血管破裂出血，患者咳嗽时痰里带血丝。

（5）晕厥：严重肺动脉高压患者，可能会因为心脏泵血量减少而出现晕厥。

（6）其他症状：患者缺氧时还会出现口唇发紫，右心衰竭时还会出现双下肢水肿。

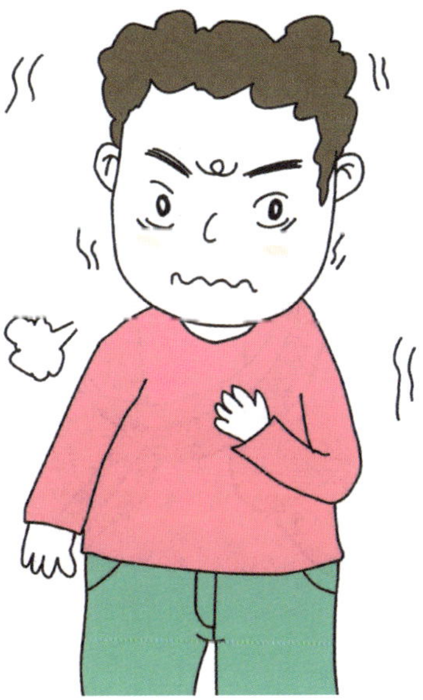

（四）如何诊断肺动脉高压？

要确诊肺动脉高压，还需要做一系列的检查，包括：

（1）实验室检查：包括血气分析、血常规、尿常规、肝肾功能等。

（2）胸部X光：观察肺部和心脏有没有出现形态变化

（3）CT和磁共振：更详细地观察肺部和心脏结构，及时发现一些肺血管病变，比如肺栓塞、肺血管炎等。

（4）超声心动图：通过超声波检查心脏和血管。

（5）右心导管检查：这个最准确，可以直接通过导管测量肺动脉的压力。

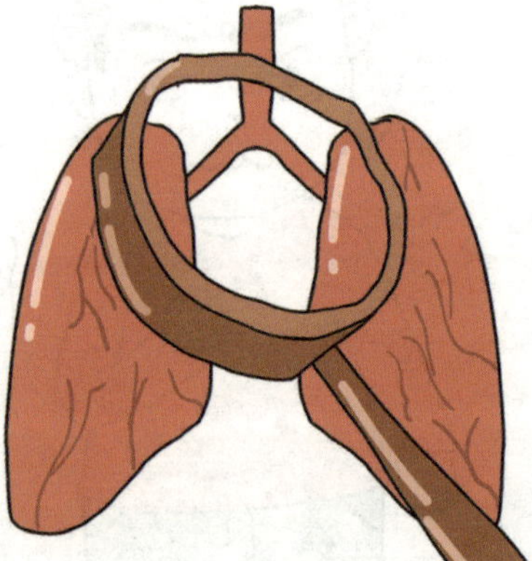

★（五）肺动脉高压的危害与后果

肺动脉高压的危害极大，它不仅能让你的生活质量大打折扣，甚至还会威胁你的生命，例如：

（1）右心衰竭：长期肺动脉高压会大大增加右心的负担，最终会引起右心衰竭。

（2）心脏功能不全：右心一垮，左心也跟着受累，最终出现全心功能不全。

（3）猝死风险增加：严重肺动脉高压患者，特别是伴有心律失常者，猝死风险显著增加。

（4）多器官功能衰竭：肺动脉高压还可能影响肾脏、肝脏等其他重要器官，导致多器官功能衰竭。

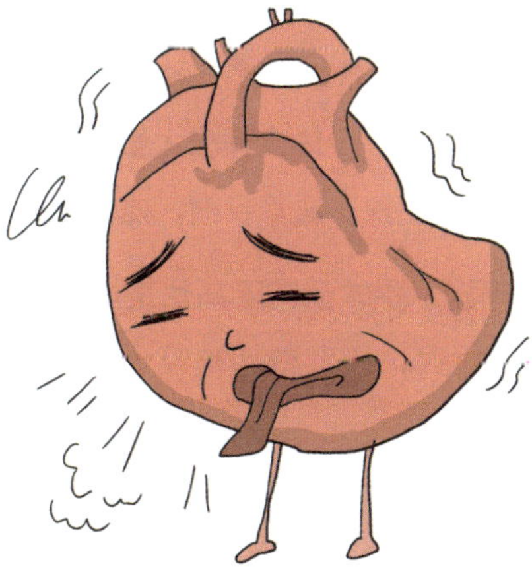

七、围手术期高血压

（一）围手术期高血压，你了解多少?

围手术期高血压，简单来说，就是指患者在手术前、手术过程中或手术后恢复期间出现的高血压状况。可千万别小看围手术期高血压，它可是手术成功和术后康复的“拦路虎”。

（二）围手术期高血压的原因

围手术期高血压可以由多种因素引起，包括：

（1）手术应激：手术本身是一种对身体的创伤，会引起强烈的应激反应。这时，身体会释放大量的应激激素，如肾上腺素，它会导致心跳加快、血管收缩，血压自然就高了。

（2）术后疼痛：手术后的疼痛也是个大问题，它不仅影响患者的休息和睡眠，还可激活神经-内分泌系统导致血压升高。

（3）药物影响：手术前，有些患者可能需要停用某些降压药物，或者手术过程中麻醉过浅。

（4）输液：手术过程中，为了补充体液或纠正电解质失衡，会进行输液。如果输液过多过快，循环血量增加，心脏负担加重，也会导致血压升高。

（5）心理因素：许多患者在手术前后会感到焦虑和紧张，这种情绪应激会导致交感神经系统兴奋，进而引发高血压。

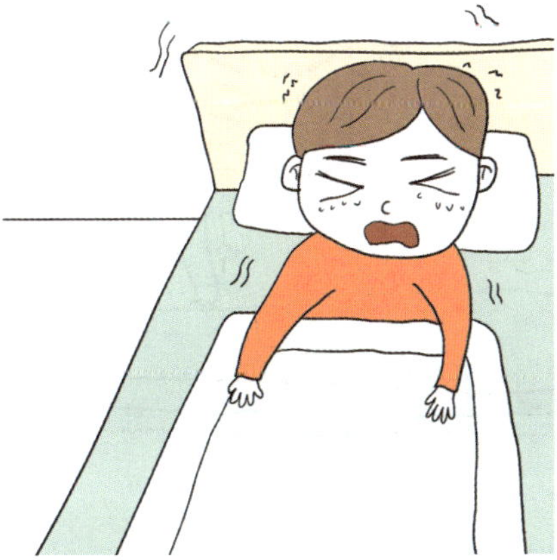

（三）围手术期高血压的危害

围手术期高血压的危害不容忽视，它会影响手术效果和患者的术后康复，例如：

（1）增加手术风险：高血压可能导致手术时出血增多、手术视野不清楚，还会影响麻醉药的代谢，手术难度就更高了。

（2）引发心脑血管意外：高血压可加重心脏和血管的负担，增加心梗、脑梗的风险。

（3）损害肾功能：高血压可引起肾血管收缩和肾血流量减少，导致肾脏功能受损，严重的还会肾衰竭。

（4）手术并发症：如术后出血、影响伤口愈合等。

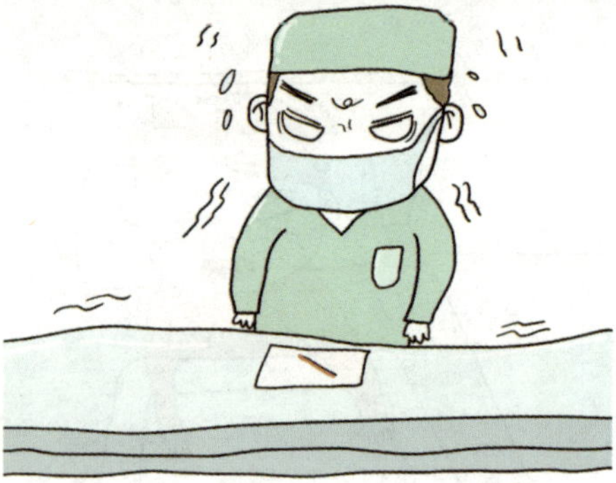

（四）围手术期高血压的预防

围手术期高血压重在预防，咱们可以从这几个方面入手：

（1）术前准备

①控制高血压：如果患者有高血压病史，在手术前医生要了解患者的血压情况、心血管健康状况等，提前调整降压药，以确保手术前血压稳定。

②心理疏导：患者还可以接受心理疏导和放松训练，减轻焦虑和紧张的情绪。

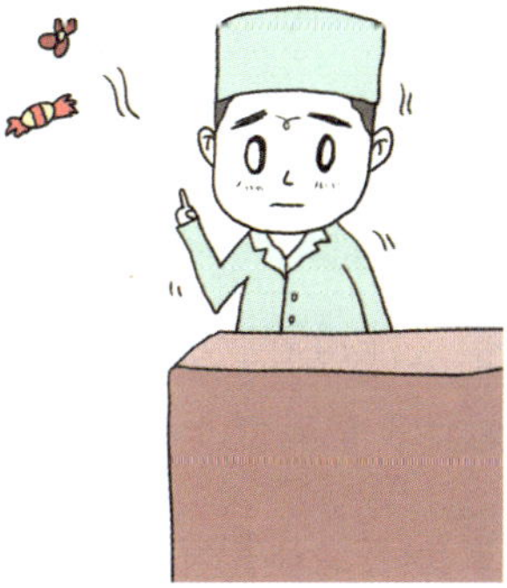

（2）术中管理

①麻醉管理：麻醉师要选择合适的麻醉药物和剂量，而且要时时刻刻盯着血压变化情况，确保血压在安全范围内。

②维持恰当的血容量：输液的量和速度要合理，不要一下子输太多太快。

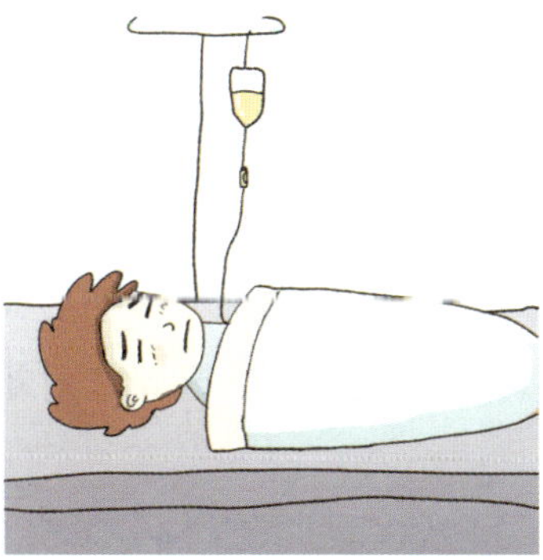

（3）术后管理

①疼痛管理：术后得管好疼痛，别让它影响血压。常用的方法包括镇痛药、局部麻醉等。

②监测血压：术后还需要持续监测血压，特别是在麻醉药物作用消退后，根据血压情况调整治疗方案。

③生活方式调整：保持健康的生活方式也很重要，少吃盐、戒烟酒、适量运动，都有助于术后血压管理。

总之啊，围手术期高血压是个得重视的问题。只要咱们提前做好准备，积极配合医生，就能把风险降到最低，顺利度过手术期。

八、移植后高血压

器官移植是一项令人惊叹的医学技术，它为无数患者带来了生命的希望。但你知道吗？在接受器官移植后，部分患者可能会遇到一个问题——移植后高血压。移植后高血压不仅影响患者的生活质量，还可能对新移植的器官功能产生不利影响。

（一）什么是移植后高血压?

移植后高血压，顾名思义，就是患者在接受完器官移植手术后出现的高血压状况。这种情况在肾移植、心脏移植、肝移植、肺移植等手术后都可能发生，尤其是肾移植的患者更为常见。

（二）移植后高血压的原因

移植后高血压的发病机制特别复杂，主要原因包括：

（1）身体对新器官的“不适应”：新器官进入体内后，可能引发免疫排斥反应，导致炎症反应和血管内皮细胞损伤，进而引起血管收缩和血压升高。

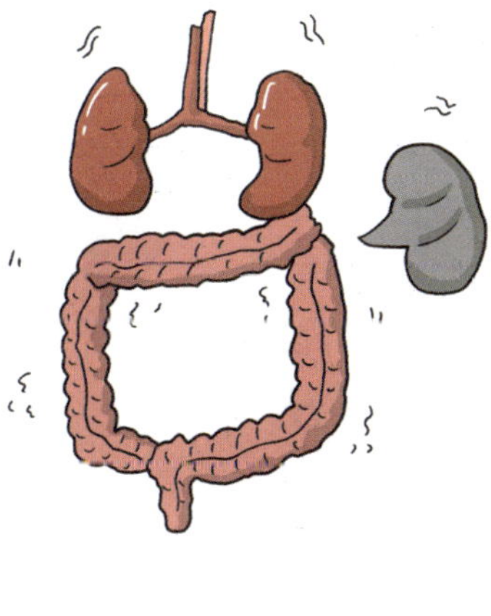

（2）免疫抑制剂的副作用：为了预防排斥反应，患者需要长期服用免疫抑制剂，然而某些药物，如环孢素A、他克莫司等可以显著升高血压。

（3）体液和电解质的变化：手术及术后恢复期，患者体内的水分和电解质可能会失衡，比如血量增多或低钾等，这些也会影响血压。

（4）原有高血压病史：如果手术前就有高血压，那手术后就更得小心了。因为移植手术作为应激因素，可能诱发或加重原有的高血压病情。

（5）心理因素：手术对患者造成的心理压力，如焦虑和紧张情绪，也可能导致血压波动。

（6）新器官功能异常：如果新器官功能没有完全恢复，比如肾移植后，如果新肾不给力，也会影响血压的正常调节。

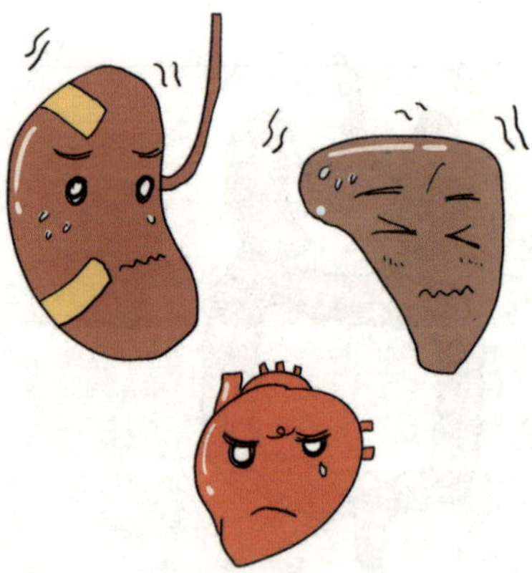

（三）移植后高血压的危害

移植后高血压的危害不容忽视，它会给患者带来很多危害：

（1）增加心脏病和中风的风险：高血压是心血管疾病的重要危险因素，移植后高血压会大大增加心肌梗死、脑卒中等心血管事件的风险。

（2）损害移植器官功能：高血压可加重移植器官的负担，影响其功能恢复和长期存活。如肾脏移植后高血压可加速移植肾的硬化和衰竭。

（3）增加排斥反应风险：高血压可能加剧免疫排斥反应，导致移植器官功能受损甚至失败。

（4）影响生活质量：高血压及其并发症可导致患者生活质量下降，增加医疗负担。

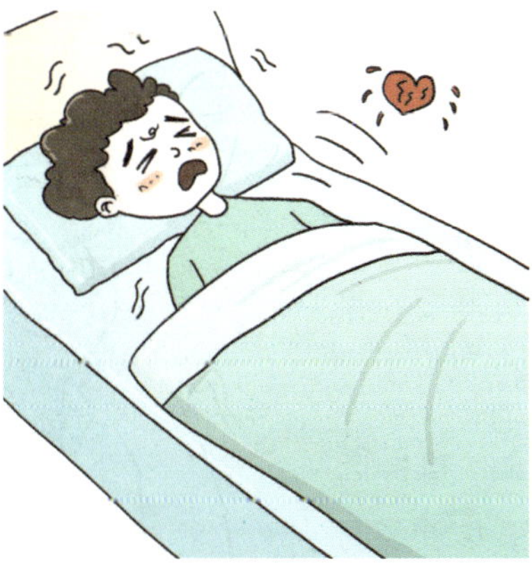

（四）移植后高血压的诊断

医生会通过询问患者的高血压病史、家族史、移植手术史及免疫抑制剂使用情况、让患者测量血压、做体检和血液检查等多种方式来诊断移植后高血压。有时，医生还会让患者做24小时动态血压监测，以更准确地了解血压变化。

（五）移植后高血压的管理

（1）遵医嘱服药：按照医生的指导服用降压药物和免疫抑制剂，不要随意停药或改变剂量。

（2）健康生活方式：保持低盐饮食，戒烟限酒，适量运动，控制体重。这些都有助于降低血压。

（3）定期监测：定期测量血压，并将结果告诉医生。如果您有条件，可以在家中自我监测血压。

（4）心理疏导：与医生和家人保持沟通，缓解手术带来的心理压力。如有需要，可以寻求心理咨询帮助。

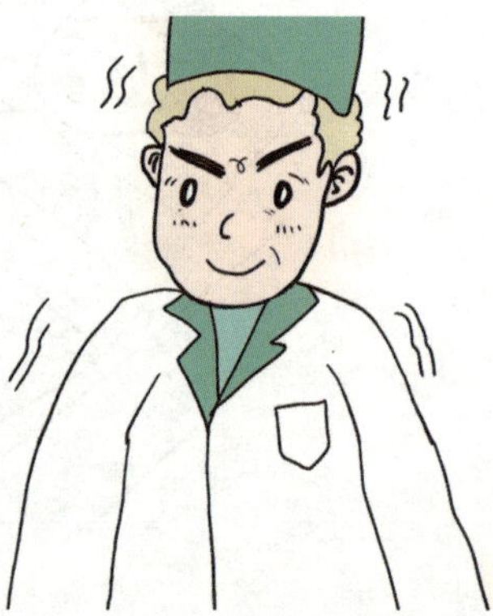

（5）定期复查：按照医生的建议定期复查，以便及时发现并处理任何潜在问题。

第八章 谁说高血压患者不会低血压？

很多人认为，一旦被诊断为高血压，就告别了低血压的烦恼。然而，事实并非如此。高血压患者在某些情况下，同样可能遭遇低血压的困扰。今天我们就来说一说“高血压患者发生低血压”的那些事儿。

一、什么是低血压？

低血压，即血压值低于正常范围。一般来说，成年人的正常血压值范围是：收缩压（高压）在90～140mmHg，舒张压（低压）在60～90mmHg。如果一个人的血压值低于90/60mmHg，即收缩压＜90mmHg和/或舒张压＜60mmHg，就会被诊断为低血压。

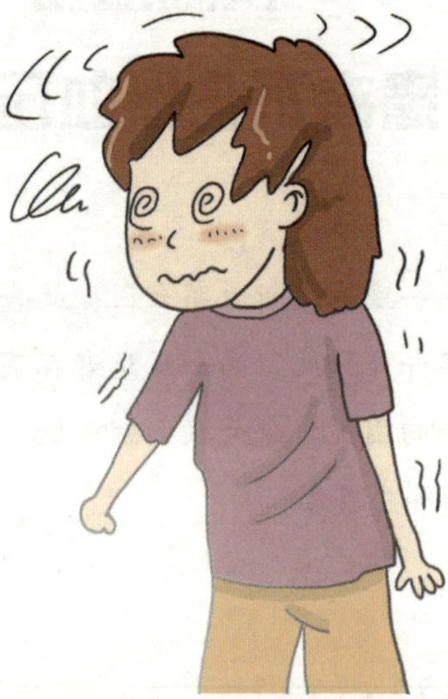

二、高血压患者出现低血压的情况

（一）药物治疗不当

1.随意调整降压药

有些高血压患者在治疗过程中，为了追求更快的降压效果，就私自加大降压药用量，或者改用其他药物，这样很有可能导致血压下降过快或幅度过大而发生低血压。

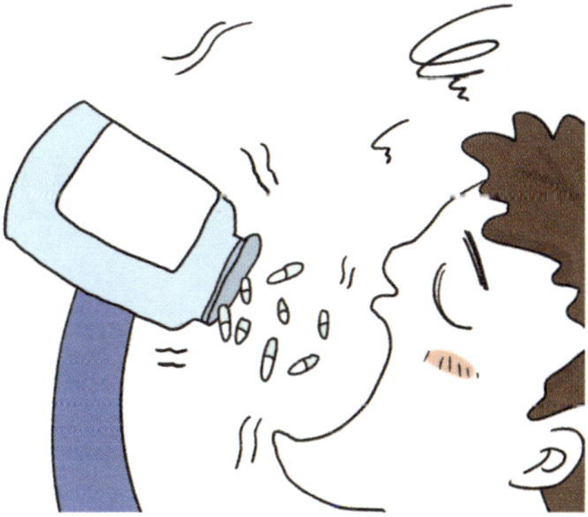

2.联合用药不当

多种降压药物联合使用时，可能会发生相似降压效果的药物叠加使用，或者药物之间产生不良反应等情况，就可能引起血压下降，导致低血压。因此，高血压患者一定要在专业医生指导下进行药物联用。

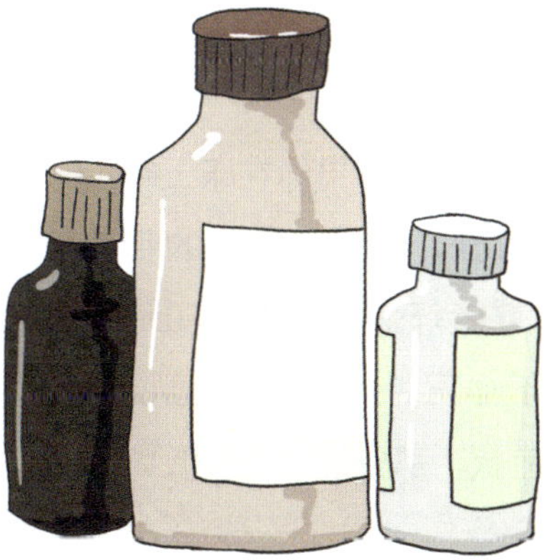

3.服药时间不当

比如睡前过量服用降压药，尤其是老年人，由于其代谢能力减弱，夜间血压可能过度下降，晨起时发生直立性低血压的风险增加。

4.自行改变降压药使用方法

如将降压药物掰开或碾碎服用，或同时饮酒，都可能加速药物吸收并增强降压作用。

（二）体位性低血压

1.什么是体位性低血压?

体位性低血压是指患者从平躺或坐着的状态突然站起时，血压会明显下降的一种现象。

具体诊断标准是：如果你在床上躺了5分钟以上，然后立即站起来测量血压，发现直立位的收缩压比卧位时下降了20mmHg以上，或者舒张压下降了10mmHg以上，那么就可以诊断为体位性低血压。此外，如果站起时还伴有眼前发黑、头晕、乏力等症状，那更是体位性低血压的典型表现了。

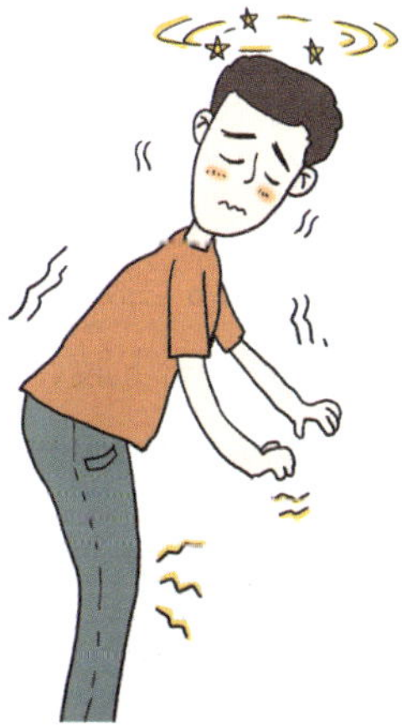

2.为什么高血压患者会发生体位性低血压？

（1）年龄

随着年龄增长，老年人容易发生动脉硬化，血管对压力变化的敏感度降低。当老年人体位发生改变时，身体无法及时适应，就会出现“体位性低血压”。

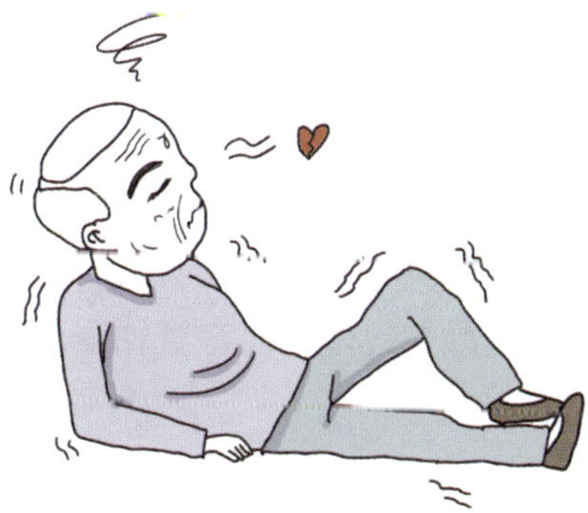

（2）药物不良反应

高血压患者服用的某些降压药物，如血管扩张药（硝苯地平等）、利尿剂（氢氯噻嗪等），会通过扩张外周血管、减少血容量等方式降低血压。当患者从卧位突然站起时，由于重力作用，血液更多地流向下肢，上半身血液供应减少，血压进一步降低，从而诱发体位性低血压。

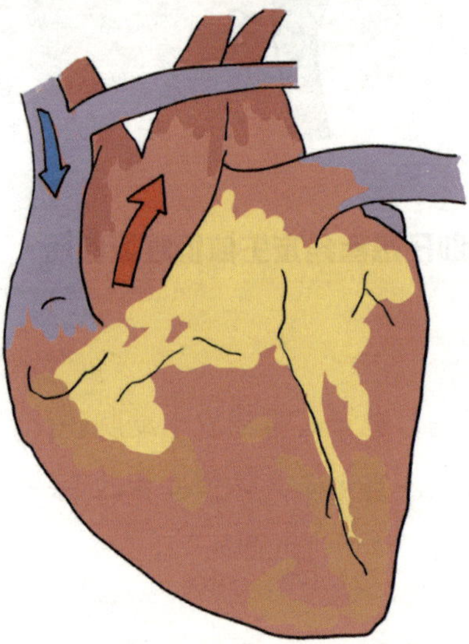

（3）心脏疾病

如果高血压患者合并心肌缺血、心力衰竭等心脏疾病，心脏泵血功能下降，使得有效循环血容量减少，体位改变时更容易出现低血压。

3.如何预防体位性低血压的发生?

（1）药物调整：在专业医生的指导下，更换可能引起体位性低血压的药物，并严格遵医嘱服药。

（2）缓慢活动：长期卧床的患者在准备站立时，应先在床边坐着休息片刻，再缓慢下床。这样有助于血液回流，减少低血压的发生。

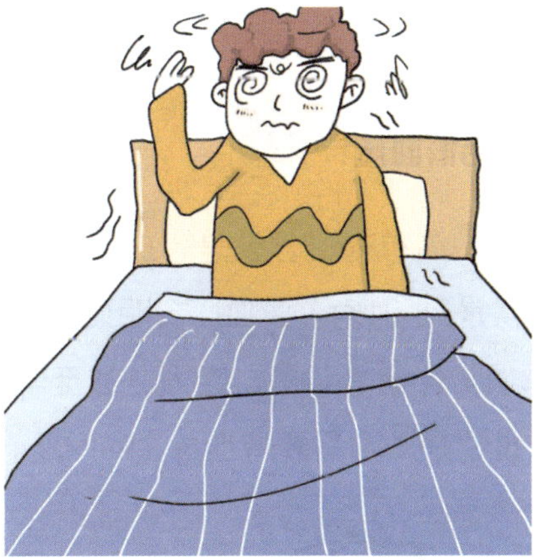

（3）避免不适宜行为：不要长时间站立，特别是在炎热的天气下。可以尝试将双脚脚尖向上勾起，尽量靠近小腿，这个动作有助于提升血压。如果感到不适，应立即缓慢蹲下，并用手扶住身边的物体，以防跌倒。

（4）健康运动：适当进行有氧运动，如走路、骑车等，这些动作可以增加下肢静脉回流和血管外周阻力，但要避免剧烈运动后突然站起。

（5）使用辅助工具：可以考虑使用弹力袜或高腰紧身衣来增加静脉回流血量，减少低血压的发生。

（6）监测血压：定期监测血压，特别是躺着和坐着时的血压，以便及时发现并处理低血压情况

（三）餐后低血压

1.什么是餐后低血压？

餐后低血压，简单来说，就是高血压患者在吃完饭后的一段时间（通常是2小时内），血压会明显下降的一种现象。这种血压下降通常伴随着头晕、乏力、甚至晕厥等症状，对高血压患者来说，是一个需要特别关注的问题。

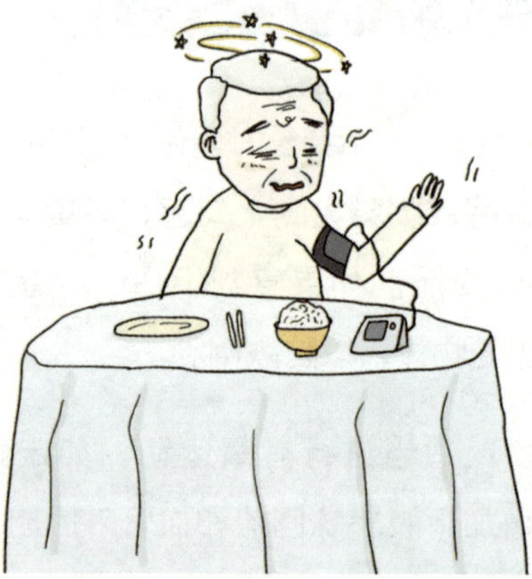

2.餐后低血压诊断标准

（1）餐后2小时内收缩压较餐前下降≥20mmHg。

（2）餐前收缩压≥100mmHg，餐后收缩压<90mmHg。

（3）即使未达到以上标准，但如果您在餐后2h内出现头晕、眼前发黑、晕倒等明显的低血压症状，并且这些症状与进餐有明显的关联，也可以被诊断为餐后低血压。

3.为什么高血压患者会发生餐后低血压？

（1）自主神经调节失衡

进食后，为了帮助消化，身体的血液会重新分配，流向胃肠道的血液增多，导致其他部位（如大脑、心脏）的血液供应减少，血压下降。而如果高血压患者自主神经调节功能不好，就更难应对这种变化，容易发生餐后低血压。

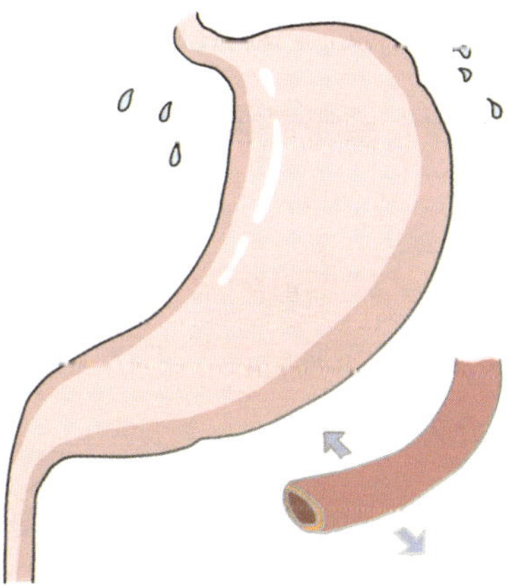

（2）饮食与胃排空

高碳水化合物、高脂肪的饮食更容易诱发餐后低血压。这是因为这类食物在消化过程中需要更多的血液和能量支持。此外，进食过快、过饱或食物过热也可能加速胃排空过程，从而进一步加剧餐后低血压的发生。

（3）药物因素及伴随疾病

高血压往往合并其他多种疾病，如糖尿病、冠心病、帕金森病等。患者服用的多种药物，如降压药、利尿剂、抗帕金森药物等容易引发餐后低血压。

4.高血压患者如何预防餐后低血压

（1）调整饮食

1）少量多餐：避免一次性吃得太饱，减轻胃肠负担。

2）减少高碳水化合物和高脂肪食物的摄入，避免饮食温度过热，选择低糖、清淡、易消化的食物。

3）进食速度要慢，细嚼慢咽，给身体足够的时间来适应血液重新分配。

4）餐前饮水：餐前喝适量的水（350～480ml），有助于增加血容量，减少血压下降幅度。但请注意，心功能不全的患者应谨慎使用此方法。

5）避免进餐时饮酒：饮酒可致全身血管扩张和血压下降。

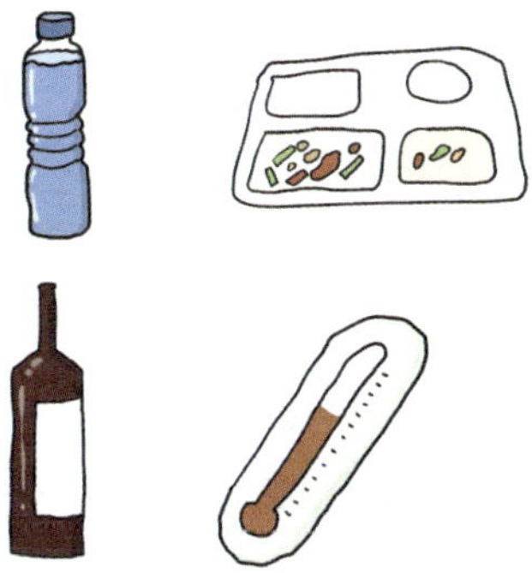

（2）调整降压药物

如果出现了餐后低血压的症状，要及时咨询医生。尽量将降压药物的服用时间调整为两餐之间，以减少与餐后低血压的叠加效应。

（3）餐后活动

1）餐后适当散步或进行轻度活动，有助于促进血液循环，但应避免过量运动，以免加重低血压症状。

2）有餐后低血压的患者，建议餐后平卧半小时到两个小时，再起身活动。

（4）其他注意事项

1）定期监测血压，特别是在餐前和餐后两小时内，以便及时发现并处理低血压症状。

2）如果出现餐后低血压症状，应立即采取平卧位或头低脚高位，以增加脑部血液供应，并尽快就医。

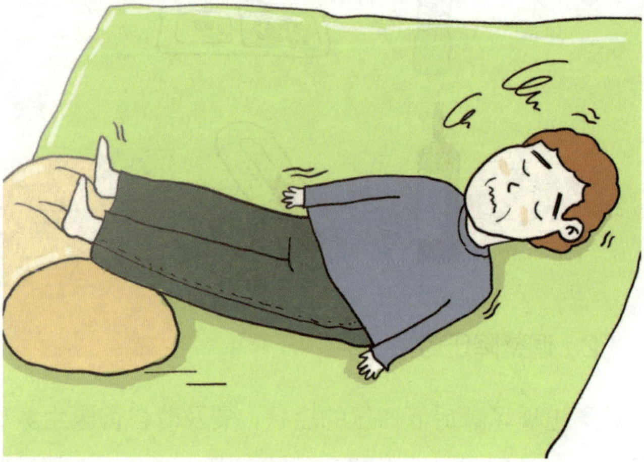

（四）排尿性低血压

在我们日常生活中，高血压已经是一个广为人知的健康问题，但你可能不知道，高血压患者在排尿过程中还可能遭遇另一个“不速之客”—排尿性低血压。

1.什么是排尿性低血压?

排尿性低血压是指在排尿过程中或排尿后立即出现的血压急剧下降的现象。此现象多发生于夜间或清晨，伴随着头晕、视力模糊、全身乏力和晕厥等症状，对患者的健康构成一定威胁。

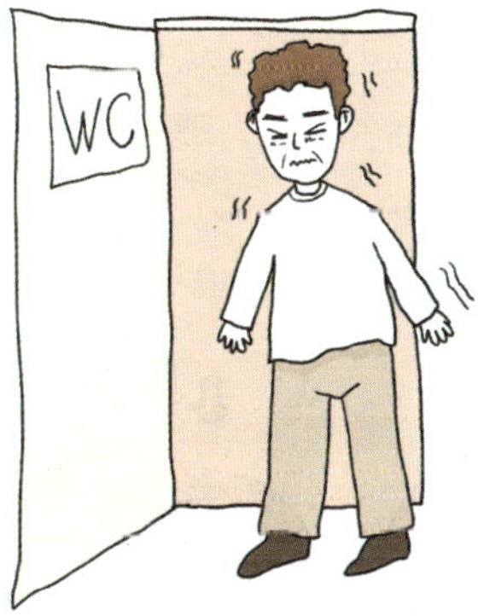

2.为什么高血压患者会发生排尿性低血压？

排尿性低血压的成因多种多样，主要包括以下几个方面：

（1）自主神经调节失衡：排尿时，交感神经兴奋性降低，迷走神经兴奋性增高，它们“换班”后，就会发生心率减慢，血压下降的情况。如果高血压患者自主神经调节不好，就更容易中招。

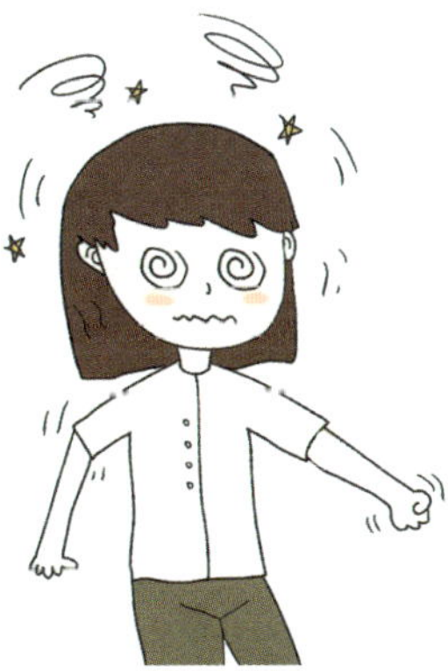

(2)膀胱“放水”太快：膀胱充盈的时候，会对腹腔血管形成压迫，就像给血管加了个“小压板”，“压板”作用会在排尿后消失，导致腹腔内压力骤降，静脉回流减少，进而引发血压下降。

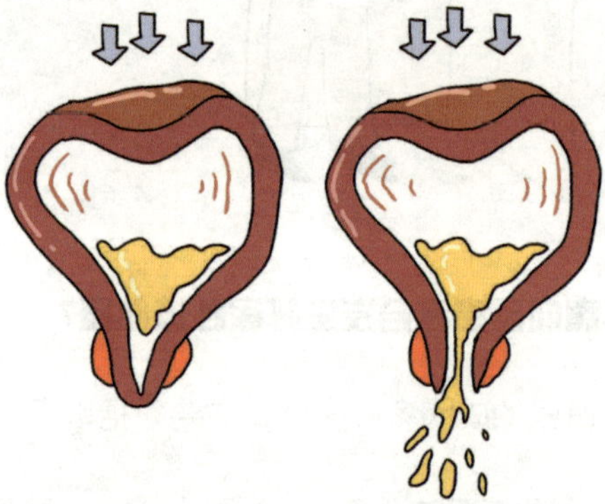

(3)血液重新分布：排尿引起的腹腔内压力变化还会影响静脉回流，减少有效循环血容量，导致血压下降。特别是老年高血压患者，血管弹性不好，更容易受影响。

(4)体位变化：比如你从蹲着或者坐着突然站起来，血管里的血可能跟不上你的动作，大脑就“缺血”了，就会发生一系列心脑血管缺血的症状。

(5)药物“帮倒忙”：高血压患者服用的某些降压药物，特别是利尿剂，可能增加排尿量来改变体液平衡，进而影响血压的稳定，增加排尿性低血压的风险。

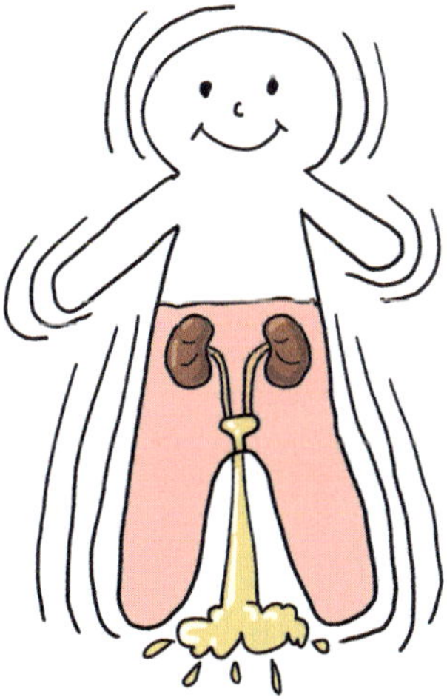

3.这些症状要当心

了解排尿性低血压的症状对于及时采取应对措施至关重要。其工要症状包括：

（1）头晕与眼前发黑：由于血压下降导致大脑供血不足，患者常感觉到头晕、眼睛看东西模糊，甚至眼前发黑。

（2）身体乏力：血液循环不畅，身休的供血不足，导致患者感到全身无力。

（3）胸闷、心悸：这是由于心肌供血不足导致的。

（4）晕厥：这是排尿性低血压最严重的症状之一，晕厥可能会突然发生，但通常是暂时性的，平卧后可以恢复。

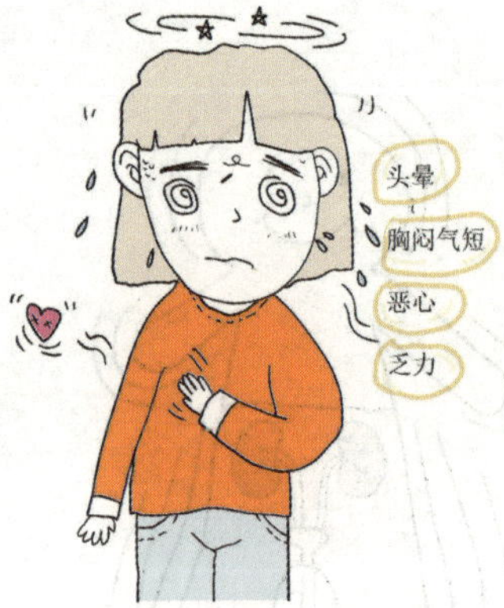

4.高血压患者怎么防？

（1）吃药要听医生的：高血压患者应遵循医嘱，不擅自更改药物剂量或种类。特别是容易引起排尿性低血压的药物（如利尿剂），更应在医生指导下谨慎使用。

（2）排尿方式有“讲究”：尽量选择坐位或蹲位排尿，排尿后不急于起身，应静坐片刻以稳定血压。

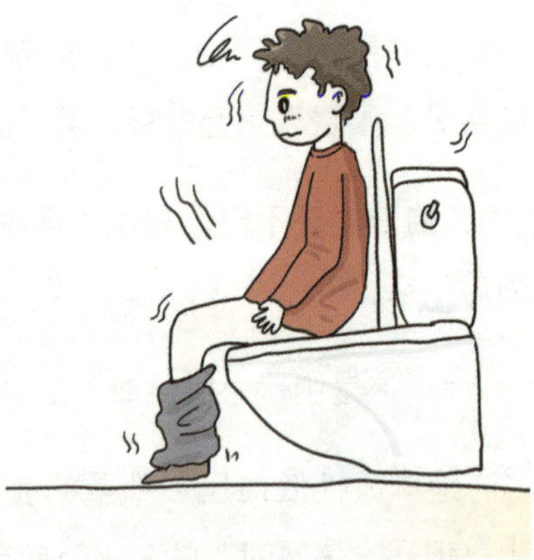

（3）监测血压很重要：密切关注血压，特别是排尿前后的血压变化，及时发现并处理低血压情况。

（4）生活方式调整：

1）夜间排尿防护：在床边放置夜灯，避免黑暗中跌倒。必要时使用便盆或坐便器。

2）保持充足水分：保持身体里有足够的水，在高温、出汗多或腹泻、呕吐等情况下更应注意补充水分以维持体液平衡。

3）避免过度饮酒、避免长时间憋尿等。

三、高血压患者低血压的危害

（一）不适症状加剧

低血压可导致头晕、乏力、视力模糊等不适症状，影响患者的生活质量。严重时，还可能出现心慌、心悸、甚至晕厥，给身体带来极大痛苦。

（二）增加意外风险

低血压使患者更容易跌倒、摔伤，尤其是对于老年高血压患者来说，可能引发骨折等严重后果。

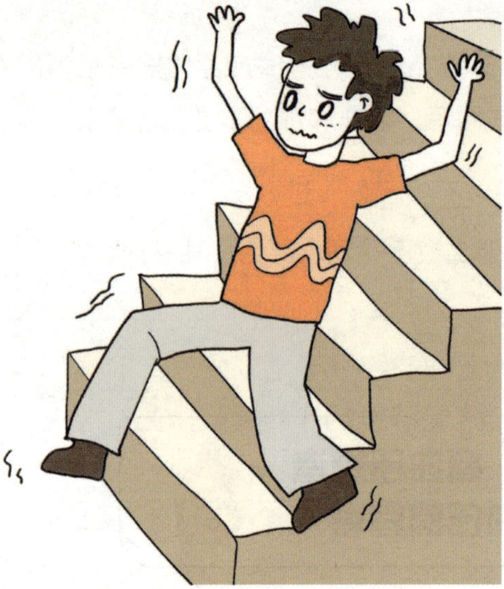

（三）心脑血管损伤

低血压可能导致心脑血管供血不足，从而引发急性心梗、脑血栓等严重心脑血管疾病。

（四）多器官损害

长期低血压还可能对心脏、肾脏等器官造成损害，导致器官功能下降甚至衰竭。特别是肾功能衰竭。

（五）增加其他疾病的发病风险

低血压还可能增加抑郁症和老年性痴呆的发病风险。这可能与脑部供血不足有关。对于已有心血管疾病的高血压患者来说，低血压可能使原有症状加重或诱发新的心血管事件。

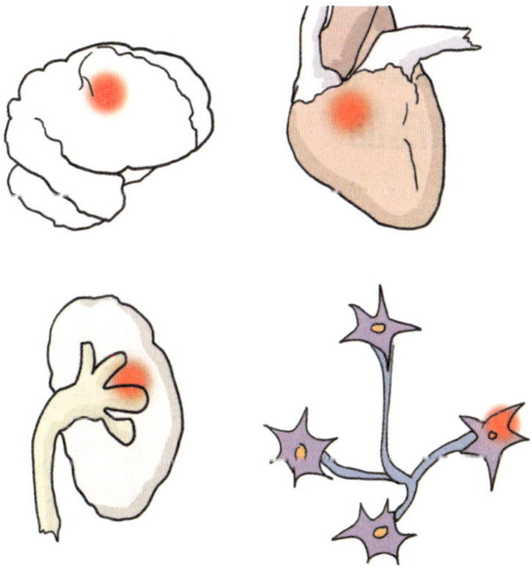

四、高血压患者的“低血压”该怎么判断？

既然低血压这么危险，那高血压患者怎么判断自己发生头晕、心悸、出汗等症状是因为血压控制不佳还是出现低血压呢？

如果是由于高血压控制不佳，患者还会出现头痛、呕吐、颈项板紧等症状，严重时还可能会发生神志不清、抽搐等。如果是由于发生低血压，通常会出现头晕眼花、乏力、眼前发黑、心慌、四肢发冷等症状，甚至会发生晕厥、休克。

五、避免低血压的七大建议

（一）合理用药

高血压患者应遵医嘱服药，不随意增减药量、突然换药或停药。对于记忆力减退的老年人，家属应进行提醒，确保患者按时按量服用。

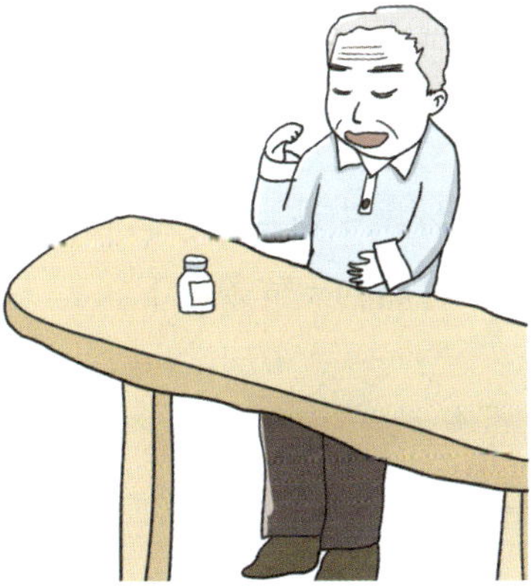

（二）生活方式调整

（1）进行适量的有氧运动，如散步、快走等，但应避免剧烈运动，以免加重心脏负担。

（2）保持良好的睡眠习惯，避免熬夜和过度劳累。充足的睡眠有助于维持血压的稳定。

（三）注意体位变化

（1）起床或起立时动作要缓慢，遵循“三个半分钟原则”：先半卧30秒，双脚垂于床沿30秒，扶墙站立30秒后再行走。

（2）避免长时间站立或突然改变体位，以减少体位性低血压的发生。

（四）注意环境变化

在高温或寒冷环境中适当调节衣物和室内温度，避免长时间暴露于过冷或过热的天气条件下。

（五）预防体液大量丢失

避免长时间大量出汗、急性腹泻等情况导致的体液丢失。一旦发生，应及时补充淡盐水并就医。尤其是老年高血压患者，在日常生活中要特别注意防止脱水，保持充足水分。

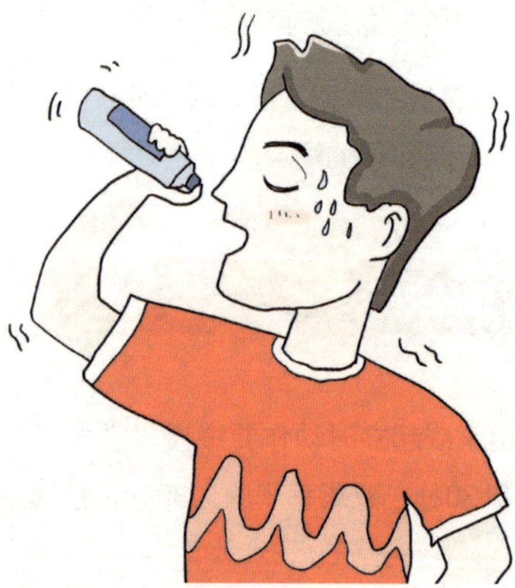

（六）监测血压

定期监测血压，季节变化时要多注意血压变化，用餐时注意餐前餐后两小时内的血压变化，这有助于及时发现并处理低血压症状。

（七）及时就医

如果出现低血压症状或血压异常波动，应立即采取平卧位或头低脚高位以增加脑部血液供应，并尽快就医。

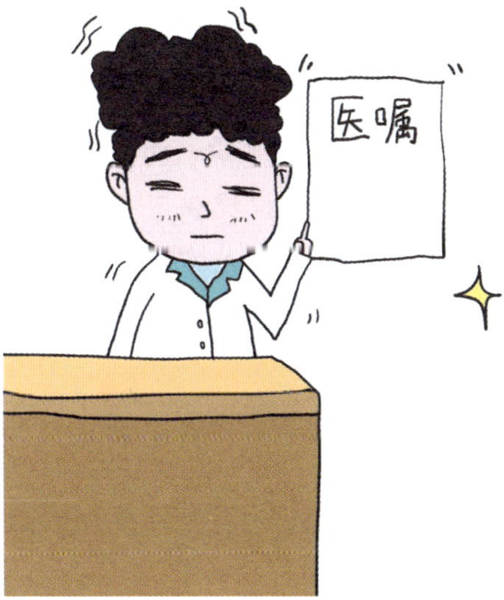

第九章 高血压指南

一、中国高血压指南解读

高血压作为一种常见的慢性疾病，对全球公共卫生构成了严峻挑战。在中国，高血压的患病率居高不下，且呈年轻化趋势。为了更有效地防治高血压，降低心血管疾病负担，提升患者生活质量，《中国高血压防治指南（2024年修订版）》（以下简称《指南》）于2024年正式发布。

这一指南的发布，标志着我国高血压防控工作迈入了新的阶段。这份指南不仅紧跟国际前沿，还紧密结合中国国情与患者实际，为高血压的防控提供了全面、科学的指导。《指南》的基本框架主要包括以下几个部分。

（一）引言

简要介绍指南的背景、修订过程及其在中国高血压防治工作中的重要性和意义。

（二）理解高血压的定义与分级

首先，指南明确了高血压的定义，包括在不同环境下（如诊室、家庭、24小时动态监测）的血压测量值。同时，指南保留了3级高血压的分级标准，根据诊室血压升高的水平，将高血压分为1级、2级和3级。这一分级有助于医生根据患者的具体情况制定个性化的治疗方案。

（三）高血压的诊断方法

高血压的诊断不仅依赖于诊室血压测量，还包括家庭血压监测和动态血压监测。《指南》特别强调了诊室外血压测量的重要性，以避免单纯依赖诊室血压导致的误诊或过度治疗。同时，指南推荐使用经过准确性验证的上臂式电子血压计进行测量，不建议使用水银血压计。

（四）评估高血压风险

指南阐述了高血压的评估内容，明确除了血压水平外，还需要综合考虑患者的心血管危险因素、靶器官损害、临床合并症等因素。《指南》根据这些因素将患者分为低危、中危、高危和很高危四个层次，有助于更精准地制定治疗方案。

（五）治疗与管理

（1）高血压的治疗强调分级、分期、分型治疗原则，针对不同患者的具体情况制定个性化的治疗方案。除了药物治疗外，生活方式干预也是高血压管理的重要组成部分，包括健康饮食、规律运动、戒烟限酒、控制体重等。

（2）介绍降压药物的选择、用药原则及联合用药策略。

（3）针对特殊人群（如老年人、糖尿病患者、心血管疾病高风险群体），《指南》提出了更为灵活的诊断与干预策略。特别是对于老年高血压患者，建议采取更为保守的治疗目标，并密切关注药物间的相互作用及潜在不良反应。

（六）高血压的防控计划与项目

介绍了国家和地方层面实施的高血压防控计划和项目，以及这些项目在提升高血压防治水平中的作用。

（七）学习新增内容与创新亮点

新版指南新增了许多重要内容，如“我国高血压防控计划和项目”章节、新的血压测量方法（自动诊室血压测量、可穿戴设备血压测量）、新的治疗理念（分级、分期、分型）以及新的降压治疗方法。这些新增内容不仅丰富了指南的内容，也为高血压的防控提供了新的思路和方法。

分类	内容
新增加的章节	1.4 我国高血压防控计划和项目 5.1.3.2 诊室血压以外的降压治疗目标 5.2.1.8 保持健康睡眠 5.2.4 中医药在降压治疗中的应用 5.3.5 心率控制 8.2 高血压与认识障碍 8.8 高血压合并肥胖 8.10 抗肿瘤治疗与高血压 8.12 高血压与免疫系统疾病 8.14 心理障碍与高血压 10.9 结缔组织病与高血压 10.10 血液疾病与高血压 13 高血压的互联网医疗
大篇幅更新的章节	1.3 我国高血压人群重要危险因素 3 血压测量 5.2.1 治疗性生活方式干预 5.2.2 高血压的药物治疗 5.2.3 高血压的器械治疗 10.1 肾实质性高血压 10.3 OSAS 10.5 原发性醛固酮增多症 10.6 嗜铬细胞瘤和副神经节瘤 10.8 单基因遗传性高血压 12 社区高血压的防治策略及规范化管理

续表

分类	内容
新调整的章节	3 血压测量（单独一章） 4，5 血压分类与心血管危险分层（合并到“诊断性评估”） 7 特殊人群的高血压（只包含老年、儿童青少年、妊娠，其余归类到合并临床情况的高血压章节） 8 合并心脑血管疾病等临床情况的高血压（从特殊人群中分离出来） 9 难治性高血压（单独一章） 11 高血压急症和亚急症（章独一章）

值得一提的是，2024版《指南》首次将中医药治疗高血压列入治疗方法之一，体现了中医药在高血压管理中的独特优势和作用，这为患者提供了更多治疗选择。

（八）个体化治疗与随访管理

习惯制定个性化治疗策略。《指南》还强调靶器官损害评估应成为高血压患者随访的重要内容，以便及时发现并处理潜在问题。

通过正确解读《中国高血压防治指南（2024年修订版）》，我们可以更加科学、规范地管理高血压，降低心血管疾病的风险，提高患者的生活质量。这份指南不仅是医务工作者的重要参考工具，也是广大高血压患者及其家属了解高血压、管理高血压的宝贵资源。

二、美国高血压学会（ASH）指南解读与评价

美国高血压管理指南与中国高血压管理指南在高血压的处置与治疗上存在若干相似与不同之处。接下来，我们将从诊断标准、心血管风险评估、降压药物使用时机、血压控制标准以及首选降压药物等几个关键方面，详细对比以美国心脏病学会（ACC）/美国心脏协会（AHA）指南为代表的美国高血压指南与中国高血压指南之间的这些异同。

（一）共同点概览

1.核心目标

两者均将降低心血管疾病并发症的发生率与死亡率视为首要任务，致力于通过持久且有效的治疗与预防措施，维护心血管健康，降低心血管事件的风险。

2.生活方式调整

两者都突出了生活方式调整在高血压管理中的关键作用，如限制钠盐摄入、增加钾、钙、镁等矿物质的膳食摄入、控制酒精摄入量、体重控制以及增加身体活动量等。

3.个体化治疗

两者均倡导根据患者的具体情况及心血管风险水平，制定个性化的治疗计划。

（二）对比点概览

1.诊断标准

（1）美国高血压指南：近年来，美国高血压指南对高血压的诊断标准进行了显著调整，将诊断阈值降低至130/80mmHg，这一标准比传统的140/90mmHg更为严苛。此调整意味着更多人群将被归入高血压管理范围，从而能够更早地接受干预与治疗，旨在提前血压管理防线，减少高血压相关并发症。

（2）中国高血压指南：相比之下，中国高血压指南在诊断上仍坚持传统的140/90mmHg作为高血压的界限。中国指南认为，虽然降低诊断标准能更早识别高血压患者，但也可能给医疗系统和社会带来较大压力。此外，中国指南还纳入了家庭血压监测和动态血压监测的结果，以更全面地评估患者的血压状态。

【解读】美国指南倾向于早期干预，而中国指南则更注重非药物治疗，并逐步过渡到药物治疗。这种差异可能与两国的医疗体系、社会文化环境及高血压流行状况等因素有关。值得注意的是，欧洲指南在高血压诊断标准上与中国保持一致，仍采用140/90mmHg作为标准。

2.心血管危险分层

（1）美国高血压指南：美国高血压指南在心血管风险评估方面采用了一个较为复杂的评估系统，考虑了患者的年龄、性别、种族、家族史、心血管疾病史、糖尿病史、血脂水平等多个因素。通过综合这些因素，美国指南将患者划分为不同的风险等级，并根据风险等级制定个性化的治疗方案。这种分层方式旨在更精确地识别患者的风险，以制定更具针对性的治疗策略。

（2）中国高血压指南：中国高血压指南在心血管风险评估方面则采用了一个更为简化的方案。中国指南将高血压患者分为高危和非高危两类，高危患者包括收缩压≥140mmHg和（或）舒张压≥90mmHg者，以及收缩压130～139mmHg和（或）舒张压80～89mmHg且伴有临床合并症、靶器官损害或≥3个心血管危险因素者。非高危患者则是指收缩压130～139mmHg和（或）舒张压80～89mmHg，且未达到上述高危标准者。这种分层方式旨在简化操作流程，提高指南的实用性。

【解读】美国和中国高血压指南在心血管风险评估方面都采用了个性化的治疗方案，但评估体系和分层标准存在差异。美国指南更为复杂和全面，而中国指南则更为简化和实用。这种差异可能与两国的医疗水平、医生的专业能力以及患者的实际需求等因素有关。

3.降压药物治疗时机

（1）美国高血压指南：美国高血压指南在降压药物的启用上展现出更为积极的态度。对于血压达到或超过130/80mmHg的患者，不论其心血管风险水平，都应考虑开始降压药物治疗。同时，美国指南也强调生活方式干预的重要性，并主张药物治疗应与生活方式的调整并行，以协同控制血压。这一策略意在通过及早地药物干预，更迅速地降低患者血压，进而降低心血管事件的风险。

（2）中国高血压指南：相比之下，中国高血压管理指南在降压药物的启用上持相对谨慎的态度。对于血压达到或超过140/90mmHg的患者，中国指南推荐立即开始降压药物治疗。然而，对于血压在130～139/80～89mmHg范围内的患者，中国指南则建议首先进行3～6个月的生活方式干预，若血压仍未降至正常范围，再考虑启用降压药物治疗。此策略旨在通过非药物手段尽可能稳定患者血压，减少对药物治疗的依赖。

【解读】在降压药物的启用时机上，美国和中国高血压管理指南存在差异。美国指南倾向于更早地启用药物治疗，而中国指南则更注重生活方式干预，并逐步过渡到药物治疗。这种差异可能源于两国医疗观念的不同、患者对药物治疗的接受度以及药物的可获得性等因素。

4.血压控制目标

（1）美国高血压指南：美国高血压管理指南在血压控制目标的设定上较为严格。对于大多数高血压患者，美国指南建议将血压控制在低于130/80mmHg的范围内，以降低心血管疾病风险，提高患者生活质量。特别是对于65岁及以上、一般健康状况良好的老年患者，收缩压的控制目标也为低于130mmHg（若患者有多种合并症且预期寿命有限，可根据个体情况调整治疗方案）。

（2）中国高血压指南：中国高血压管理指南在血压控制目标的设定上则相对宽松。对于65岁以下的高血压患者，中国指南建议将血压控制在低于130/80mmHg的范围内。然而，对于65～79岁的高血压患者，中国指南则建议将血压控制在低于140/90mmHg的范围内。对于80岁及以上的高血压患者，中国指南建议将血压控制在低于150/90mmHg，若耐受性良好，可降至低于140/90mmHg。这一策略旨在根据患者的年龄和身体状况，制定更为个性化的血压控制目标。

【解读】在血压控制目标方面，美国和中国高血压指南存在差异。美国指南设定了更为严格的控制目标，而中国指南则根据不同年龄段设定了不同的控制目标。这种差异可能与两国的医疗水平、患者的身体状况以及对降压治疗的耐受性等因素有关。

5.一线降压药物选择

（1）美国高血压指南：美国高血压管理指南对一线降压药物的选择进行了重要调整。以往被视为一线用药的五大降压药——ACEI、ARB、CCB、利尿剂和β受体阻滞剂中，β受体阻滞剂已不再被推荐为首选。这一转变是基于多项研究成果，这些研究指出，尽管β受体阻滞剂能有效降低血压，但在预防心血管事件方面，其效果可能不如其他药物显著。因此，美国指南现在更倾向于采用其他降压药物作为一线治疗方案。

（2）中国高血压指南：相比之下，中国高血压管理指南在一线降压药物的选择上保持了更为传统的态度。ACEI、ARB、CCB、利尿剂等传统药物仍然被列为一线用药。同时，中国指南还针对高血压合并不同临床情况的患者，提供了更为细致的药物选择建议。此外，中国指南还突出了中医药在高血压治疗中的独特地位和价值，体现了中医药在高血压管理中的重要作用。

【解读】在一线降压药物的选择上，美国和中国高血压管理指南呈现出明显的差异。美国指南倾向于排除β受体阻滞剂作为一线用药，而中国指南则继续保留并将其应用于特定情境。这种差异可能源于两国医疗实践的不同、药物研发水平的差异以及对各类药物认知和评价的不同。值得注意的是，欧洲指南在五大降压药的使用上仍然将其视为基础用药。

总结而言，美国高血压指南与中国高血压指南在高血压的管理和治疗上虽有许多共通之处，如主要治疗目标、生活方式干预和个性化治疗策略等，但在诊断标准、心血管危险分层、降压药物治疗时机、血压控制目标以及一线降压药物选择等方面也存在一些分歧。这些差异体现了不同国家和地区在高血压防控上的不同策略和侧重点。在实际医疗实践中，医生应根据患者的具体情况和当地的医疗资源，制定最适合的治疗方案。同时，随着医学研究的不断深入和医疗技术的持续进步，未来高血压指南的更新和完善将是不可避免的趋势。

三、欧洲高血压学会/欧洲心脏病学会指南解读与评价

以下是对欧洲心脏病学会指南和中国高血压临床实践指南核心内容的对比分析。

（一）共同点概览

1.高血压界定

两者均界定高血压为诊室血压达到或超过140/90mmHg，此标准在全球范围内获得普遍认同。

2.生活调整措施

两者均突出了生活调整在高血压控制中的关键作用，涵盖均衡饮食、规律锻炼、戒烟限酒及体重管理等。

3.治疗原则

均主张在必要时采用药物治疗以控制血压，降低心血管风险，并强调根据患者个体情况定制治疗方案。

4.特殊群体关注

两份指南均对老年人、糖尿病患者等特殊群体的高血压管理提出了针对性建议，体现了对患者个体差异的重视。

（二）对比点概览

1、血压的分类与高血压的定义

（1）欧洲高血压指南：提出了“血压不升高”（诊室血压<120/70mmHg）、“血压升高”（血压120～139/70～89mmHg）和“高血压”（血压≥140/90mmHg）三个分类，这表明，欧洲标准将正常血压的上界划定在120/70mmHg以下，并对血压升高的情况进行了更为详尽的区分。

（2）中国高血压指南：采用了“高血压前期”（130～139/80～89mmHg）和“高血压”（≥140/90mmHg）的分类，更强调对高血压前期的识别和管理。

【解读】在血压分类上，欧洲指南新增了“血压不高”、“血压升高”两类，旨在提升公众对血压升高潜在危害的认识，强化高血压早期预防与干预的意识，与当前高血压防控趋势及最新研究成果相契合。依据心血管风险层次实施生活方式调整及/或药物治疗，有助于降低不良事件发生率。中国指南则沿用了更为人熟知的“高血压前期”概念，指出该范围内个体心血管风险较高，需药物干预的比例增大，体现了对重点干预群体的关注。

2、心血管危险分层

（1）欧洲高血压指南：根据是否合并心血管疾病以及SCORE2（老年人用SCORE2-OP）评分进行心血管风险评估，评估方法更为精准但操作相对复杂。

（2）中国高血压指南：采用更简化的心血管危险分层方案，将高血压前期及高血压患者心血管危险分层划分为高危和非高危，便于临床快速应用。

【解读】心血管风险分层是制定高血压治疗策略的基础。欧洲与中国指南在分层方法上存在差异，欧洲指南依赖SCORE评分，精确度高但操作难度相对较大。中国指南则大幅简化了风险评估流程，增强了可操作性与实用性。

3、启动降压药物治疗的时机

（1）两者共识：对于血压达到或超过140/90mmHg的患者，两部指南均主张立即启动药物治疗，并结合生活方式的调整。

（2）细微差别：而中国指南对于高血压前期患者，若伴有临床合并症或靶器官损害，则推荐进行药物治疗，展现出更为积极的干预态度。

【解读】两部指南在降压药物治疗启动时机上基本一致，均强调早期干预的重要性。对于血压≥140/90 mmHg的患者，均推荐立即用药，并同步进行生活方式干预，不再将长期的生活方式调整作为用药的前提，这体现了对高血压早期控制的重视。同时，两部指南也均未忽视生活方式干预在高血压管理中的关键作用。

4、关于血压控制目标

（1）欧洲高血压指南：在患者能够耐受的情况下，推荐将高血压患者的血压控制在120～129/70～79mmHg。若收缩压达标而舒张压未达标（≥80mmHg），可考虑进一步强化降压治疗。对于无法耐受的患者，可适度放宽收缩压控制目标至＜140mmHg。

（2）中国高血压指南：根据年龄段设定具体目标，推荐一般高血压患者血压控制目标值为<140/90mmHg。推荐对于65～79岁的高血压患者血压控制目标值为<140/90mmHg。对于≥80岁的高血压患者，如耐受性良好，可以考虑将诊室收缩压降至<140/90mmHg。

【解读】在血压控制目标上，两部指南均以<130/80mmHg作为大多数高血压患者的理想目标。欧洲指南更为统一，而中国指南则根据年龄段进行了细化，体现了更为个性化的管理策略。两者虽有细微差别，但均旨在通过严格的血压控制，减少高血压带来的靶器官损害及不良事件。

5、一线降压药物选择

（1）欧洲高血压指南：一线降压药物涵盖ACEI、ARB、CCB以及利尿剂。对于伴有心绞痛、心衰、心肌梗死或需控制心率的患者，可考虑加用β受体阻滞剂。

（2）中国高血压指南：对于无临床合并症的高血压患者，首选降压药物包括ACEI、ARB、CCB及利尿剂。而针对高血压合并劳力型心绞痛或陈旧心梗的患者，β受体阻滞剂可作为首选。

【解读】近年来，多数国内外指南在更新中倾向于将β受体阻滞剂不作为一线降压药物的首选，这主要归因于目前尚缺乏确凿证据证实其在有效降压的同时，能显著降低主要终点事件的发生率。因此，降低β受体阻滞剂在降压治疗中的地位已成为学术界的广泛共识。

6、新增内容与特色

（1）中国高血压指南的新变化

1）首次将中医药纳入高血压治疗体系，凸显了中医药在高血压管理中的独特价值。

2）新增了心率增快、高尿酸血症等心血管危险因素的管理策略，以及针对高血压特殊表型和合并临床情况的处理指南，内容更为全面详尽。

（2）欧洲高血压指南的亮点

1）引入了“血压升高”的新分类，旨在加强高血压的早期预防与控制意识。

2）在药物选择上，更加强调根据患者的个体情况进行定制化治疗。

总结而言，欧洲与中国的高血压管理指南在定义、生活方式调整、治疗原则等方面存在诸多相似之处，但在血压分类、风险评估、药物治疗的启动时机、血压控制目标、药物选择以及新增内容等方面也呈现出一定的差异性。这些差异体现了不同指南在制定过程中的不同侧重点和考虑因素，但其核心目的均是为了更有效地管理高血压患者，降低心血管事件的风险。

四、日本高血压指南解读与评价

（一）日本高血压指南解读

1.高血压的流行病学

研究发现，日本人高血压的两个显著特征是食盐摄入量过多和BMI肥胖指数的增长。数据显示，40岁以上日本男性高血压患病率为60%，女性为41%。日本人均盐摄入量达到9.9g，而世界卫生组织（WHO）推荐的盐摄入量应小于5g。相比之下，中国人的盐摄入量在10～12克之间，略高于日本。

2.血压的测量和评估

值得注意的是，日本高血压指南新增了关于淘汰水银血压计的重要信息。自2021年起，国际上已禁止制造和进出口水银比重计，因其维护困难且存在安全隐患。因此，水银血压计正逐步退出历史舞台。

3.血压的定义与分类

日本高血压指南对血压进行了细致的分类，包括正常血压、正常高值、血压升高、Ⅰ级高血压、Ⅱ级高血压、Ⅲ级高血压和单纯收缩期高血压。这一分类旨在提醒血压升高的人群更加关注自身血压状况，并主动采取生活方式干预措施，从而避免潜在的医疗经济学和社会问题。

4.血压控制目标

在血压控制目标方面，日本高血压指南设定了严格的标准。对于75岁以下的患者，推荐将血压控制在<130/80mmHg；而对于75岁以上的患者，则建议将血压控制在<140/90mmHg。这一目标与欧美指南相接近，共同体现了积极控制血压的理念。

5.降压药物选择

在降压药物选择方面，日本高血压指南推荐的一线药物包括钙通道阻滞剂（CCB）、血管紧张素受体拮抗剂（ARB）、血管紧张素转换酶抑制剂（ACEI）和利尿剂。在联合用药时，优选ARB或ACEI联合CCB、ARB或ACEI联合利尿剂以及CCB联合利尿剂等方案。值得注意的是，β受体阻滞剂被剔除了一线降压药物行列，除非存在强制性适应证。这一调整反映了当前降压治疗领域的最新进展和理念。

6.生活方式干预

日本和中国的高血压指南均强调生活方式干预在高血压管理中的核心地位。这些干预措施包括戒烟、限制酒精摄入、维持合理饮食、规律进行体育锻炼以及控制体重等。这些综合措施不仅能有效降低血压，还能预防心血管疾病的发生，体现了预防为主的健康管理理念。

7.特殊人群的考虑

对于老年人、糖尿病患者等特殊群体，日本和中国指南均提供了具体的降压治疗建议。例如，针对有骨折风险的老年人，日本指南推荐首选噻嗪类药物，同时避免使用可能增加骨折风险的袢利尿剂，这体现了对老年人特殊生理状况和药物副作用的细致考虑。

（二）与中国高血压指南的异同点

1.血压分类与定义

在血压分类上，日本高血压指南与中国高血压指南展现出显著的差异。具体而言，日本指南将收缩压130～139mmHg和/或舒张压80～89mmHg定义为血压升高，这一范围在中国指南中则被归类为正常高值血压。这种分类差异反映了两国在高血压早期干预策略上的不同取向，日本指南更倾向于早期识别和控制血压升高，以预防心血管疾病的发生。

2.降压目标值

在降压目标值方面，日本高血压指南设定了更为严格的标准。对于一般高血压患者，日本指南推荐将血压控制在＜130/80mmHg，而中国指南则建议将血压降至＜140/90mmHg，若患者能耐受，可进一步降至＜130/80mmHg。

3.降压药物选择

在降压药物的选择上，两国指南虽然都推荐了一线降压药物，但在具体药物的使用上存在差异。日本指南更侧重于ARB、ACEI和CCB等药物的使用，这些药物在日本的临床实践中被广泛应用并显示出良好的降压效果。而中国指南则在此基础上补充了ARNI（血管紧张素受体脑啡肽酶抑制剂）作为新的一类常用降压药，这反映了中国在高血压药物治疗领域的最新进展和研究成果。

4.生活方式干预

两国指南都强调了生活方式干预在高血压管理中的重要性，但在具体建议上有所不同。日本指南可能更注重低盐饮食的推荐，以控制食盐摄入量，从而降低血压。而中国指南则可能更注重整体饮食结构的调整，包括增加膳食纤维、减少高脂食物等，以全面改善患者的饮食习惯和生活方式。此外，两国指南在戒烟、限酒、规律运动和控制体重等方面也提出了相应的建议，但具体措辞和强调点可能有所不同。

5.特殊人群的考虑

对于特殊人群，如老年人、糖尿病患者等，两国指南都给出了具体的降压治疗建议。然而，在具体方案上可能存在差异。例如，在老年人高血压治疗方面，日本指南可能更注重药物的选择和副作用的考虑，以确保治疗的安全性和有效性。而中国指南则可能更注重整体健康管理和生活方式的调整，包括定期监测血压、调整饮食结构、增加运动等，以全面控制老年人的高血压状况。

综上所述，日本高血压指南和中国高血压指南在高血压管理和治疗方面存在明显的异同点。这些差异反映了两国在高血压防治策略上的不同取向和侧重点。通过对比和分析这些异同点，我们可以更好地理解两国在高血压防治方面的策略和思路，为更好地开展高血压防治工作提供参考和借鉴。

五、正确看待所有指南

高血压是一个普遍存在的慢性病，其有效管理与治疗对维护患者健康极为关键。高血压治疗指南，作为医疗领域的权威参考，为患者提供了科学且实用的治疗与生活建议。然而，患者如何正确理解和运用这些指南，对于血压的有效控制及并发症的预防，具有不可忽视的作用。

（1）首要的是，患者应深刻认识到高血压指南的权威性。这些指南汇聚了权威医学机构的专家智慧，以广泛的研究和实践为基础，旨在为患者提供最适宜的治疗与生活指导。因此，患者应充分信赖并严格遵循指南的建议。

（2）其次，准确理解指南内容是执行的关键。指南通常涵盖血压分级、控制标准、药物疗法及生活调整等多方面建议。患者应细致阅读，确保全面理解，以便准确执行。

（3）同时，患者需明确，高血压指南是动态更新的。随着医学研究的深入和医疗技术的进步，指南内容会不断更新和完善。因此，患者应保持关注，及时了解最新的治疗与生活建议。

（4）此外，在应用指南时，患者需结合个人实际情况。每个人的病情、体质和生活习惯各异，因此，在应用指南建议时，患者应充分考虑自身情况，灵活调整治疗与生活策略。

（5）最后，积极的心态和乐观的态度对于患者至关重要。尽管高血压是慢性病，但通过科学治疗和合理生活调整，完全可以得到有效控制。患者应坚定信心，积极配合医生治疗，坚持健康生活方式，努力将血压控制在适宜范围内。

总之，正确理解和运用高血压指南对患者健康至关重要。患者应充分信赖并遵循指南建议，同时结合个人实际情况灵活调整策略，保持积极心态，共同努力控制血压、预防并发症。

第十章 血压的常见谣言

一、跟着别人经验用药可取吗?

首先，得明白一个道理：每个人的高血压病因可能都不一样。有的是遗传来的，有的是吃出来的，还有的是因为其他病，比如糖尿病、肾病这些“搭伙”来的。所以治疗高血压不能光靠看别人吃啥药就跟着吃啥，这样很容易出问题，例如：

第一，可能药不对症，血压降不下来，反而越来越高，增加了心脏病、中风这些心血管事件的风险。第二，有些药可能会掩盖你的真实病情，让医生难以找到真正的病因，耽误了治疗，比如，你可能是因为肾动脉狭窄导致的高血压，这时候得治肾，光吃降压药可不够。

总之，高血压治疗是个性化的，不能照搬别人的经验。医生会根据你的血压高低、身体情况、年龄、性别，还有平时的生活习惯，给你量身定制一个降压方案。只有按照最适合自己的治疗方案进行治疗，才能稳稳地把血压控制在安全范围内。

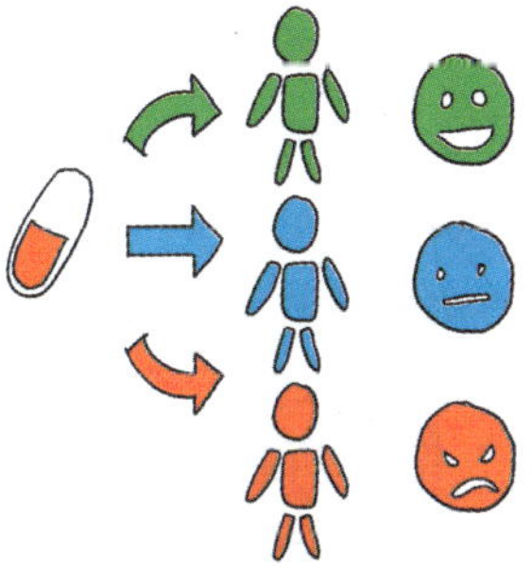

二、服用降压药后，就无须改变生活方式了

毋庸置疑，药物治疗是控制高血压的“利剑”，但单靠药物并不足以全面管理高血压。生活方式也需要改变，因为高血压往往跟咱们的生活方式息息相关，比如吃得太咸、动得太少、烟酒不离手、压力山大等等。改变生活方式，不仅是预防和控制高血压复发的关键，同时也可以在一定程度上减少患者对药物的依赖，降低药物副作用。

总之，药物治疗和生活方式的改变，就是高血压管理的“左膀右臂”，缺一不可。药物能帮你快速降压，但长期控制还得靠健康的生活方式，两者相辅相成，才能让你的血压稳稳当当，远离心血管疾病的威胁。

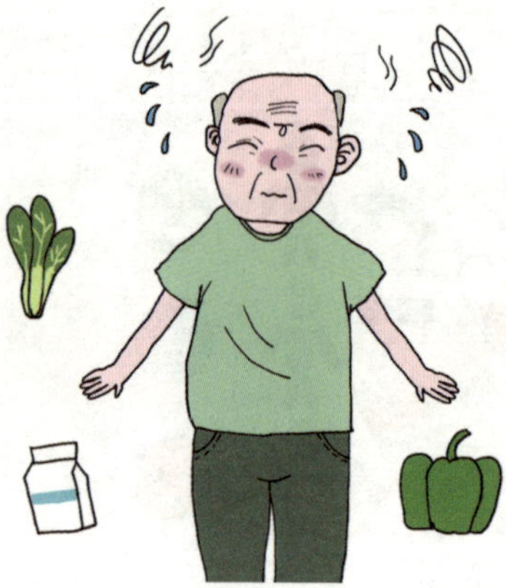

三、家族遗传性高血压，注定逃不掉

说起高血压，很多人都会想到“遗传”这个词。的确，高血压有明显的家族遗传性，它的遗传性体现在其多基因特征上，即多个基因位点的变异可能共同促进血压的升高。这也就意味着，如果你家族中存在有高血压病史的人，那么你患病风险就可能会增高，但这并不意味着你就得束手就擒，任由它摆布。

因为高血压是个“多面手”，它的发病还跟我们的生活环境和生活方式息息相关，高盐饮食、精神压力、缺乏运动、肥胖以及不良的生活习惯等，都是导致高血压的重要因素。尽管遗传因素无法改变，但我们可以通过健康的生活习惯来推迟高血压的来临和降低血压值。

总之，家族遗传与高血压之间存在复杂关联，但并非不可控。只要我们积极应对，科学管理，就能把它控制在可控范围内。记住，健康掌握在自己手中，别让遗传成为你逃避的借口。

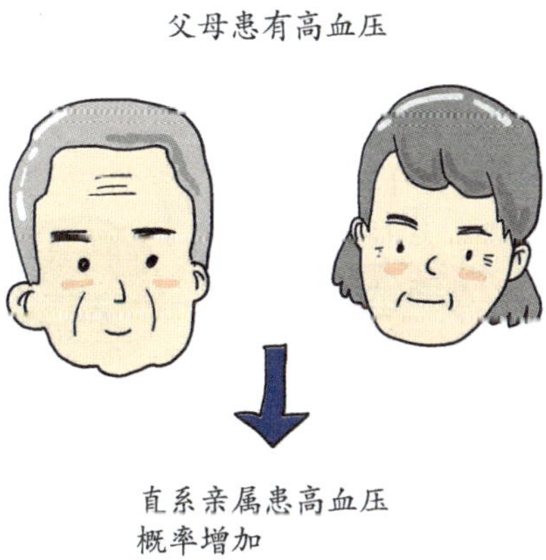

四、发现高血压，就得吃一辈子的药了

发现高血压后，很多人担心需要长期甚至终身服药。然而，实际情况并非如此单一。

首先，要明确的是，并非所有高血压患者都需要终身服药。特别是对于那些处于低危和中危的原发性高血压患者，通过积极的生活方式调整，如限盐、清淡饮食、戒除烟酒、加强运动以及心理调适等，相当数量的患者能有效将血压维持在正常水平，这样就不需要立即服药治疗。然而，对于那些在经过生活方式干预1～3个月，之后，血压仍未能降至140/90mmHg以下的患者，则可能需要进行降压药物治疗。

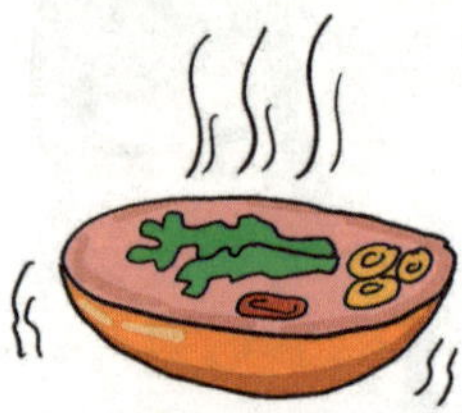

合理膳食

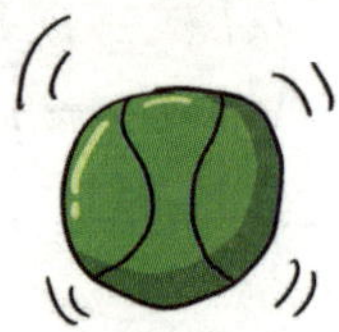

适量运动

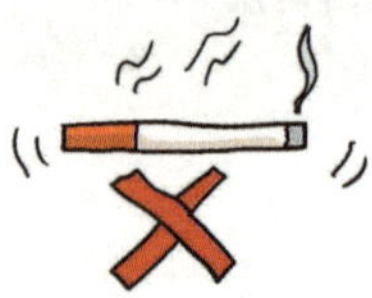

戒烟戒酒

讲究起居

其次，对于高危和极高危患者群体，长期乃至终身的药物治疗通常是必要的。这是因为，对于这类患者而言，血压的稳定控制对于保护心、脑、肾等关键器官免受损害至关重要。此外，若患者的身体健康已经因为血管硬化或斑块形成等不可逆因素而受损，这种情况下形成的高血压也需要持续的药物治疗。

部分继发性高血压患者，如因嗜铬细胞瘤或原发性醛固酮增多症等疾病引起的高血压，在通过手术或针对原发病的治疗后，血压还是很有可能恢复正常水平，甚至可以完全摆脱降压药物的依赖。

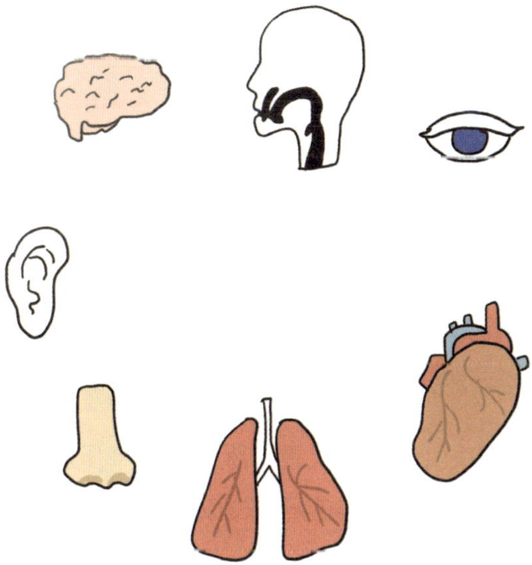

总之，面对高血压，我们不必过分担忧终身用药的问题。关键在于，一旦发现高血压，应及时就医，通过多次测量和全面评估来明确病情的严重程度及风险因素，从而制定个性化的治疗方案。

五、降压药要经常换？越贵越好？

（一）降压药并不需要频繁更换

当降压药能有效控制血压，并且患者未出现明显不良反应时，持续使用即可。经常更换可能导致血压波动，血压波动过大对身体的危害可能比单纯高血压更严重。以下是一些可能需要调整药物的情况：

（1）疗效不佳：如果当前使用的降压药未能有效控制血压，医生可能会调整药物或增加剂量。

（2）不良反应：如果患者服用某种降压药后出现了不能耐受的副作用，如严重的干咳、水肿、过敏等，这时就需要更换为其他类型的降压药。

（3）相互作用：如果患者需要开始使用新的药物，而该药物与当前的降压药有相互作用，医生可能会更换降压药物。

（4）合并症变化：如果患者出现新的健康问题或合并症（如糖尿病、肾病），可能需要调整降压药物。

这些调整应基于患者的具体情况，并在医生指导下进行，以确保血压的稳定控制，患者不可以自行随意更换降压药，以免带来不良后果。

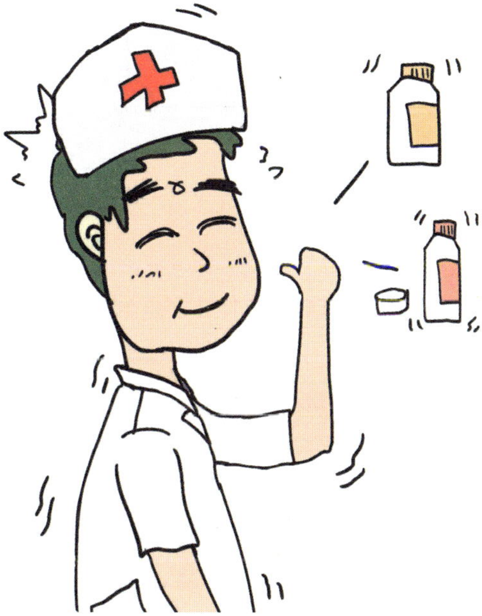

（二）价格并非疗效的唯一指标

降压药的选择并非越贵越好。降压药物的疗效主要取决于其药理作用、适用人群及个体差异。不同患者可能对同一种药物的反应不同，因此，医生会根据患者的具体情况来选择合适的降压药物。价格昂贵的降压药并不一定适合每个患者，反而可能增加患者的经济负担。患者应遵循医生的建议，选择最适合自己的药物，而不是盲目追求价格昂贵的药物。

六、多年高血压突然下降，是好事，说明恢复了

许多人看到多年高血压突然下降，可能会误以为这是病情好转的信号，甚至认为已经恢复健康。然而，真相往往比这复杂得多，高血压的突然下降，背后可能隐藏着多种原因。

（一）生理性因素

（1）生活方式改变：当你开始调整饮食，增加运动量，远离烟酒，并保持规律的作息，高血压的下降可能是一个积极的信号，表明你的健康习惯正在发挥作用。

（2）季节变化：夏季或天气炎热时，人体血管会自然扩张，从而导致血压有所下降。这是正常的生理反应，不用过度担心，但仍需保持警惕，以防血压过低带来的潜在问题。

（二）病理性因素

（1）心脏功能异常：如果高血压已经对心脏造成了严重损伤，导致心脏泵血能力减弱，血压随之下降。这种情况下，低血压可能比高血压更加危险。一旦发现，应立即就医。

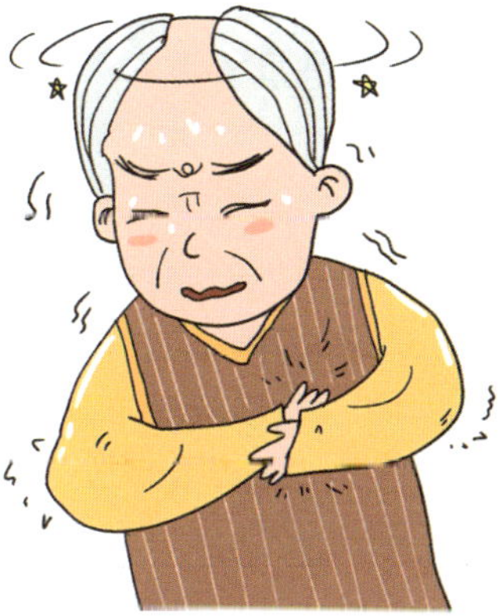

（2）药物累积效应：长期服用降压药的患者可能会遇到药物在体内蓄积的问题，当药物浓度达到一定程度时，可能产生过强的降压效果。

（3）血容量减少：由出血、呕吐、腹泻、大量出汗等原因引起的血容量减少，也会导致血压下降。这种情况下，应及时补充血容量，并查明原因进行治疗。

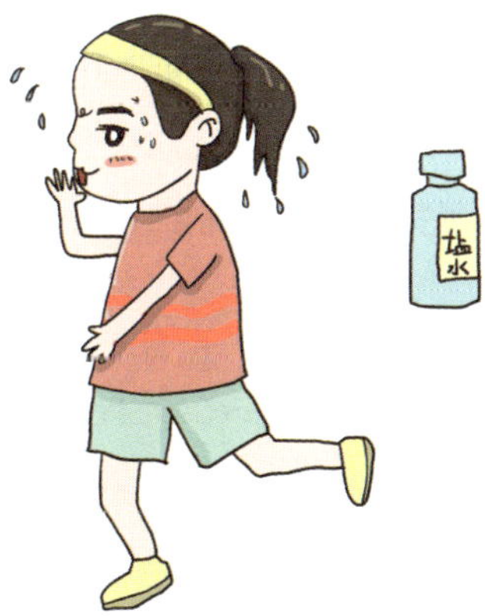

（4）其他严重疾病：如休克、严重感染等，都可能导致血压突然下降。这些都是紧急状况，需要立即就医处理。

总之，多年高血压突然下降，并不一定意味着病情好转或恢复健康。一旦发现血压突然下降并伴有不适症状，如眼前发黑、头晕、头痛、恶心等，应立即就医检查，并根据医生的建议进行相应治疗。

七、高血压患者能靠输液治疗高血压和保护血管吗？

生活中有很多人都会有这样一个疑惑：高血压患者能不能靠输液来治疗高血压，甚至保护血管呢？

首先，输液并不是高血压患者的常规治疗手段。尽管在特定情境下，输液能迅速降低血压，但这主要适用于高血压急症患者，例如收缩压超过180mmHg或舒张压超过120mmHg，并伴随明显的器官损害。在此类情况下，医生可能会采用静脉滴注降压药物以快速控制血压。

然而，对于大多数高血压患者，定期输液并无益处，反而可能带来风险。比如，静脉给药直接进入血液，可能会引起局部不适，甚至导致静脉炎；大量液体输入还会增加心脏负荷，可能诱发心力衰竭等严重问题。

有些人可能会听说输液能“软化血管”或“清洗血管”，但实际上，这种说法并没有科学依据。血管硬化是导致高血压的主要原因，降压治疗是为了预防动脉进一步硬化，而不是逆转已经硬化的血管。当然，输液也无法疏通血管，因为血管堵塞主要由动脉粥样硬化斑块造成，这些斑块是由脂质、纤维组织等沉积在血管壁内形成。对于已形成的斑块，输液治疗无法直接溶解或清除，因此不能达到疏通血管的目的。

所以，对于高血压患者，通过健康的生活方式和科学服用降压药是更为安全有效的治疗方式。

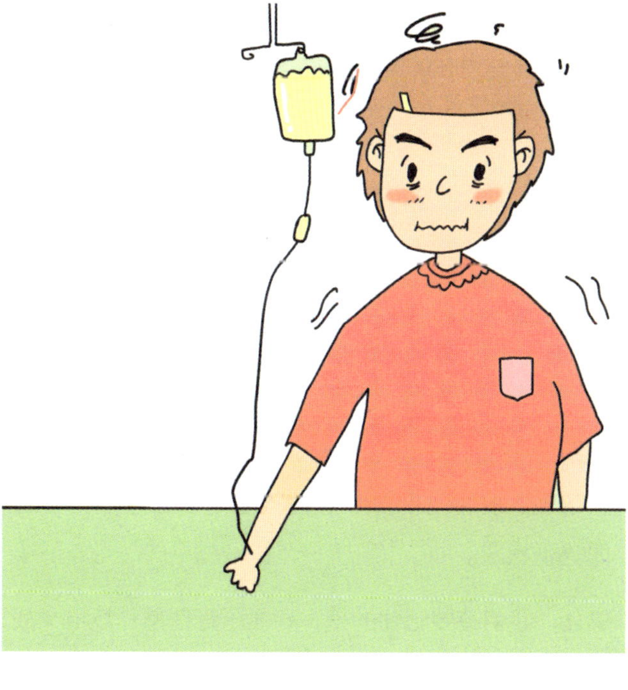

八、高血压患者血压正常就不用定期去医院检查吗？

关于高血压，许多患者常有一个误区：一旦血压稳定，就认为可以高枕无忧，不再需要去医院进行定期检查。然而，这种想法是错误的。

高血压是一种慢性疾病，它对身体健康的影响是持久的，特别是对心脏、大脑和肾脏等关键器官。即使血压目前处于正常范围内，这些器官仍然会因为长期高血压而受损。因此，定期复查是高血压患者不可或缺的一环。通过定期复查，我们可以及时发现那些潜在的健康威胁，比如心脏功能的微妙变化、肾脏的小范围受损或是血脂、血糖的异常波动。

复查的频率因人而异，但通常建议血压平稳且无不适症状的患者，每1～3个月进行一次。然而，如果血压出现波动或伴有不适症状，如头痛、头晕、心悸等，复查的间隔应当缩短。

在复查时，除了常规的血压测量外，医生还会建议患者进行一系列检查，例如心电图、心脏彩超、肾脏B超、血常规、尿常规、肝肾功能等，这些检查可以让医生更了解患者的整体健康状况。

总之，我们需要记住的是，高血压管理是一场持久战，高血压患者在血压稳定后仍需保持警惕，定期到医院进行复查。

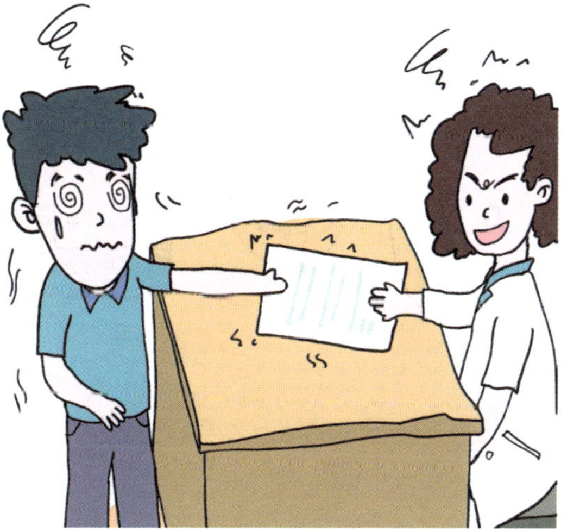

九、老年人血压高没关系吗?

这种想法可大错特错了！高血压的诊断标准对所有人都是一视同仁的，是不分年龄的。只是对于老年人，降压治疗的目标值有所调整，例如65～79岁的老年人建议血压控制在140/90mmHg以下，若身体状况良好，可进一步降至130/80mmHg以下；80岁及以上的老年人则建议维持在150/90mmHg以下。但这绝非意味着老年人血压高可以放任不管。

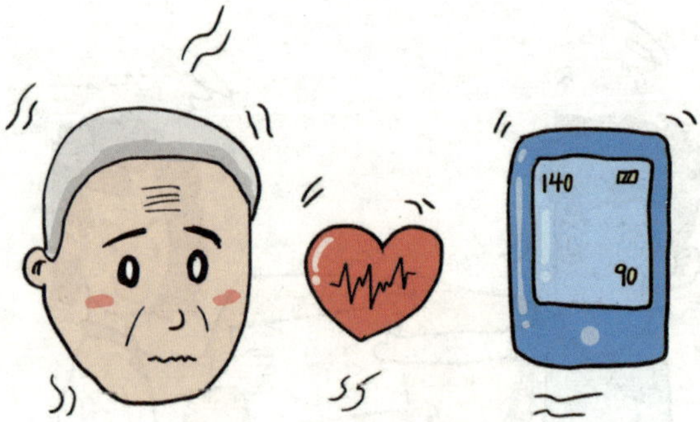

要知道，老年人身体器官的状况本身就比较脆弱。血压一旦升高，就会对血管壁产生持续的压力，长此以往，易导致血管内膜损伤，增加动脉硬化的风险。随之而来的，可能是冠心病、心肌梗死、脑卒中等疾病。此外，高血压还会对老年人的心脏、肾脏、眼睛等器官造成损害，导致心肌肥厚、心力衰竭，肾脏功能衰退，甚至视网膜出血等严重后果，还会引发下肢动脉粥样硬化闭塞症等多种并发症，进一步加重健康负担。

所以，无论对年轻人还是老年人，如果存在高血压而不进行治疗都会对健康产生严重的影响。如果您家有老年人存在血压高的问题，绝对不能轻视！务必及时就医，将血压控制在安全范围内。

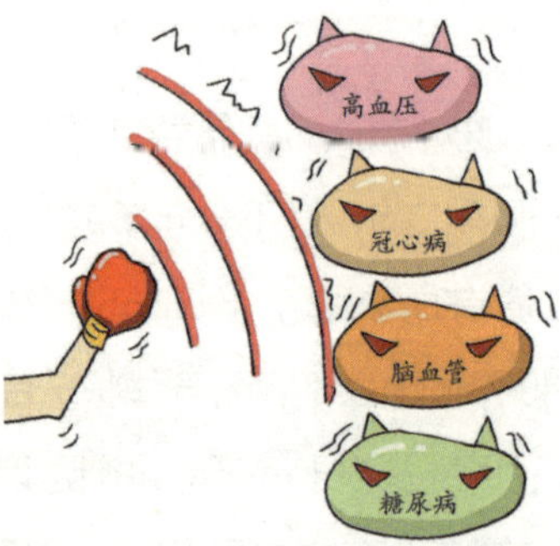